レジデントのための

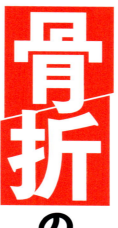

の

撮影オーダー

と

画像診断

救急・当直で困らない！
正しい撮影条件をマスターして
適切な診断ができる！

編

渡部欣忍

帝京大学医学部附属病院
外傷センター

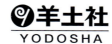

謹告
　本書に記載されている診断法・治療法に関しては，発行時点における最新の情報に基づき，正確を期するよう，著者ならびに出版社はそれぞれ最善の努力を払っております．しかし，医学，医療の進歩により，記載された内容が正確かつ完全ではなくなる場合もございます．

　したがって，実際の診断法・治療法で，熟知していない，あるいは汎用されていない新薬をはじめとする医薬品の使用，検査の実施および判読にあたっては，まず医薬品添付文書や機器および試薬の説明書で確認され，また診療技術に関しては十分考慮されたうえで，常に細心の注意を払われるようお願いいたします．

　本書記載の診断法・治療法・医薬品・検査法・疾患への適応などが，その後の医学研究ならびに医療の進歩により本書発行後に変更された場合，その診断法・治療法・医薬品・検査法・疾患への適応などによる不測の事故に対して，著者ならびに出版社はその責を負いかねますのでご了承ください．

❖ 本書関連情報のメール通知サービスをご利用ください

メール通知サービスにご登録いただいた方には，本書に関する下記情報をメールにてお知らせいたしますので，ご登録ください．

・本書発行後の更新情報や修正情報（正誤表情報）
・本書の改訂情報
・本書に関連した書籍やコンテンツ，セミナーなどに関する情報

※ご登録の際は，羊土社会員のログイン/新規登録が必要です

ご登録はこちらから

序

かつてのストレート研修の時代，医学部を卒業するとすぐに臨床の現場に出て，X線写真のオーダーを求められることがありました．整形外科を専門とする医師であっても，研修初期にはほとんど素人同然であり，適切なX線写真のオーダーや正確な読影を行うことは容易ではありませんでした．

現在では，研修環境は大きく改善されています．帝京大学医学部附属病院外傷センターでは，研修医と上級医が二人体制で当直を行うため，X線写真のオーダーに関してもオン・ザ・ジョブ・トレーニングを通じて指導を受けることができます．しかしながら，研修施設や勤務先の状況によっては，整形外科を専門としない医師が自身の判断でX線写真をオーダーし，読影を行わなければならない場面も少なくありません．

X線写真の適切なオーダー方法は，一度習得してしまえばそれほど難しいものではありません．しかし，読影には多くの症例経験が求められます．特に骨折のX線診断には，「悪魔の証明」ともいえる困難を伴います．

ここでいう「悪魔の証明」とは，ある事象が「存在しない」ことを証明することの難しさを指します．例えば，火星人の存在を証明することよりも，火星人が存在しないことを証明する方が遥かに困難である，という考え方です．X線写真を読影し，「骨折あり」と診断することは比較的容易です．骨折と誤認される可能性のある血管溝や副骨といった解剖学的変化はあるものの，X線写真上に明確な骨折線が確認できれば，「骨折あり」と診断できます．一方で，「骨折なし」と断言することは「悪魔の証明」に相当し，100％の確信をもって「骨折なし」と言い切ることは極めて難しいのです．

骨折や脱臼を現場で見逃さないためには，病歴聴取や局所の視診・触診が極めて重要です．そのためには，整形外傷に関する知識を深めることが不可欠ですが，確定診断のためにはX線写真をはじめとする画像の診断が必須となります．

本書では，①明らかに骨折・脱臼しているケースを見落とさないこと，②骨折・脱臼している可能性を察知することの2点を目標とし，読影のポイントをABCDsとして整理しました．ABCDsとは，A（Alignment, Adequacy），B（Bone），C（Cartilage），D（Deformity and density），S（Soft tissue）の頭文字をとったものです．

執筆にあたっては，現在，帝京大学医学部附属病院外傷センターに所属している，あるいは帝京大学整形外科の関連病院に出向している仲間たちが協力してくれました．

さらに，医療機関やクリニックによっては，当直医がX線写真の撮影を行わなければならない場合もあります．正しい画像が得られなければ，正確な診断は不可能です．しかし，整形外科医であっても適切な撮影肢位を十分に理解していない医師は少なくありません．そこで，本書の各論では，X線写真の撮影のプロフェッショナルである森 剛先生にお願いし，正しい撮影肢位とX線正常解剖についても詳しく解説していただきました．これは本書の大きな強みとなるでしょう．

本書が，X線写真の適切なオーダーおよび読影において，読者の皆様の一助となることを願っております．

2025年1月

帝京大学医学部整形外科学講座 教授
帝京大学医学部附属病院 外傷センター長
渡部欣忍

レジデントのための
骨折の撮影オーダーと画像診断
救急・当直で困らない！正しい撮影条件をマスターして適切な診断ができる！

目次

◆ 序 ……………………………………………………………………………… 渡部欣忍　3

第1章　総論

1) X線写真のオーダー方法がわからないとは？ …………………… 渡部欣忍　10
2) 筋骨格系外傷のX線診断 ABCDs ………………………………… 渡部欣忍　13

第2章　肩関節周囲と上腕骨

基本編
1) 肩関節の撮影肢位と正常解剖 ……………………………………… 森　剛　19
2) 鎖骨の撮影肢位と正常解剖 ………………………………………… 森　剛　26
3) 上腕骨の撮影肢位と正常解剖 ……………………………………… 森　剛　32
4) 小児の肩関節X線像の特徴 ………………………………………… 中川知郎　36
5) 小児の骨折を診断する …………………………………………… 中川知郎　39
　　輪郭線を追う

症例編
6) 成人の上腕骨近位端骨折と合併骨折 …………………………… 小林亮太　43
7) 肩関節前方脱臼 …………………………………………………… 大田聡美　48
8) 肩関節後方脱臼 …………………………………………………… 大田聡美　52
9) 肩鎖関節脱臼 ……………………………………………………… 大田聡美　57
10) 肩甲骨骨折 ………………………………………………………… 尾島広野　61
11) 鎖骨骨折（骨幹部，遠位端，近位端骨折）……………………… 酒井晶子　66
12) 上腕骨骨幹部骨折 ………………………………………………… 大田聡美　70

第3章　肘関節周囲と前腕骨

基本編
1) 肘関節の撮影肢位と正常解剖 ………………………………………… 森　剛　74
2) 小児の肘関節X線像の特徴 …………………………………………… 中川知郎　78
3) fat pad sign …………………………………………………………… 中川知郎　81
4) Radiocapitellar line ………………………………………………… 中川知郎　84
5) 前腕肢位とX線の見え方 ……………………………………………… 大田聡美　87

症例編
6) 小児の肘関節周囲外傷 ………………………………………………… 中川知郎　90
7) 成人の肘関節周囲外傷 ………………………………………………… 小林亮太　97
8) 橈尺骨の骨折 …………………………………………………………… 大田聡美　102
9) 小児前腕骨折（若木骨折など）と骨端線損傷（橈骨遠位端骨折）…………… 大田聡美　107

第4章　手・手関節・指

基本編
1) 手の撮影肢位と正常解剖 ……………………………………………… 森　剛　113
2) 手関節の撮影肢位と正常解剖 ………………………………………… 森　剛　116
3) 手指の撮影肢位と正常解剖 …………………………………………… 森　剛　120

症例編
4) 橈骨遠位端骨折 ………………………………………………………… 黒住健人　125
5) 月状骨を取り巻く関節の損傷 ………………………………………… 黒住健人　130
6) 舟状骨骨折 ……………………………………………………………… 佐々木　源　135
7) 有鉤骨骨折（鉤骨折）………………………………………………… 佐々木　源　142
8) その他の手根骨骨折 …………………………………………………… 佐々木　源　147
　　三角骨骨折
9) 中手骨骨折 ……………………………………………………………… 佐藤寿充　151
10) 手指骨骨折・脱臼 ……………………………………………………… 佐藤寿充　157

第5章　脊椎・肋骨

基本編
1) 胸腰椎移行部の撮影肢位と正常解剖 ………………………………… 森　剛　162
2) 頚椎の撮影肢位と正常解剖 …………………………………………… 森　剛　166
3) 肋骨の撮影肢位と正常解剖 …………………………………………… 森　剛　171

contents

症例編	**4)** 頚椎骨折	石井桂輔	174
	5) 胸腰椎骨折	石井桂輔	182
	6) 肋骨骨折と外傷性気胸	尾島広野	187

第6章　骨盤

基本編	**1)** 骨盤の撮影肢位と正常解剖	森　剛	192
症例編	**2)** 骨盤輪骨折	中山雄平	200
	3) 寛骨臼骨折	中山雄平	205
	4) 仙骨骨折	中山雄平	211
	5) 股関節脱臼	中山雄平	216
	6) 大腿骨骨頭骨折	大田聡美	219

第7章　股関節・大腿骨

基本編	**1)** 股関節の撮影肢位と正常解剖	森　剛	224
	2) 大腿骨の撮影肢位と正常解剖	森　剛	230
症例編	**3)** 大腿骨頚部骨折	徳重智仁	233
	4) 大腿骨転子部骨折	宮崎玄基	237
	5) 大腿骨転子下骨折	荒川郷彦	243
	6) 大腿骨骨幹部骨折	荒川郷彦	248
	7) 大腿骨ステム周囲骨折	日髙　洋	254
	人工股関節・人工骨頭ステム周囲骨折，人工膝関節周囲骨折		

第8章　膝関節・下腿骨

基本編	**1)** 膝関節の撮影肢位と正常解剖	森　剛	262
	2) 下腿の撮影肢位と正常解剖	森　剛	266
	3) FBI sign	谷田部幸平	269
	4) Segond 骨折	谷田部幸平	271
	5) Lateral femoral notch sign	谷田部幸平	273

症例編	**6)** 大腿骨顆部・顆上骨折	谷田部幸平	276
症例編	**7)** 脛骨プラトー骨折	谷田部幸平	281
	8) 膝蓋骨骨折と分裂膝蓋骨	遠藤成晃	286
	9) 脛骨・腓骨骨幹部骨折	遠藤成晃	292

第9章　足関節・足部

基本編	**1)** 足関節の撮影肢位と正常解剖	森　剛	297
	2) 足の撮影肢位と正常解剖	森　剛	301
	3) Kager's fat pad sign	髙橋周矢	304
	4) Tear drop sign	髙橋周矢	306
症例編	**5)** 軟部の腫脹（果部）と果部骨折	髙橋周矢	309
	6) 足関節果部骨折	髙橋周矢	312
	7) 距骨骨折	遠藤成晃	318
	8) 踵骨骨折	遠藤成晃	322
	9) 中足骨骨折	日髙　洋	326
	10) Lisfranc 関節損傷	日髙　洋	332
	11) 足趾の骨折・脱臼	渡部欣忍	336

◆　索引 341

◆　執筆者一覧 343

レジデントのための
骨折の
撮影オーダーと
画像診断

救急・当直で困らない！
正しい撮影条件をマスターして
適切な診断ができる！

第1章 総論

1 X線写真のオーダー方法が わからないとは?

渡部欣忍

1 はじめに：X線写真のオーダー方法がわからない ＝骨折についての知識がほぼ皆無

　初期研修医や非専門医を対象に，骨折診断で困るところ・悩むところを羊土社がリサーチしたところ，「**そもそもどの角度でオーダーしたらよいのかわからない**」という声が多かったそうです．骨折や外傷でX線写真をオーダーする場合には，「**撮影部位と撮影方向**」を指示するのが普通ですから，おそらく，「どの角度でオーダーしたらよいのか」というのは，「**どの部位をどの方向でオーダーしたらよいのかわからない**」という意味だと解釈できます．

　普通の整形外科医は，ここで悩むことはまずありません．なぜなら，「**どの部位をどの方向でオーダーしたらよいのかわからない**」というのは，「**骨折や整形外科疾患についての知識がほぼ皆無である**」というのと同義だからです．以下に，筆者の経験談に加えてX線撮影の原則を説明します．

　筆者が研修医になった頃は，スーパーローテーションもOSCEもない時代です．系統講義に出席する学生は少なく，ポリクリ〔Poliklinik（独語）由来の日本語で，現在のBSLやクリニカル・クラークシップに近いものです〕で，はじめて各科の偉い教授にお目にかかることも珍しくありませんでした．整形外科もご多分に漏れず，学生時代にしっかりと勉強した記憶がありません．当時は，国家試験のマイナー科目に選ばれない限り，よほど真面目な学生でないと，整形外科の教科書を通読する者はいませんでした．国家試験のマイナー科目に選ばれても，年間20万人を越える大腿骨近位部骨折よりも，年間200〜300例しか発生しない骨肉腫や，もっと発生頻度の低いEwing肉腫などが問題に出されることが多かった時代です．

　しかし，医師国家試験に合格して，整形外科に入局するとすぐに外来で予診とりが始まります．新患として来院した患者の訴えを聞いて，できもしない診察のまねごとをして，X線写真のオーダーをするところまでが，ノイヘレン〔Neuherrn（独語）：新米＝新卒の研修医を当時はそう呼んでいました〕の最初の仕事でした．地域性もあったのでしょうが，当時は医療の分業化が進んでおらず，大学病院でも紹介なしで初診する患者も多かった時代です．

　「右下腿が痺れる」という主訴で来院した75歳の男性に，両下腿2方向のX線写真をオーダーして，先輩医師に叱られるというようなことがよく起こりました．優しい先輩医師であれば，「そりゃあ，確かに下腿に病変があって，あしが痺れることもあるわ．せやけどな，腰椎病変をまず疑わなあかんよ．発生頻度と好発年齢から考えたら，変形性腰椎症などをまず考えてないとなぁ．疾患を絞っていかないと，全身のX線写真とらなあかんようになるで」と，教育的指導を受けます．恐い先輩医師なら，「お前，アホちゃうか！」と一喝されて終わりです．関西なので，バカではなく，アホなんです．

2 「受傷部位を中心に2方向撮影」が原則

　数カ月経って秋を迎える頃には，頼りない研修医も変なX線写真をオーダーするということはほとんどなくなります．これは，X線写真のオーダーの方法がわかったのではなく，整形外科疾患とその症状の関係が少し理解できてステップアップしたことを意味します．

　骨折や外傷の場合，X線写真のオーダーは原則としてそんなに難しくありません．患者が痛がったり，腫れていたりという受傷部位を中心に2方向撮影すればよいからです．そのため，「**撮影部位と撮影方向**」を決めるのに苦労はあまりないのです．

　製図で立体図形の形を把握するためには，正面図，背面図，右側面図，左側面図，上面図，下面図を描きます（**図1**）．X線写真は透過像なので，奥行きによる拡大率の差を無視すれば，正面図－背面図，右側面図－左側面図はほぼ同じ像になります．これが，X線写真でいうところの正面像と側面像です．直交する2方向からの撮影が最も有用なので，**骨折・外傷では，原則として正面像と側面像の2方向を撮影するのが基本**です．

　上面図－下面図に相当する像は，長管骨なら骨軸に沿った接線方向のX線像です．そんな撮影は難しいので，大腿骨3方向や脛骨3方向などという撮影はありません．しかし，関節周囲では骨軸方向に近い画像を見たい場合があります．これが軸射像，軸写像，あるいは軸位像と呼ばれるものです．肩，肘，手，股，膝関節や足の踵骨などで撮影します．膝関節3方向といえば，通常は正面像，側面像と軸位像です．この軸位像は，膝蓋骨と大腿骨顆部が描出された大腿膝蓋関節を見る画像です（**図2**）．

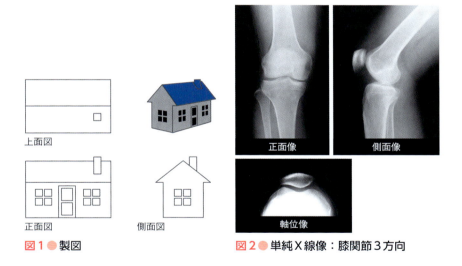

図1 ● 製図

図2 ● 単純X線像：膝関節3方向

3 原則でない場合

　さて,「骨折・外傷では,原則として正面像と側面像の2方向を撮影するのが基本です」と書きました."原則として"と書いたからには,原則でない場合があります.正面像と側面像は2つの直交する面の投影図ですが,足部は正面像と斜位像で撮影している施設が多いと思います.足部の側面像はアーチ構造を評価したり,特別な骨折を見たりする場合以外には,骨折診断では重要度が低いからです.そのため,必要な場合のみ足部の正面像と斜位像に加えて追加で側面像をオーダーします.

　また,手の舟状骨骨折を疑うような場合には,舟状骨(4方向あるいは5方向)を撮影します.舟状骨の解剖学的構造から,通常の手関節2方向では骨折線が描出されにくいからです.さらに,手の有鉤骨鉤骨折は通常の手関節2方向ではほぼ診断できませんが,手根管撮影すればかなりよくわかります.手根管撮影で有鉤骨鉤がしっかりと描出できるからです.これらに関しては,各論で詳しく述べてもらいます.

第1章 総論

2 筋骨格系外傷のX線診断 ABCDs

渡部欣忍

1 筋骨格系外傷のX線診断 ABCDs

筋骨格系のX線写真の読影では，見落としをできるだけ少なくするために，ABCDsを確認せよと言われます．外傷を見るのか，関節を見るのか，脊椎を見るのかによっても，また，教科書によっても多少異なるのですが，本書では次のようにしておきましょう．

A：Alignment（アライメント，骨軸の配列）/Adequacy（適切性，妥当性）
B：Bone（骨）
C：Cartilage（軟骨）
D：Deformity and density（変形と骨濃度）
S：Soft tissue（軟部組織）

A）Alignment（アライメント，骨軸の配列）/Adequacy（適切性，妥当性）

Aは，alignment（アライメント，骨軸の配列）のAで，**骨の配置・配列**のことです．整形外科疾患では，下肢アライメントとして大腿骨と脛骨，上肢アライメントとして上腕骨と前腕骨などの並び方を評価します．例えば，膝関節なら大腿骨と脛骨の骨軸を見て，外反しているとか，内反しているとかを評価します．大きな骨の配置だけでなく，手や足の外傷では小さな骨の並びや配置も重要です．外傷では脱臼や亜脱臼を探すために，alignmentの評価は特に重要です．関節を形成する2つ以上の骨の骨軸が正常の範囲を逸脱してズレていないかどうかをチェックします．また，上腕骨顆上骨折では，側面像で上腕骨前縁のanterior humeral lineと上腕骨小頭の関係や，橈骨軸と上腕骨小頭との位置関係（radiocapitellar line）から微妙な骨折を判定します（**図1，2**）．

"A"として，alignmentとともに，**adequacy**（適切性，妥当性）を加える場合もあります．撮影されたX線像が，骨折やその他の外傷を評価するのに足るだけのクオリティがあるかどうかをチェックせよという意味です．まず，目の前にいる患者の画像かどうかを最初にチェックします．さらに整形外傷では，左右もしっかり確認することが大切です．そして，見たい部分の一部が欠けていたり，濃淡が悪かったりなども評価しなければなりません．適切でない画像の場合は，撮影し直す必要があります．どの構造を見るためのX線写真かというのを理解しておかなければなりません．

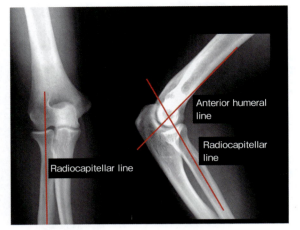

図1● 肘周囲の骨同士のアライメントを見る
Anterior humeral line, radiocapitellar line が上腕骨小頭に向かっているかどうかをチェックする.

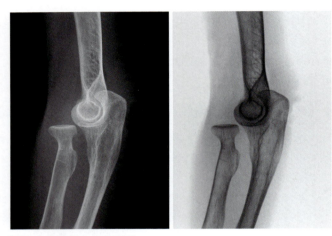

図2● 橈骨頭の前方脱臼
Anterior humeral line は上腕骨小頭の中央を通っているが, radiocapitellar line が上腕骨小頭の前方を通っているので, 橈骨頭が前方脱臼していることがわかる.

B) Bone（骨）

　筋骨格系X線像の診断では，当然，骨を観察することが一番重要です．ボキッと骨折して転位しているような骨折は，医師なら見逃すことはほぼありませんが，折れているかどうかわからないような微妙な場合もあります．

　整形外科医はどこに一番注目して読影しているかというと，**骨の輪郭**（contour）です．輪郭を形成する皮質骨や海綿骨のシェルが途切れたり，凹んだり，膨れたり，変形したりしていないかをまず一所懸命にチェックします．

　次に骨幹端部（＝関節周囲）や手根骨・足根骨，椎体などは海綿骨が多く含まれるので，海綿骨部の骨梁が破綻していないかどうかをチェックします（図3）．

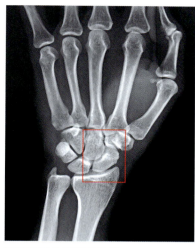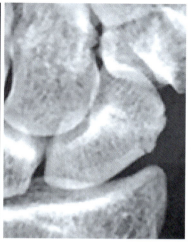

図3 ● 手の舟状骨骨折
右は□部分を拡大した図．
舟状骨の輪郭が一部途切れている．さらに，その部位で舟状骨の内部の海綿骨の骨梁が破綻しているのがわかる．

C) Cartilage（軟骨）

　X線像では，関節軟骨や成長軟骨そのものは見えません．**関節裂隙や骨端線**を評価します．関節裂隙が異常に拡大している場合には，靱帯損傷や骨折の可能性があります．関節裂隙が狭小化している場合は，退行変性で関節軟骨が菲薄化しているのかもしれません．また，疼痛のために関節が十分に伸展できないと，関節面にX線が平行に入らず，関節裂隙が狭小化しているように見えることもあります．**小児の患者では，成長軟骨板や骨端核**を評価するのも重要です．

D) Deformity and density（変形と骨濃度）

　転位した骨折ではAのアライメントが変化しますが，当然，転位により**骨全体の変形**も起こります．
　海綿骨を含む部位の骨折も，骨全体の変形をしっかりと見る必要があります．一般的に，皮質骨は圧縮より引張に弱いと言われています．そのため，純粋な圧縮力による骨折は海綿骨の部分に発生します．多くの椎体骨折は，輪郭の形が変形した圧迫骨折の形態をとります（図4）．
　また，骨濃度は**局所の骨密度**を反映しています．骨粗鬆症では，骨濃度が海綿骨全体で低下していますし，皮質骨の厚さが薄くなっています．さらに，骨腫瘍で溶骨性や造骨性の変化が生じていれば，骨濃度が局所的に変化しています（図5, 6）．これらもチェックポイントです．

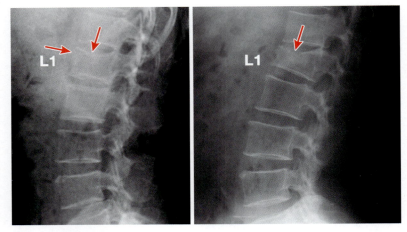

図4● L1 圧迫骨折
椎体の輪郭が変形して，L1 椎体骨折（圧迫骨折）が生じているのがわかる．

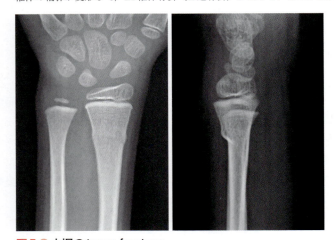

図5● 小児の torus fracture
橈骨遠位部で骨の輪郭が膨れているのがわかる．小児の torus fracture である．

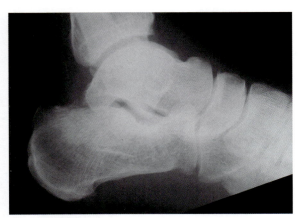

図6● 踵骨骨折
踵骨全体の形状が平らになっているのがわかる．Joint depression 型の踵骨骨折である．

S）Soft tissue（軟部組織）

皮下や筋肉組織の腫脹，関節液貯留，石灰化，異物などをチェックします．軟部組織の腫れや脂肪組織の移動などが，骨の異常が明らかでない骨折を発見する手がかりになることもあります．肘のfat pad signや足のKager's fat padの乱れなどが代表的な所見です（図7）．腫脹や脂肪組織の移動などは，健側との比較ではじめてわかる場合もあります．

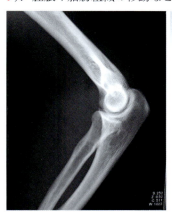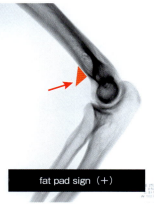

図7 ● 橈骨頭骨折（fat pad sign陽性例）

2　動態撮影，荷重位撮影，ストレス撮影など

動かして撮影したり（動態撮影），体重をかけて撮影したり（荷重位撮影），外力を加えた状態での撮影（ストレス撮影）を行って，外傷を評価する場合があります．

例えば，脊椎疾患では腰椎側面像を前屈位，中間位，後屈位で撮影することがあります．隣接する腰椎間をつないでいる椎間関節や椎間板が障害を受けると，その部位の腰椎が前後屈運動などによりグラグラ動くことがあります．動態撮影を行うと，腰椎がグラグラ動く状態がわかります．

胸腰椎圧迫骨折は，新鮮骨折かどうかがわかりづらい場合があります．MRIを撮影して，椎体内のT1低輝度，T2高輝度，STIR高輝度などの変化があるかどうかをチェックすることで，新鮮骨折か陳旧性骨折かを鑑別することができます（図8）．

X線像では，動態撮影で，椎体の形が変化するかどうかをチェックすることでも新鮮骨折の診断ができる場合があります（図9）．腰部を前後屈することで，椎体の骨折部に加わる外力の大きさと方向が変わります．新鮮骨折では，楔状変形の程度が変化することがありますが，陳旧例ですでに楔状変形治癒しているような椎体骨折では，動態撮影をしても椎体の形が変化しません．

また，胸腰椎の圧迫骨折例が新鮮骨折か陳旧性骨折かの鑑別には，臥位と立位（または座位）での側面像を撮影する方法も有用です．立位（または座位）で上半身の体重が負荷されることで，楔状変形の程度が強くなり，新鮮椎体圧迫骨折かどうかを鑑別できることがあります．高齢者の腰背部痛に対しては，動態撮影や臥位と立位（または座位）での側面像はかなり有用です．

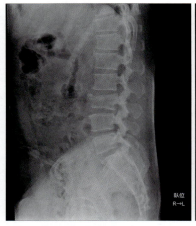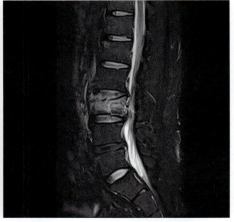

図8 腰椎圧迫骨折（新鮮例）

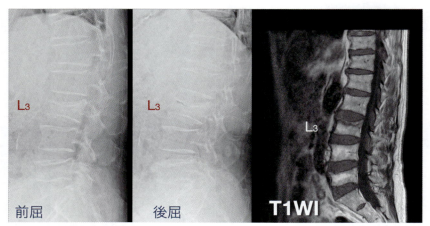

図9 腰椎圧迫骨折の動態撮影（新鮮例）
前後屈撮影（左・中央）で，椎体の形が少し変化し，バキュームサインを示す例もある．新鮮骨折であることがわかる．MRI画像（右）で新鮮骨折の確定診断が得られる．

第2章 肩関節周囲と上腕骨

基本編 | 症例編

1 肩関節の撮影肢位と正常解剖

森 剛

1 肩関節正面（Routine AP）撮影

撮影方法と肢位　立位または座位で撮影．背中が立位架台に付くように真っ直ぐにし，頸部を非検側へ側屈に，検側上肢を正面位にする（ⓐ）．X線は第1肩関節中央に向け，垂直に入射する（ⓑ，ⓒ）．肩の概観撮影と言えるため，受傷時の撮影において照射野は広めに設定する．

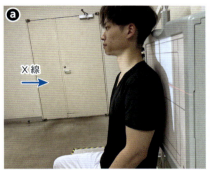

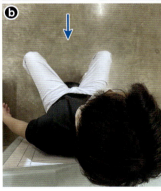
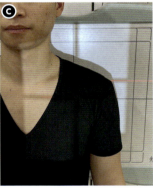

画像の見え方　肩鎖関節は分離しており，通常 5 〜 8 mm の間隔がある．鎖骨下縁と肩峰下縁は直線上にある．鎖骨遠位端や肩峰が明瞭に観察できる．関節窩は凸レンズ状を示し上腕骨頭が重なっているため，第 1 肩関節は描出されない．

2　肩関節正面（True AP）撮影

撮影方法と肢位　立位または座位で撮影．立位架台に対して検側肩甲骨のフラット面（肩甲棘）を平行にし，検側上肢は正面位にする（ⓐ）．オトガイ部が目的肩関節に重なることがあるため，頸部を軽度後屈外旋位にする（ⓑ）．X線は肩峰遠位前部から肩甲棘外側部を結んだ面に水平になるよう頭尾方向に振り（一般的に約 20°），第 1 肩関節中央に向けて入射する（ⓒ）．

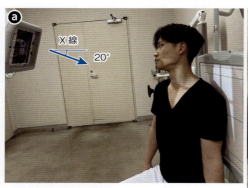
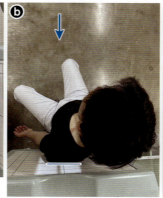
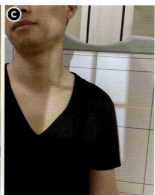

| 画像の見え方 | 第1肩関節および第2肩関節（肩峰下腔）ともに広く観察されるため，肩関節の正面像と言える．関節窩上縁付近から烏口突起が出て，一部が上腕骨頭に重なっている．大結節は外側へ張り出し，小結節は上腕骨頭と重なって投影される．上腕骨頭中心点は上腕骨中央の長軸を通らずやや内側に位置し，上腕骨近位部は杖の柄のような形を呈している．
肩甲骨外側縁から肩甲頚を経て上腕骨頭，上腕内側にかけ曲線が描ける（Moloney's arch）．関節窩を底辺とした二等辺三角形（▲）を作り，その頂点と底辺の中点を結んだ線の延長線上に上腕骨頭中心（●）が位置している．|

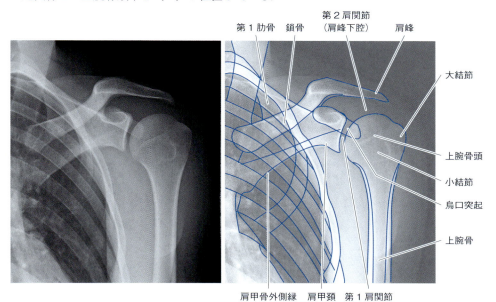

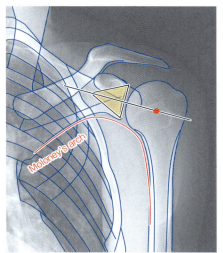

3　肩関節軸位撮影

| 撮影方法と肢位 | 座位で撮影．患者を寝台の辺縁に対し平行に座らせ，寝台を胸骨剣状突起辺りの高さにする（ⓐ）．寝台を上下させる際は，患者の下肢を挟み込まないよう注意が必要である．患 |

者は検側上肢を60°外転させ，可能な限り外側へ出す（**b**）．このとき，肘関節は90°屈曲させ，手掌は下を向かせる．頭部が肩関節と重なってしまうため，頭部は非検側へ側屈させる．X線は肩関節めがけ，垂直に入射する（**c**）．

疼痛などにより検側上肢の外転があまりできない場合，仰臥位で撮影する（**d**〜**g**）．

d〜**f**は仰臥位（寝台上）での基本的な撮影肢位であるが，上腕を外転できない場合は**g**程度の外転で撮影する．

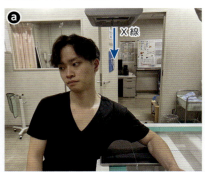
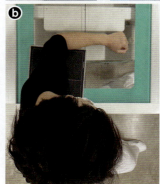
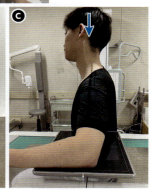
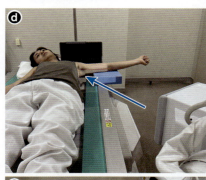
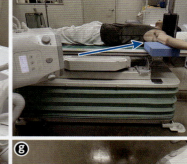
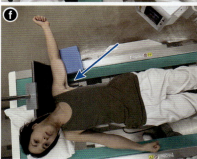
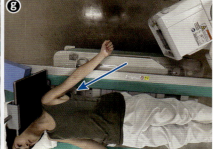

| 画像の見え方 | 上腕骨頭部の小結節が前側に位置し，大結節は上腕骨頭と重なる．烏口突起と上腕骨頭の関節腔が観察できる．肩峰角から肩峰にかけて上腕骨頭と重なってしまうが，肩峰角下基部は広く観察される．

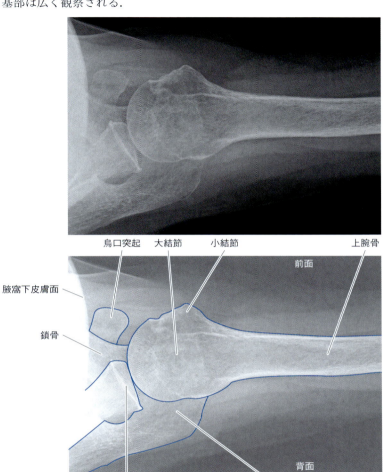

4 肩関節（スカプラ Y）view 撮影

撮影方法と肢位　立位または座位で撮影．上肢は自然下垂させ，立位架台に前胸部を付けた状態から非検側を約70°の角度で受光面から離し，検側の肩甲骨内側縁と上腕骨頭中心が受光面に垂直になるよう角度調整を行う（ⓐ，ⓑ）．X線は肩甲棘に対し頭尾20°で肩甲骨内側縁を通るよう，骨頭中心に入射する（ⓒ，ⓓ，▷：骨頭幅，●：骨頭幅中央，●：肩甲骨内側縁．●と●を結んだ線を架台に垂直にし，●へX線を垂直入射）．

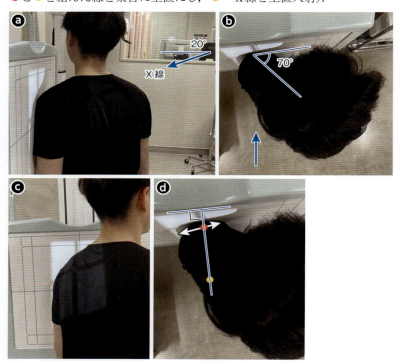

画像の見え方　肩関節 True AP に対して側面像となる．肩甲骨の内側縁と外側縁が重なって投影されるため肩甲骨体部は側面像となり，また上腕骨とも重なって投影される．肩甲骨上角基部と肩峰角下基部でなす棘上窩部と肩甲骨体部で「Y」の字に見える．肩峰下腔や肩甲胸郭関節が広く観察でき，また正面像では観察しにくい烏口突起基部も観察できる．また，肩峰下縁と鎖骨下縁の骨皮質が連続して観察される．

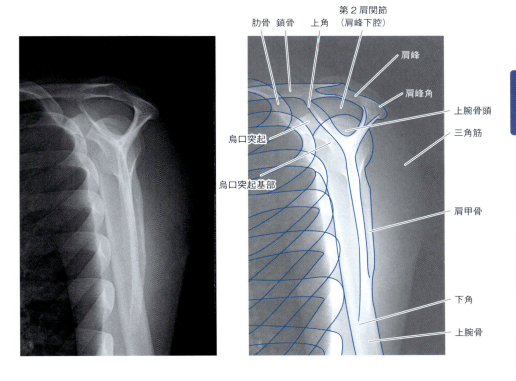

参考文献

1) 「ポケット解剖アトラス 第2版」(益田 栄/著), 文光堂, 1978
2) 「チェックポイント X線撮影と画像評価」(辺見 弘, 倉本憲明/監, 谷崎 洋, 大棒秀一/編著), 医療科学社, 2007
3) 「新・図説 単純X線撮影法」(小川敬壽/編), 金原出版, 2012
4) 「診療画像検査法 X線撮影法」(中村 實/監, 松波英一, 他/指導), 医療科学社, 1998
5) 「クラーク X線撮影技術学」(Whitley AS, 他/著, 島本佳寿広, 他/監訳), 西村書店, 2009
6) 「診療放射線技術学大系 専門技術学系 9 放射線検査学（X線）」(日本放射線技術学会/編, 山下一也, 他/著), 通商産業研究社, 1983

第2章 肩関節周囲と上腕骨

基本編 | 症例編

2 鎖骨の撮影肢位と正常解剖

森 剛

1 鎖骨正面撮影

撮影方法と肢位
立位または座位で撮影．立位架台に背中を付け，検側鎖骨の中央がgrid（散乱線除去具）中心になるように調整する（ⓐ）．検側上肢は自然下垂にする．受傷時は照射野を広めに設定して，X線は鎖骨中央に向け垂直に入射する（ⓑ，ⓒ）．

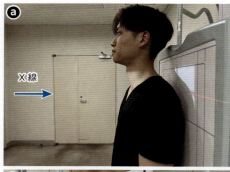
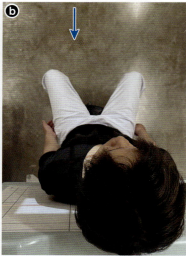
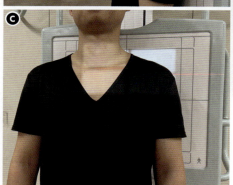

画像の見え方

鎖骨中央部は第2〜3肋骨および肩甲骨上角周囲と重なり，鎖骨遠位は近位よりも高位に位置する．鎖骨遠位下縁と肩峰下縁の骨皮質は肩鎖関節を挟んで，直線状に連続している．鎖骨近位端は第3〜4胸椎に位置している．正面像では鎖骨近位部の径が最も厚く，中央部にかけて厚さは減少していき，中央部から遠位部にかけてほぼ同径を保つ．体躯が細身で鎖骨上窩が深い患者は，鎖骨上縁の外側に鎖骨随伴陰影（鎖骨上部の皮膚陰影）が観察されることがある．また，同様に肺尖部に肋骨随伴陰影やapical capが観察されることがあり，病変等と間違えやすいため留意する．

遠位端の画像濃度が過度になりやすく，観察しづらいことが多い．画像処理はラチチュードを広めに設定し，周波数処理やダイナミックレンジ圧縮などで近位部から遠位部まで観察できるよう処理を行う必要がある．

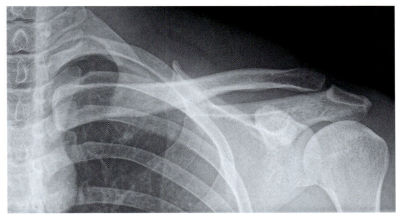

第2章 肩関節周囲と上腕骨

2　鎖骨正面斜入撮影

撮影方法と肢位　立位または座位でAP撮影．立位架台に背中を付け，検側鎖骨の中央がgrid（散乱線除去具）中心になるように調整する（ⓐ）．検側上肢は自然下垂にする．受傷時は照射野を広めに設定して，X線は鎖骨中央に向け尾頭方向20°で入射する（ⓑ, ⓒ）．

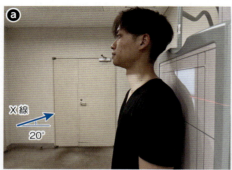
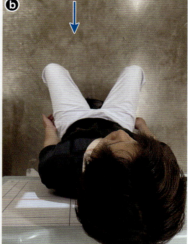
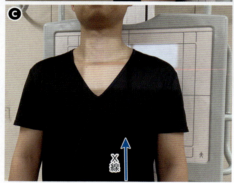

| 画像の見え方 | 鎖骨は第2～3胸椎に位置し，水平直線状に観察される．鎖骨近位1/3程度が肋骨や肺野などと重なり，遠位2/3は鎖骨単独で観察される．近位1/3以上が肋骨などと重なっている場合，撮影時に患者が前傾姿勢であったことが推測される．烏口突起上部よりやや近位側の鎖骨下縁に円錐靱帯結節が観察される．体躯が細身で鎖骨上窩が深い患者は，鎖骨上縁の外側に鎖骨随伴陰影（鎖骨上部の皮膚陰影）が観察されることがある．

遠位端の画像濃度が過度になりやすく，観察しづらいことが多い．画像処理はラチチュードを広めに設定し，周波数処理やダイナミックレンジ圧縮などで近位部から遠位部まで観察できるよう処理を行う必要がある．

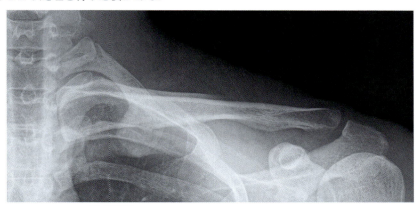

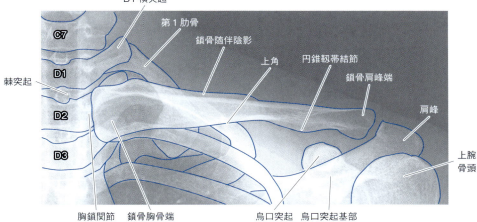

3 鎖骨遠位端正面撮影

撮影方法と肢位

鎖骨遠位端骨折の場合，肩鎖関節正面撮影を追加すれば観察しやすくなる．

立位または座位で撮影．受光面に背中を付け，5～10°の角度で検側鎖骨遠位部を前方に出す（ⓐ～ⓒ）．検側上肢は自然下垂にする．鎖骨遠位端は体厚が薄いためgirid（散乱線除去具）offの方が，その後の経過観察において淡い仮骨形成が視認しやすくなる．X線は鎖骨遠位部に対し垂直に入射する．

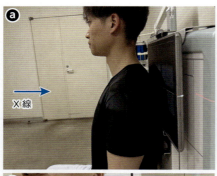
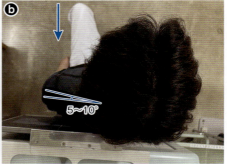
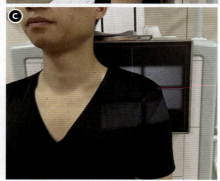

| **画像の見え方** | 鎖骨遠位端にとっては正面像となり，肩鎖関節も広く観察できるようになる．鎖骨遠位端の下端骨皮質と肩峰の下端骨皮質は直線状となる（−）．撮影正面像に対して，烏口突起と肩峰の距離がやや広がる．

遠位端の画像濃度が過度になり観察しにくくなりやすい．画像処理はラチチュードを広めに設定し，周波数処理やダイナミックレンジ圧縮などで近位部から遠位部まで観察できるよう処理を行う必要がある．

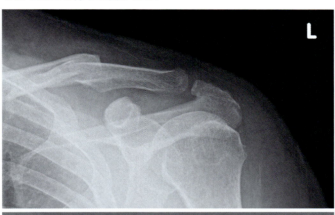

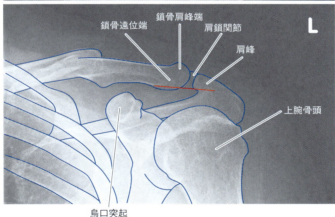

参考文献

1) 「ポケット解剖アトラス 第2版」（益田 栄/著），文光堂，1978
2) 「チェックポイント X線撮影と画像評価」（辺見 弘，倉本憲明/監，谷崎 洋，大棒秀一/編著），医療科学社，2007
3) 「新・図説 単純X線撮影法」（小川敬壽/編），金原出版，2012
4) 「診療画像検査法 X線撮影法」（中村 實/監，松波英一，他/指導），医療科学社，1998
5) 「クラーク X線撮影技術学」（Whitley AS，他/著，島本佳寿広，他/監訳），西村書店，2009
6) 「診療放射線技術学大系 専門技術学系 9 放射線検査学（X線）」（日本放射線技術学会/編，山下一也，他/著），通商産業研究社，1983

第2章 肩関節周囲と上腕骨

3 上腕骨の撮影肢位と正常解剖

基本編／症例編

森 剛

1 上腕骨正面撮影

撮影方法と肢位　立位または座位で撮影．上肢を30°程度外転させる．自然位では上腕骨が外旋しているため軽度内旋させ，肘関節を正面にする．肩を受光面に密着させ，肘部は軽度に受光面から離す．特に男性で広背筋や三角筋が発達している患者は，前腕近位部に発泡スチロール等を入れ（ⓐ），側面から見て上腕骨が受光面と平行になるようにする．X線は上腕中央部に向け，垂直に入射する（ⓑ，ⓒ）．

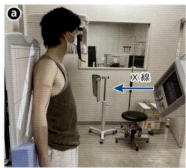
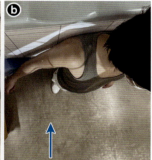
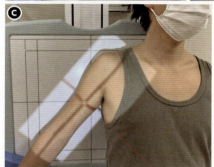

画像の見え方　上腕骨頭は肩峰および関節窩と重なって投影され，大結節が観察される．上腕骨の中央部よりやや近位側に三角筋粗面が観察され，骨膜反応と間違えることがあるため留意する．外科頚から徐々に骨皮質が肥厚していき，三角筋粗面付近から肘部にかけて徐々に菲薄していく．遠位部では外側上顆，内側上顆が観察され，その中間に肘頭窩が位置している．肘頭窩から肘頭が遠位にかけ伸びている．

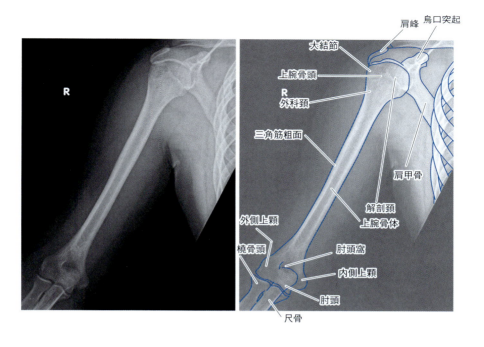

2 上腕骨側面撮影

撮影方法と肢位　立位または座位で撮影．肘を90°屈曲させ，肩を90°外旋，45°程度外転させる．力を入れずに力こぶを作るような体勢になる（ⓐ）．肩を受光面に密着させ，肘部外側は受光面から3〜5 cm離し，橈骨茎状突起部を受光面に付ける（ⓑ，→）．X線は上腕骨中央部に垂直に入射する（ⓒ）．

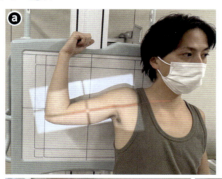

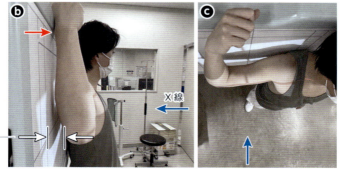

| 画像の見え方 | 上腕骨頭から肘関節までの側面像となる．上腕骨頭は肩峰および関節窩と重なって投影され，遠位部は前方に鉤突窩，後方に肘頭窩があり，その先に上腕骨小頭が観察される．上腕骨中央付近の後面に血管孔（栄養管）が観察されることがあり，骨折線と間違えられることがあるため留意する．肘関節部には尺骨の鉤状突起および肘頭が観察され，橈骨頭は鉤状突起と重なって投影されている． |

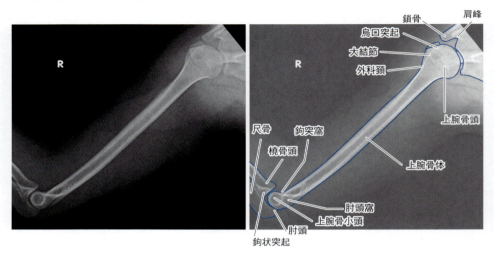

3 上腕骨側面撮影（PA方向）

| 撮影方法と肢位 | 立位または座位で撮影．上腕骨近位部などを受傷し，肩の内外旋および内外転ができない場合，PA方向で撮影する（ⓐ）．前胸部が受光面に対し約30°となるよう非検側の肩を離す（ⓑ）．上腕骨外側上顆を可能な限り受光面に付け，上腕近位部が肩周囲軟部陰影と重ならないよう，肘も可能な限り後方へ出す．X線は上腕中央部へ垂直に入射する（ⓒ）． |

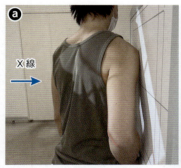
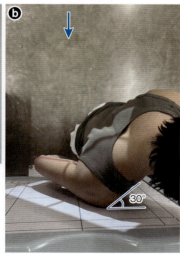
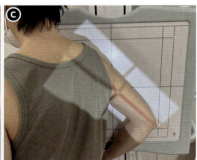

| 画像の見え方 | 上腕骨頭は肩甲骨と重なって観察され，上腕近位部は肩甲骨周囲の軟部陰影に重なり障害陰影となって観察しにくいことがある．上腕骨遠位部は，上腕骨内側上顆と外側上顆がズレて投影されることが多い．

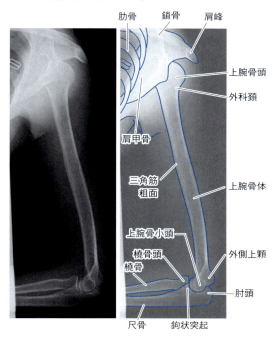

参考文献

1) 「ポケット解剖アトラス 第2版」（益田 栄/著），文光堂，1978
2) 「チェックポイント X線撮影と画像評価」（辺見 弘，倉本憲明/監，谷崎 洋，大棒秀一/編著），医療科学社，2007
3) 「新・図説 単純X線撮影法」（小川敬壽/編），金原出版，2012
4) 「診療画像検査法 X線撮影法」（中村 實/監，松波英一，他/指導），医療科学社，1998
5) 「クラーク X線撮影技術学」（Whitley AS，他/著，島本佳寿広，他/監訳），西村書店，2009
6) 「診療放射線技術学大系 専門技術学系 9 放射線検査学（X線）」（日本放射線技術学会/編，山下一也，他/著），通商産業研究社，1983

第2章 肩関節周囲と上腕骨

基本編 | 症例編

4 小児の肩関節X線像の特徴

中川知郎

◆ **典型的な受傷機転** …… 肩をぶつける，出産時に腕を引っ張られる，など
◆ **症状と身体所見** ……… 肩の疼痛（腫脹していないことも多い）
◆ **X線撮影のオーダー** … 肩関節2方向（正面像・スカプラY像）
◆ **ポイント** ……………… 上腕骨近位の骨端線を見極める

1 受傷機転

　転倒時に肩を直接ぶつけた直達外力や，手や肘をついた介達外力で受傷する．スポーツ中の衝突や，交通事故などで受傷することもある．新生児では，出産時に強く腕を引っ張られて受傷することがある．

2 症状と身体所見

　肩を痛がって受診することが多い．小児の上腕骨近位端骨折は軽微な損傷であることも多く，腫脹は明らかでないことがある．

3 X線のオーダー

▶肩関節2方向（正面像・スカプラY像）

　正面像では，内外旋が正しいかをチェックする．骨端核の出現時期にもよるが，骨頭の骨化核が内側に，大結節の骨化核が外側に位置しているかを確認する（図1）．
　側面像は，軸位ではなくスカプラY像を撮影する（詳細は第2章-6「成人の上腕骨近位端骨折と合併骨折」を参照）．慣れない場合は上腕骨の輪郭を追うのが難しいが，骨幹部からなぞるように上腕骨の輪郭を追うと骨折を判別しやすい．

Point 骨端線を見極める

骨端線の位置を把握することで，骨端離開と骨折を区別することができる．上腕骨近位部は，出生直後は軟骨のみで構成され，生後4カ月頃から徐々に骨頭の骨化核が，生後10カ月頃から大結節の骨化核が出現する[1, 2]（図1）．そのため，低年齢では上腕近位がX線で描出されにくく，骨折線の把握が難しいことがある．近位骨端離開を生じやすい部位であり，必要に応じて健側比較やCT，MRIを追加する．5歳未満ではSalter-Harris分類のtypeI，5歳以上ではtypeIIの骨端離開や骨幹端部の骨折を生じやすいことを知っておくと，診断の際に有用である[3]（図2）．

36　レジデントのための骨折の撮影オーダーと画像診断

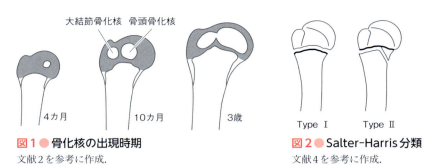

図1 骨化核の出現時期
文献2を参考に作成.

図2 Salter-Harris分類
文献4を参考に作成.

症例1

・3歳男児
・右肩から転倒して受傷
・肩を痛がっている

↳ 撮影オーダー ▶▶▶ 肩関節2方向（正面像・スカプラY像）（図3）

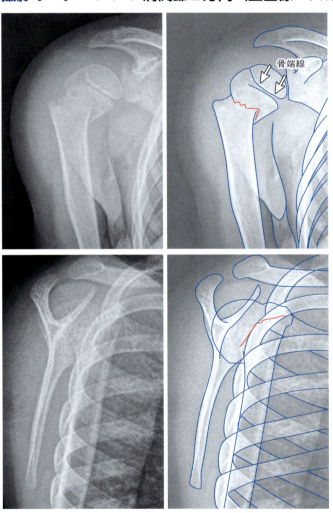

図3 単純X線像：肩関節2方向
正面像（上），スカプラY像（下）.

第2章 肩関節周囲と上腕骨

画像所見

A 適切性とアライメント	正面像では骨頭が内側，大結節が外側にあり，正しい正面像である．スカプラ Y像では肩甲骨が正しくY型に描出されている．上腕近位にアライメント異常がある．	
B 骨	上腕骨外科頚で連続性が断たれている．	
C 軟骨	関節適合性は保たれている．	
D 変形と骨濃度	正面像では，骨幹部が外側に側方転位している．スカプラY像ではわずかに短縮している．	
S 軟部組織	肩周囲で軟部組織が全体的に腫脹している．	

画像所見の描写と診断

上腕骨外科頚に骨折線がある．骨端線部での連続性は保たれている．**上腕骨外科頚骨折**である．

引用文献

1) Ogden JA, et al：Radiology of postnatal skeletal development. II. The manubrium and sternum. Skeletal Radiol, 4：189-195, 1979

2) Kwong S, et al：Skeletal development of the proximal humerus in the pediatric population: MRI features. AJR Am J Roentgenol, 202：418-425, 2014

3) Peterson HA, et al：Physeal fractures: Part 1. Epidemiology in Olmsted County, Minnesota, 1979-1988. J Pediatr Orthop, 14：423-430, 1994

4) Salter RB & Harris WR：Injuries Involving the Epiphyseal Plate. The Journal of Bone & Joint Surgery, 45：587-622, 1963

第2章 | 肩関節周囲と上腕骨

基本編 | 症例編

5 小児の骨折を診断する
輪郭線を追う

中川知郎

　骨折を診断する際は，皮質骨の輪郭線を追って判断する．その際，小児では成人と違った特徴的な損傷所見を示すことを知っておかないと，診断ができない．

　小児の骨折で注意すべきことを以下に示す．**慣れないうちは，全例で健側撮影を追加**することも見逃しを防ぐためには有効である．

1 小児は不全骨折が多い！

　小児の骨は成人と同じではない．成人と比較した小児の骨の特徴として，①骨密度が低い，②骨膜が厚い，③柔軟性がある，などがあげられる[1]．特に骨端線周囲は強度が低く，軽微な外力でも骨折を生じやすい．若木骨折や膨隆骨折，急性塑性変形などの不全骨折や，転位の小さな骨端離開などが見逃されやすいので要注意である．

1）若木骨折

　転位を伴う骨折だが，骨折部の一部に連続性が見られる[2]．これは，厚い骨膜が断裂せずに連続している場合に発生しやすい．**前腕骨幹部**で多い骨折型である．整復可能なことが多い．

2）膨隆骨折

　骨が完全に折れることなく，単純X線写真では皮質部が膨隆して見える[1]．特に**前腕遠位**で生じやすいので注意する．皮質骨の輪郭を追い，隆起する部位があれば骨折を疑う．正常所見がわからない場合は，健側撮影を追加する．圧痛がある部位と照らし合わせて評価するとよい．

3）急性塑性変形

　骨の連続性は保たれているが，変形を生じた状態である．これは，小児の骨の弾性が強いことに起因して生じる．**前腕骨幹部**で多い骨折型である[3]．

4）骨端線損傷

　小児の長管骨には骨端線が存在する．骨端線は解剖学的には成長軟骨板であり，骨の成長に関与する．単純X線写真では骨端線は透亮像として黒色に見えるため，骨折線との判断に悩む場合がある．骨端線損傷で軟骨部分の連続性が絶たれても単純X線写真では判断できない．軽微な損傷の場合は，**①骨端線から骨皮質に向かう骨折線を追う，②骨端線周囲の軟部組織像の腫脹を評価する（血腫による黒色変化）**などから骨端線損傷を疑う．

　骨端線損傷の分類ではSalter–Harris分類（**図1**）が有名であり，特にtype IIの頻度が高く，骨折を疑う際の参考にするとよい[5]．Type Vは，単純X線写真では評価できない．

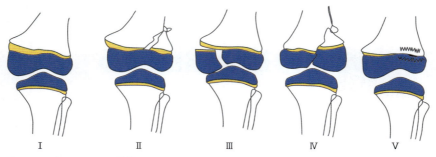

図1 ● Salter-Harris分類
文献4を参考に作成.

> **Point 診断のポイント**
> 骨折を判定する際には，皮質骨の輪郭線を追う．小児では若木骨折，膨隆骨折，急性塑性変形，骨端線損傷に留意しながら評価する．

症例1

- 3歳
- 走っていて手をついて転倒した

撮影オーダー ▶▶▶ 前腕2方向（正面像・側面像）（図2）

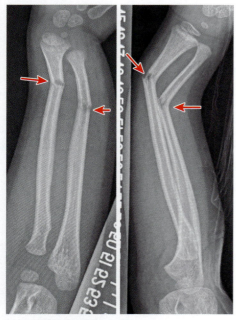

図2 ● 単純X線像：前腕2方向
正面像（左），側面像（右）．

画像所見

A 適切性とアライメント	2方向ともに斜位がかった撮影となっており，適切な2方向ではない．ただし，変形が強く疼痛が強い症例で適切な2方向を撮るのは難しい場合も多く，許容とせざるを得ない場合も多い．
B 骨	橈尺骨ともに遠位骨幹部で一部連続性が断たれており（→），一部は連続性が残存している．
C 軟骨	脱臼を疑う所見はない．
D 変形と骨濃度	橈尺骨ともに遠位骨幹部で背屈・橈屈変形している．
S 軟部組織	骨折部周囲で軟部組織が腫脹している．

画像所見の描写と診断

前腕遠位骨幹部で橈尺骨が変形している．変形は強いが，骨皮質の連続性は一部保たれており，若木骨折の所見である．以上を総合して，**橈尺骨遠位骨幹部若木骨折**である．

症例2

・10歳
・空手の最中に転倒して受傷した．直後から肘を痛がっている

撮影オーダー ▶▶▶ 肘関節両側2方向（正面像・側面像）（図3, 4）

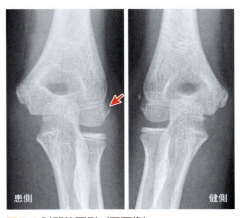

図3 ● 肘関節両側（正面像）

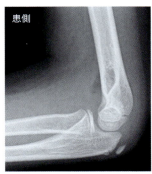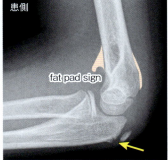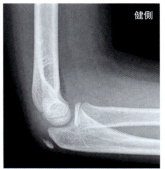

図4 ● 肘関節両側（側面像）
患側では，顆上部の前後にfat pad signがある．⇨部分では皮質骨が膨隆している．

↳ 画像所見

A 適切性とアライメント	適切な肘関節両側2方向で撮影されている．アライメントは保たれている．
B 骨	側面像で，尺骨近位端の骨端線よりわずかに遠位で皮質骨の膨隆がある（➡）．明らかな骨折線はない．正面像で小頭の外側に骨片のようなもの（➡）が見えるが，これは両側にあり，外側顆の骨化核の出現途中を見ていると考えられる．
C 軟骨	脱臼を疑う所見はない．
D 変形と骨濃度	変形はなく，骨濃度にも左右差はない．
S 軟部組織	Fat pad sign が陽性である．

↳ 画像所見の描写と診断

Fat pad sign が陽性であり，関節内の出血（関節血症）を疑う．尺骨の骨皮質の連続性は保たれているが，皮質骨の膨隆がある．これは不全骨折の一種で，膨隆骨折と呼ばれる．診断としては**肘頭骨折**である．

引用文献

1) Solan MC, et al：Current management of torus fractures of the distal radius. Injury, 33：503-505, 2002

2) Skillern PG：Complete fracture of the lower third of the radius in childhood, with greenstick fracture of the ulna. Ann Surg, 61：209-225, 1915

3) Mizutani Y, et al：Magnetic Resonance Imaging Evaluation of Acute Plastic Deformation of a Pediatric Radius. J Hand Surg Asian Pac Vol, 26：280-283, 2021

4) Salter RB & Harris WR：Injuries Involving the Epiphyseal Plate. The Journal of Bone & Joint Surgery, 45：587-622, 1963

5) Brown JH & DeLuca SA：Growth plate injuries: Salter-Harris classification. Am Fam Physician, 46：1180-1184, 1992

第2章 肩関節周囲と上腕骨　｜　基本編｜症例編

6 成人の上腕骨近位端骨折と合併骨折

小林亮太

- ◆ **典型的な受傷機転** …… 転倒時に肩をぶつける，肘関節伸展位で手をついて転倒する，など
- ◆ **症状と身体所見** ……… 肩の腫脹，疼痛
- ◆ **X線撮影のオーダー** … 肩関節2方向（正面像・スカプラY像）
- ◆ **ポイント** ……………… 上腕骨だけでなく，合併する他の骨折も見逃さない

症例1

・歩行中に転倒し，肩を強打した
・肩関節に疼痛が続いている

↳ 撮影オーダー ▶▶▶ 肩関節2方向（正面像・スカプラY像）（図1）

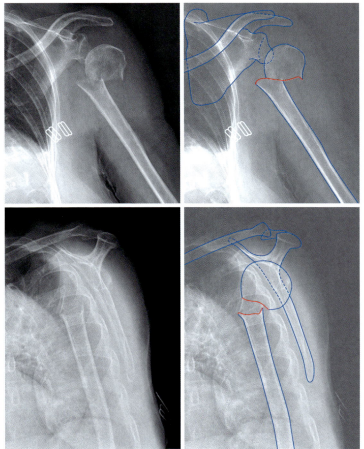

図1 ● 単純X線像：左肩関節2方向
正面像（上），スカプラY像（下）．

↳画像所見

A	適切性とアライメント	上腕骨近位部にアライメント異常がある．上腕骨骨幹部が正面像では内側に，スカプラY像では前方に転位している．
B	骨	上腕骨外科頸に骨折線がある．
C	軟骨	上腕骨頭は正面像で軽度下方に偏位しているが，脱臼はしていない．
D	変形と骨濃度	上腕骨近位部に輪郭の途絶・段差がある．骨濃度に異常はない．
S	軟部組織	軟部陰影の増強はわからない．

↳画像所見の描写と診断

上腕骨に骨折線があるため，**上腕骨近位部骨折**と診断がつけられる．骨折線は外科頸のみであり，外科頸骨折と呼ばれる．

症例2

・自転車走行中に風に煽られて，肩から転倒した

↳撮影オーダー ▶▶▶ 肩関節2方向（正面像・スカプラY像）（図2）

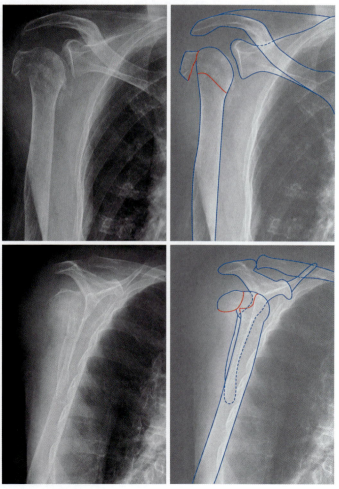

図2 ● 単純X線像：右肩関節2方向
正面像（上），スカプラY像（下）．

画像所見

A	適切性とアライメント	上腕骨近位部にアライメント異常がある．正面像で上腕骨大結節が上方に転位し，スカプラY像では後方に転位している．骨頭は外反転している．
B	骨	上腕骨大結節および上腕骨外科頸に骨折線がある．大結節部は上方から下方に骨折線があり，上腕骨頭から転位している．
C	軟骨	軟骨の状態はわからない．
D	変形と骨濃度	上腕骨近位部に輪郭の途絶・段差がある．骨濃度に異常はない．
S	軟部組織	肩関節周囲は軟部組織影が膨隆し，骨折による腫脹が疑われる．

画像所見の描写と診断

上腕骨近位部骨折である．大結節は転位し，骨頭は外反している．外科頸には転位はない．

症例3

・自転車走行中に対向車とぶつかり受傷した
・肩から胸部にかけて疼痛がある

撮影オーダー ▶▶▶ 肩関節2方向（正面像・スカプラY像）（図3）

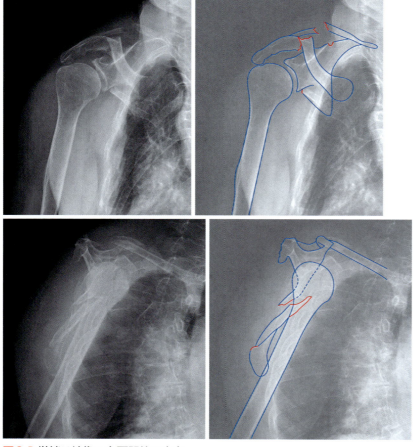

図3●単純X線像：右肩関節2方向
正面像（上），スカプラY像（下）．

第2章 肩関節周囲と上腕骨

45

画像所見

A 適切性とアライメント	上腕骨のアライメントは保たれている．鎖骨中央および肩甲骨にアライメント異常がある．
B 骨	正面像では鎖骨中央および肩甲骨頚部，肩甲棘に骨折線がある．スカプラ Y 像では肩甲骨体部にも骨折線があることが指摘できる．
C 軟骨	脱臼や関節面の骨折はない．
D 変形と骨濃度	上腕骨に輪郭異常はない．鎖骨および肩甲骨に輪郭の途絶・段差がある．骨濃度に異常はない．
S 軟部組織	肩峰周囲および肩甲骨体部背側の軟部組織陰影の増強がある．

画像所見の描写と診断

上腕骨近位部に骨折はないが，**鎖骨および肩甲骨骨折**がある．

解 説

1）受傷機転

上腕骨近位端骨折の多くは，立位の高さから上肢を伸ばしたまま転倒した高齢患者で発生する．若年患者の上腕骨近位端骨折は高エネルギー外傷で発生し，より重症の軟部組織損傷と多骨片骨折を引き起こす[1]．

2）症状と身体所見

上腕骨近位端骨折では，肩関節の疼痛と腫脹を訴える．肩関節の腫脹は明らかでないこともあるが，明らかな変形があれば脱臼を示唆する所見である．骨片の転位によっては神経血管損傷を起こす場合もあるため，運動機能や感覚，末梢の循環を評価する．肩関節だけではなく，鎖骨や肩甲骨，肋骨などの疼痛を含めた詳細な身体診察が必要である．

3）X線のオーダー

▶ 上腕骨近位端骨折を疑った場合

肩関節の正面像とスカプラ Y 像を撮影する．

▶ 鎖骨や肩甲骨，肋骨に疼痛がある場合

高エネルギーの受傷機転や骨脆弱性のある高齢者では，合併骨折の可能性がある．疼痛部位に合わせて単純 X 線を追加する．

◆ 2方向は正面像と「スカプラ Y 像」？「軸位像」？

肩関節の単純 X 線には，正面像の他に，「スカプラ Y 像」と「軸位像」がある．スカプラ Y 像は検側上肢を内転させて垂直に固定したカセッテに肩の外側面を密着させて，肩甲骨の内側縁をカセッテ面と平行にして撮影する[2]（**図4**，第2章-1「肩関節の撮影肢位と正常

解剖」を参照）．一方，軸位像は検側を30°外転させて撮影する[2]（図5，第2章-1参照）．

　肩関節に強い疼痛があり，上腕骨近位端骨折を疑う患者に対して肩関節を挙上させることは，無為に疼痛を増悪させるため好ましくない．**肩関節周囲の骨折を疑う場合には，肩関節正面像とスカプラY像で撮影することが適切である**．

　スカプラY像では上腕骨・肩甲骨・鎖骨が重なり合うため，それぞれのメルクマールを確認しておくことでどの部分に異常があるかを確認する（図6）．

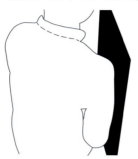

図4● スカプラY像
検側上肢を内転させて垂直に固定したカセッテに肩の外側面を密着させて，肩甲骨の内側縁をカセッテ面と平行にして撮影する．

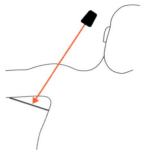

図5● 軸位像
検側を30°外転させて撮影する．

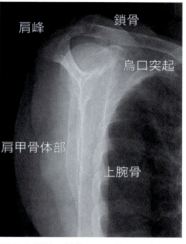

図6● 単純X線像：肩関節スカプラY像
スカプラY像では中心に肩甲骨関節窩があり，上腕骨頭との位置関係が明確になる．上腕骨の脱臼や骨折に伴う偏位を判断するのに有用である．

◆ 合併損傷に注意

　肩関節の単純X線では，上腕骨以外に鎖骨，肩甲骨，肋骨が描写される．高エネルギー外傷などでは複数箇所の骨折が起こることがあるため，上腕骨近位端骨折を疑っている場合でも他の部位にも合併損傷がないかは常に確認が必要である[3]．**まず重要となるのは身体所見**である．単純X線を撮影する前に体表上のメルクマールからどの部位に疼痛があるのかを確認しておくことで，見逃しを防ぐことができる．ただし，肩関節の単純X線だけでは合併損傷がよくわからないこともあるため，必要に応じてそれぞれの部位の単純X線を追加で撮影するとよい．**肩鎖関節脱臼**は通常の肩関節単純X線では見逃す可能性があり，胸部単純X線にて検側と比較することで異常を指摘することができる[4]．また，**上腕骨近位部骨折**では遠位骨片による血管の直接損傷や圧迫，関節の過牽引による分枝血管引き抜き損傷を伴うことがある[5]．

引用文献

1) 「AO法骨折治療 第3版」（Buckley RE, 他/原著, 田中 正/日本語版総編集）, pp559-578, 医学書院, 2020
2) 「骨・関節X線写真の撮りかたと見かた 第8版」（堀尾重治/著）, pp11-17, 医学書院, 2010
3) van Noort A & van der Werken C：The floating shoulder. Injury, 37：218-227, 2006
4) 「Rockwood and Green's Fractures in Adults 9th Edition」（Tornetta P, et al, eds）, pp917-975, Wolters Kluwer Health, 2019
5) 川村祐介, 他：上腕骨近位部骨折後の左腋窩動脈仮性動脈瘤に対してステントグラフトによる血管内治療を施行した1例. 日外傷会誌, 35：289-293, 2021

第2章 肩関節周囲と上腕骨

基本編 | 症例編

7 肩関節前方脱臼

大田聡美

- ◆ **典型的な受傷機転** …… 後ろ向きに転倒し，手をついて受傷
- ◆ **症状と身体所見** …… 肩関節の疼痛，自動・他動運動ともに不可能
- ◆ **X線撮影のオーダー** … 肩関節2方向（正面像・スカプラY像）
- ◆ **ポイント** ………… X線により比較的容易に診断可能なため，上記症状を訴える場合は積極的に画像診断を行う

症例1
・階段でバランスを崩して転倒し，手をついた
・肩の強い疼痛を訴えており，自力で動かすことができない

↳ **撮影オーダー ▶▶▶ 肩関節2方向（正面像・スカプラY像）**（図1）

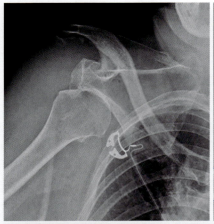
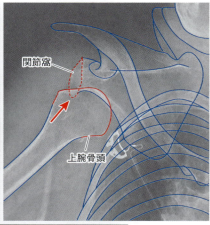
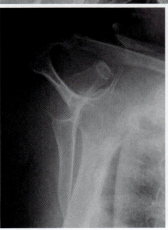
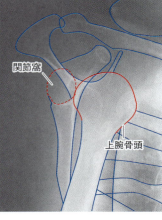

図1 ● 単純X線像：右肩関節2方向
正面像（上），スカプラY像（下）．

48 レジデントのための骨折の撮影オーダーと画像診断

画像所見

A	適切性とアライメント	肩峰・関節窩・鎖骨遠位部・上腕骨近位部が観察できる．スカプラY像では肩甲骨がY字になっているように見え，適切な単純X線像である．上腕骨頭と肩甲骨関節窩のアライメントがくずれており，骨頭が前方脱臼している．
B	骨	正面像では，肩甲骨関節窩と上腕骨頭が接触し重なっているが，骨折線ははっきりせず，遊離骨片もない．
C	軟骨	関節軟骨の不整はなく，軟骨損傷ははっきりしない．
D	変形と骨濃度	正面像では，➡の部分で関節窩と上腕骨頭が重なっており，上腕骨は下方へ転位している． スカプラY像では，関節窩と上腕骨頭が重なっておらず，上腕骨が関節窩より前方に位置している．
S	軟部組織	軟部組織陰影の増強はない．

画像所見の描写と診断

上腕骨が関節窩よりも前方に位置し脱臼していることから，**右肩関節前方脱臼**と診断できる．

症例2

- 複数回の肩関節脱臼歴，自己整復歴がある
- 仕事の休憩中にのびをした際に肩関節の脱臼感を自覚し，自力で整復できなかった
- 肩関節痛，肩運動不能を訴えている

撮影オーダー ▶▶▶ 肩関節2方向（正面像・スカプラY像）（図2）

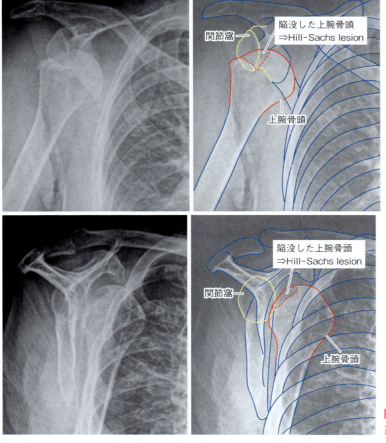

図2 単純X線像：肩関節2方向
正面像（上），スカプラY像（下）．

画像所見

A	適切性とアライメント	右肩関節周囲が撮影範囲に含まれており，適切に撮影されている．上腕骨頭と肩甲骨関節窩のアライメントがくずれており，骨頭が前方脱臼している．
B	骨	上腕骨頭後外側が陥凹し，骨欠損がある．関節窩側の骨折ははっきりしない．
C	軟骨	上腕骨頭や関節窩の軟骨面が損傷している可能性はあるが，はっきりしない．
D	変形と骨濃度	上腕骨頭が正面像では内側・下方に転位し，スカプラY像では，関節窩より前方に位置している．
S	軟部組織	軟部組織濃度の上昇ははっきりしない．

画像所見の描写と診断

上腕骨が関節窩より前方に脱臼しており，骨欠損（骨折）がある．**右肩関節脱臼骨折**と診断できる．本症例は単純CTを合わせて撮影しており，関節窩には骨折がなかったが，上腕骨頭には大きな骨欠損が見られた（**図3**）．

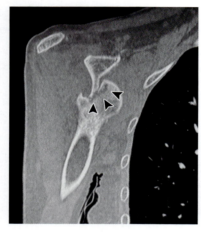

図3● 単純CT像：肩関節骨条件（冠状断）
上腕骨頭が関節窩尾側にはまりこみ，上腕骨頭に骨欠損が生じている（▶）．

解説

1）受傷機転

肩関節脱臼は大関節脱臼のうち50％を占め，最も頻度が高い．なかでも肩関節脱臼のうち97％は前方脱臼であり，後方脱臼と下方脱臼は稀である[1]．

前方脱臼の受傷機転は，上肢を伸展・外旋・外転した状態で前方から上肢に打撃が加わることや，後方へ転倒する際に上肢を過伸展した状態で手をつくことである．半数がスポーツ関連の外傷で，バスケットボールやアメリカンフットボール，サイクリングで多い．非スポーツ関連の受傷機転では，転倒が最多である[2]．

2) 症状と身体所見

上肢は外転・外旋し，肩峰が隆起として触れる．他動で肩関節を内転しようとすると，抵抗がありできず，患者は疼痛を訴える．

神経損傷や関節唇損傷，関節窩骨折，上腕骨近位端骨折を合併する場合がある．最も多い神経損傷は，腋窩神経麻痺（上腕近位外側の感覚障害）である．

3) Ｘ線のオーダー

▶ 肩関節２方向（正面像・スカプラＹ像）

肩関節正面像とスカプラＹ像のオーダーを行う．スカプラＹ像では脱臼が判別しづらい場合は，軸位撮影を追加する．ただし，軸位撮影は肩関節を外転して撮影しなければならず，強い疼痛を伴うため，可能であれば行わずに診断を下したいところである．

◆ Hill-Sachs lesion と Bankart lesion

肩関節が脱臼した際に，上腕骨頭と肩甲骨関節窩が接触し損傷することがある．肩関節脱臼は上腕骨頭が関節窩に対し前下方に脱臼することがほとんどであり，脱臼時に上腕骨頭の後外側と関節窩の前下方が接触することにより，上腕骨頭の後外側が圧迫されてできた陥没（骨軟骨欠損）を Hill-Sachs lesion，関節窩前下方に生じた関節唇損傷（またはそれを伴う関節窩骨折）を Bankart lesion と呼ぶ[3]．

引用文献

1) Abrams R & Akbarnia H：Shoulder Dislocations Overview. StatPearls, 2023

2) Becker B, et al：Epidemiology of Shoulder Dislocation Treated at Emergency Departments in the United States Between 1997 and 2021. Orthop J Sports Med, 12：23259671241234930, 2024

3) Farrar NG, et al：An overview of shoulder instability and its management. Open Orthop J, 7：338-346, 2013

第2章 肩関節周囲と上腕骨

基本編 | 症例編

8 肩関節後方脱臼

大田聡美

- ◆ 典型的な受傷機転 …… 交通事故で肩を強打する，など
- ◆ 症状と身体所見 ……… 肩関節痛があり，上腕は内旋位で固定され，外旋できない
  肩関節前方が扁平となり，烏口突起の突出が目立つ
- ◆ X線撮影のオーダー … 肩関節2方向（正面像・スカプラY像）→軸位像を追加
- ◆ ポイント …………… スカプラY像では脱臼が判別しにくいため，正面像で上腕骨頭と関節窩の重なりが見えた場合は，肩関節軸位像や単純CTの撮影を検討する

症例1
- バイク運転中にバランスを崩し，転倒した際に手をついた
- 右肩を痛がっており，自力で動かせない

↳ **撮影オーダー ▶▶▶ 肩関節2方向（正面像・スカプラY像）→軸位像を追加**（図1）

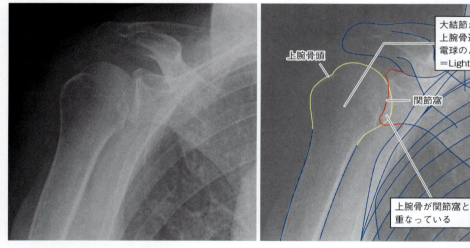

図1● 単純X線像：肩関節3方向
正面像（次頁に続く）．

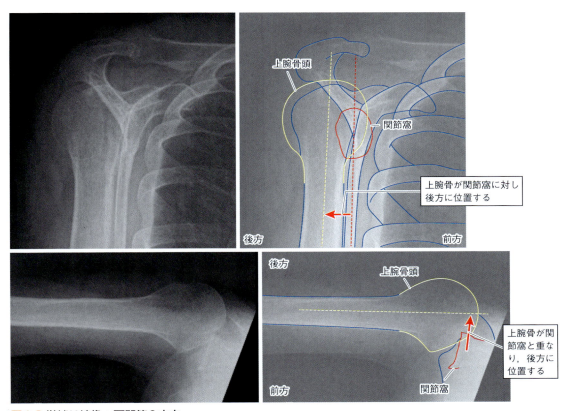

図1● 単純X線像:肩関節3方向
スカプラY像(上),軸位像(下)(前頁の続き).

画像所見

A	適切性とアライメント	肩峰・関節窩・鎖骨遠位部・上腕骨近位部が観察でき,適切な単純X線像である.上腕骨頭と肩甲骨関節窩のアライメントがくずれており,骨頭が後方に脱臼している.
B	骨	明らかな骨折はない.
C	軟骨	軸位像では,上腕骨頭の関節面が関節窩と接触しており,軟骨損傷の可能性がある.
D	変形と骨濃度	骨の変形はない. 正面像で,上腕骨頭内側と関節窩が一部重なっている.上腕骨頭の尾側への偏位は明らかでない. スカプラY像で,上腕骨頭は関節窩より後方に位置している. 軸位像で,関節窩に上腕骨頭前方が接触し,正常より後方に位置している.
S	軟部組織	軟部組織濃度の上昇や低下ははっきりしない.

画像所見の描写と診断

右上腕骨頭が関節窩より後方に位置し脱臼しており,**右肩関節後方脱臼**と診断できる.

症例2

- けいれん発作を起こした
- 発作後から痛みで肩が動かせなくなった

撮影オーダー ▶▶▶ 肩関節2方向（正面像・スカプラY像）→軸位像を追加（図2）

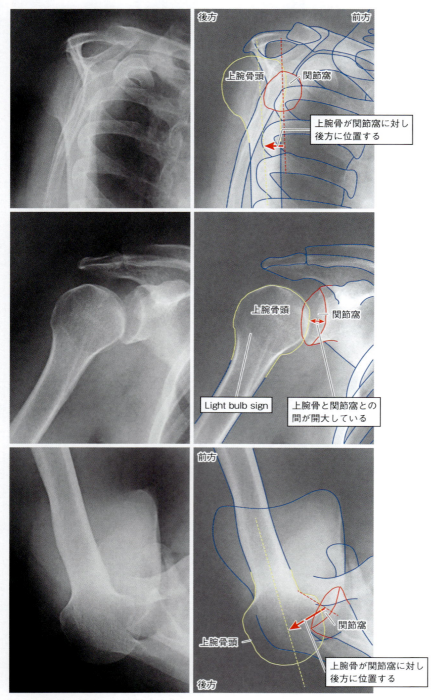

図2● 単純X線像：肩関節3方向
正面像（上），スカプラY像（中央），軸位像（下）．

画像所見

A 適切性とアライメント	肩峰・関節窩・鎖骨遠位部・上腕骨近位部が観察できるが，正面像は関節窩の関節面に対し斜位での撮影となっている．また，スカプラＹ像では肩甲骨がＹ字に描出されておらず，こちらも斜めからの撮影になっている．	
B 骨	明らかな骨折はない．	
C 軟骨	軸位像では，上腕骨頭の関節面が関節窩と接触しており，軟骨損傷の可能性がある．	
D 変形と骨濃度	正面像では大結節の膨隆が目立たず，light bulb sign がある．また，スカプラＹ像では，関節窩に対し上腕骨近位部は後方に位置する．軸位像では，関節窩と上腕骨頭が接触し，関節窩におさまっておらず後方に転位している．	
S 軟部組織	軟部組織濃度の上昇や低下ははっきりしない．	

画像所見の描写と診断

肩関節後方脱臼と診断できる．

解 説

1）受傷機転

　　肩関節後方脱臼は，全肩関節脱臼のうち2〜4％で稀な脱臼である．典型的な受傷機転は，上腕を内旋・外転した状態で上腕骨頭が前方から強い力を受け，同時に軸圧がかかった場合である．また，けいれん発作や感電（電気ショック療法など）による，強い筋収縮によっても生じる[1]．

2）症状と身体所見[2]

　　患者は強い肩関節痛を訴え，上腕は内旋・外転したままで固定され，肩を外旋することができない．

　　前方脱臼よりも，上腕骨骨折，関節唇損傷，腱板損傷などの関連損傷のリスクが高い．

3）Ｘ線のオーダー

▶肩関節2方向（正面像・スカプラＹ像）→軸位像を追加

　　肩関節後方脱臼は，肩関節の単純Ｘ線正面像だけでは，骨頭と肩甲骨関節窩のアライメントがほとんど正常に見えるため，50％が見逃される可能性があるという報告がある[2]．スカプラＹ像では診断が困難であり，軸位像での評価が望ましいが，肩関節を外転させて撮影するため急性期には痛みを伴う[3]．

◆ 肩関節後方脱臼で特徴的な単純X線所見（正面像）

- Light bulb sign
  上腕骨頭が内旋していることで通常の肩関節正面像よりも丸く見え，左右対称に見える（電球のように見える）所見

- Trough line sign
  上腕骨頭が脱臼した際に圧迫されることにより，骨頭内側に生じる長軸方向の高密度線（骨折線）[4]

- Rim sign
  上腕骨の外側偏位により，肩甲上腕関節が開大している所見（6 mmより開大していると positive rim sign という）

- Loss of half-moon overlap sign
  上腕骨が後方に転位していることにより，上腕骨頭と肩甲骨関節窩が三日月のように一部重なって見える所見の消失

- その他
  肩甲骨関節窩が，上腕骨頭よりもカセッテから離れているため，相対的に大きく見える

引用文献

1) 「Rockwood and Green's Fractures in Adults 9th Edition」（Tornetta P III, et al, eds），Wolters Kluwer Health, 2019
2) Abrams R & Akbarnia H：Shoulder Dislocations Overview. StatPearls, 2023
3) 「AO法骨折治療 第2版」（Ruedi TP, 他/原書編集，糸満盛憲/日本語版総編集，田中 正/日本語版編集代表），医学書院，2010
4) Gor DM：The trough line sign. Radiology, 224：485-486, 2002

第2章 肩関節周囲と上腕骨

基本編 **症例編**

9 肩鎖関節脱臼

大田聡美

- ◆ **典型的な受傷機転** …… バイクや自転車乗車中の事故で転倒し，肩を強打する
- ◆ **症状と身体所見** …… 鎖骨遠位部の膨隆，圧痛
- ◆ **X線撮影のオーダー** …… 鎖骨2方向→肩鎖関節正面像を追加
- ◆ **ポイント** …… 上腕骨近位端骨折や鎖骨骨折を合併していることがあり，肩鎖関節のみを狙ってX線オーダーすることは稀である．上腕骨2方向や，鎖骨2方向の撮影で診断されることが多いため，肩鎖関節脱臼が判明した時点で必要に応じて肩鎖関節正面像のX線を評価する

症例1
- バイク運転中に乗用車と接触し，転倒
- 左肩を痛がっているが，肩関節の自動運動はある程度可能．鎖骨遠位部に膨隆がある

↳ **撮影オーダー ▶▶▶ 鎖骨2方向**（図1）

（本症例は正面像のみで診断可能であったため，正面像のみを示す）

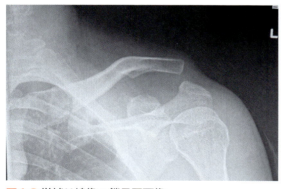 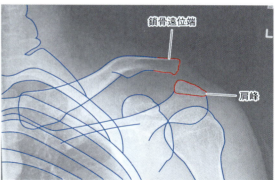

図1● 単純X線像：鎖骨正面像

↳ **画像所見**

A 適切性とアライメント	鎖骨近位部まで撮影されており，肩峰が正面で評価可能であり，適切な鎖骨正面像である．鎖骨遠位端と肩峰のアライメントがくずれている．
B 骨	骨に変形はなく，骨折ははっきりしない．
C 軟骨	軟骨損傷ははっきりしない．
D 変形と骨濃度	鎖骨遠位端よりも肩峰が尾側にあり，肩鎖関節が脱臼している．また，烏口突起と鎖骨の距離も増大している．
S 軟部組織	軟部組織陰影の増強や減弱はないが，鎖骨遠位部で皮膚が膨隆している．

↳ 画像所見の描写と診断

鎖骨遠位端と肩峰のアライメントがくずれており，脱臼している．**肩鎖関節脱臼**と診断できる．

症例2
- 自転車で走行中に左から乗用車が衝突して右に転倒し，右肩を道路に強打した
- 右肩を痛がっており，肩関節屈曲ができない

↳ 撮影オーダー ▶▶▶ 鎖骨2方向（正面像・斜位像）（図2）

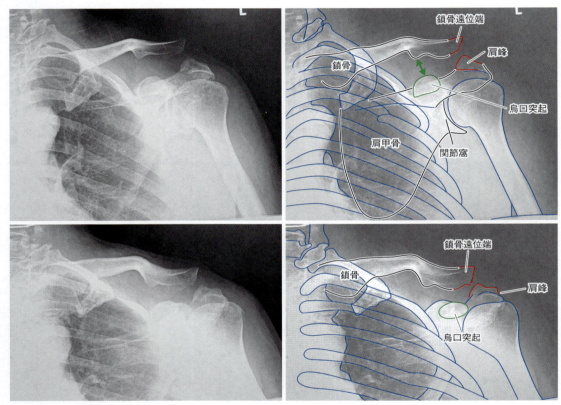

図2● 単純X線像：鎖骨2方向
正面像（上），斜位像（下）．

↳ 画像所見

A	適切性とアライメント	鎖骨全体が撮影範囲にあり，肩関節も観察できる．鎖骨遠位端と肩峰の関節面が評価できる．鎖骨遠位端と肩峰のアライメントがくずれている．
B	骨	骨折は明らかではない．
C	軟骨	軟骨損傷は明らかではない．
D	変形と骨濃度	鎖骨遠位端と肩峰の高位が異なり，肩峰が鎖骨遠位端より遠位に位置する．烏口突起と鎖骨の距離も開大している（⟷）．
S	軟部組織	鎖骨遠位端部で軟部組織が膨隆している．軟部組織陰影の増強はない．

↪ 画像所見の描写と診断

鎖骨遠位端と肩峰が離開しており，**肩鎖関節脱臼**と診断できる．

解　説

1）受傷機転

肩関節を内転した状態で肩から転落して（肩鎖関節に軸圧がかかるような力が加わって）受傷することが多い．スポーツではホッケーで受傷することが多く，転倒や肩関節内転位でタックルすることでも受傷する（図3）．

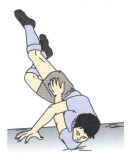

図3 ● 肩鎖関節脱臼の典型的な受傷機転
文献1より，Figure 41-2を参考に作成．

2）症状と身体所見

鎖骨遠位部が膨隆し，同部に圧痛がある．患者に肩関節屈曲をしてもらうと，軽度の屈曲は可能だが，90°以上となると疼痛が増強し，それ以上の自動屈曲は困難であることが多い．

鎖骨遠位部の膨隆は，鎖骨遠位部が肩峰よりも近位に跳ね上がっている状態ではなく，AC ligamentとCC ligamentの損傷により，上肢が重力によって下垂するため相対的に鎖骨遠位部が近位に位置した結果，膨隆して見えるものである．

3）X線のオーダー

> ▶ **鎖骨2方向→肩鎖関節正面像を追加**
>
> ルーティンの正面像は立位または座位で，上肢は下垂（重みが肩鎖関節に加わるように）して撮影する．

◆ なぜ上記のようなオーダーとなるのか

肩関節の条件でも肩鎖関節は撮影範囲に入っているため，粗大な骨折の場合であれば診断は可能である．しかし，微細な骨折の場合，肩関節の条件では見逃す可能性があり（図4），肩鎖関節の条件での撮影が必要である．上肢を下垂せずに撮影した場合，転位が小さくなり，肩鎖関節脱臼を見逃す可能性があるため，上肢の重みが肩鎖関節に加わるようにして撮影する必要がある．

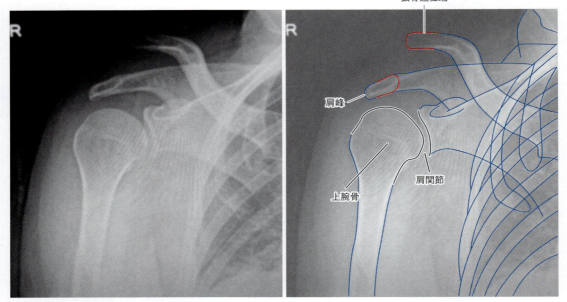

図4 ● 肩関節条件で撮影した肩鎖関節脱臼
肩鎖関節に注目すると明らかだが，鎖骨は弯曲して見え，上腕骨の位置や肩関節に注目してしまいやすく，見逃しの原因となる．

引用文献

1) 31：Acromioclavicular and Sternoclavicular Joint Injuries.「Rockwood and Green's Fractures in Adults 9th Edition」（Tornetta P, et al, eds），pp917-975, Wolters Kluwer Health, 2019

第2章 肩関節周囲と上腕骨

基本編　**症例編**

10　肩甲骨骨折

尾島広野

- ◆ **典型的な受傷機転** …… 交通事故や高所からの落下などの高エネルギー外傷
- ◆ **症状と身体所見** ……… 肩関節や背部の疼痛，腫脹
- ◆ **X線撮影のオーダー** … 肩甲骨2方向（正面像・スカプラY像）
- ◆ **ポイント** ……………… 肩甲骨骨折では，肩甲帯部重複損傷（鎖骨骨折など）や肋骨骨折の合併が多い

症例1

・73歳男性．ベッドから落ちて左肩をついて受傷
・左肩から左背部にかけての疼痛がある

画像検査 ❶

↪ **撮影オーダー ▶▶▶ 肩関節正面，左肩甲骨2方向（正面像・スカプラY像）**（図1）

肩関節正面像　　肩甲骨正面像　　肩甲骨スカプラY像

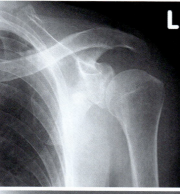
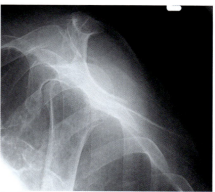
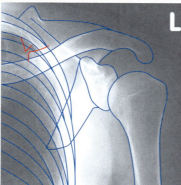
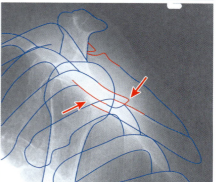

図1 ● 単純X線像：肩関節正面，左肩甲骨2方向（正面像・スカプラY像）

画像所見

A	適切性とアライメント	正面像は適切である．スカプラY像は肩甲骨体部に対して斜めから撮影されているが，肩甲骨2方向の撮影としては十分評価可能である．
B	骨	肩甲骨体部に骨折線があり，スカプラY像で前後方向の転位（→）がある．
C	軟骨	関節軟骨損傷を示す所見はない．
D	変形と骨濃度	肩甲骨体部の輪郭に途絶・段差があり，明らかな骨折線である．骨濃度は肋骨や肺と重なる部分では評価できないが，その他の部位では異常はない．
S	軟部組織	軟部組織陰影の増強はない．

画像所見の描写と診断

肩甲骨体部の内側縁と外側縁に骨折線があり，**肩甲骨体部骨折**の診断である．

肩甲骨の単純X線では，肋骨や肺と重なり詳細な骨折の評価は難しい．また，肩甲骨体部以外の肩峰や烏口突起の骨折，鎖骨骨折などの合併損傷がないかも含めて単純CTでの評価が必要である．

画像検査❷（追加検査）

撮影オーダー ▶▶▶ 左肩甲骨・肩関節単純CT（図2）

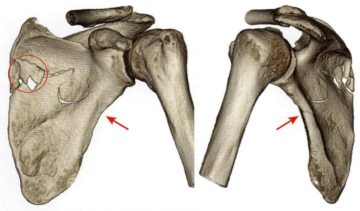

図2● 単純CT像：左肩甲骨・肩関節

画像所見の描写と診断

肩甲骨体部に内側から外側に及ぶ骨折（→）がある．複数の骨折線があり，第3骨片（○）もある．その他部位に骨折はない．

症例2

・62歳男性．バイク事故で右側に転倒して受傷
・右肩関節内側に疼痛がある

画像検査❶

↳ 撮影オーダー ▶▶▶ 右肩甲骨2方向（正面像・スカプラY像）（図3）

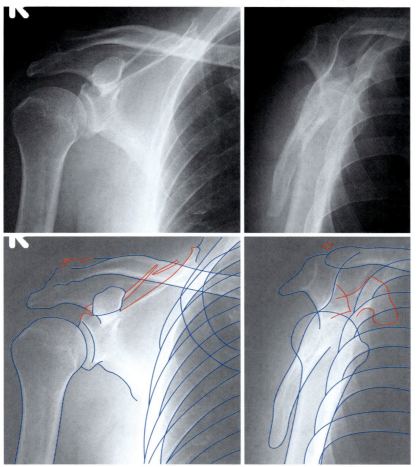

図3 ● 単純X線像：右肩甲骨2方向（正面像・スカプラY像）

↳ 画像所見

A	適切性とアライメント	肩甲骨2方向として適切な画像である．アライメントの異常はない．
B	骨	正面像で肩甲骨上縁に骨折線がある．烏口突起基部に骨折線があり，スカプラY像で前方への転位がある．鎖骨遠位端に骨折線があり，小骨片が頭側へ転位している．
C	軟骨	肩関節や肩鎖関節に脱臼や亜脱臼や関節軟骨損傷を示唆する所見はない．
D	変形と骨濃度	肩甲骨の烏口突起基部と上縁の輪郭に途絶・段差があり，明らかな骨折線である．骨濃度に異常はない．
S	軟部組織	鎖骨遠位端周囲で軟部陰影は増強している．

画像所見の描写と診断

肩甲骨の烏口突起基部と上縁に骨折線があり，転位している．鎖骨遠位端には転位した小骨片があり，**肩甲骨骨折（烏口突起基部，上縁），鎖骨遠位端骨折**の診断である．

骨折線の走行や転位などの詳細な評価のために，単純CT撮影を行う必要がある．

画像検査❷（追加検査）

撮影オーダー ▶▶▶ 肩甲骨・鎖骨単純CT（図4）

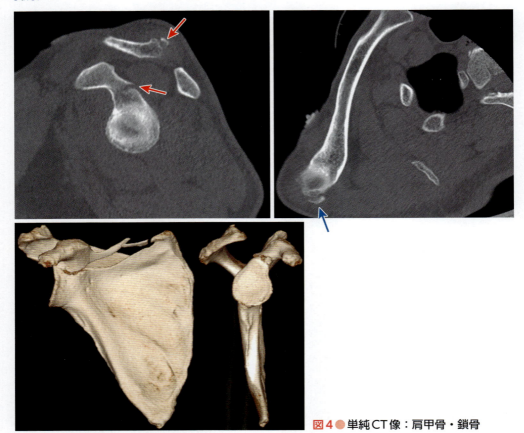

図4 ● 単純CT像：肩甲骨・鎖骨

画像所見の描写と診断

診断は画像検査①と同様である．烏口突起基部の関節窩側から内側へ，上縁に平行な骨折線があり，上縁には第3骨片がある（→）．鎖骨遠位端の後外側に裂離骨折（→）がある．

解　説

1）受傷機転[1]

　　肩甲骨骨折は，交通事故や高所からの転落，重量物の肩関節への落下など高エネルギーの直達外力による受傷が多い．そのため，多発外傷患者であることが多い．

2）症状と身体所見[2]

　　肩甲骨骨折では，肩関節周囲の自発痛や腫脹が見られる．疼痛のため，上肢挙上が困難になることがある．烏口突起や肩峰は体表から触診できるため，骨折があれば同部位に圧痛がある．

　　肋骨・鎖骨・上腕骨骨折や肩鎖関節損傷などを合併することが多いため，肩関節から胸部までそれぞれの解剖学的位置を意識して圧痛部位を確認する必要がある．

3）X線のオーダー

▶肩甲骨2方向（正面像・スカプラY像）

　　肩甲骨正面像では，肩甲骨全体が写っていれば正しい画像であるが，多くの肩甲骨骨折の患者は肩関節周囲の疼痛を訴えるため，その場合には同時に上腕骨近位も写るようにオーダーコメントに加えて撮影するとよい．正面像で肩甲骨体部の内側は肺野の陰影や肋骨と重なり見えにくく，また，転位のない関節窩骨折や烏口突起骨折は単純X線での評価が難しいため，単純CTを撮影する．

　　高頻度に肩甲帯部重複損傷を合併するため，肩甲骨骨折を1カ所見つけた際には単純CTで他部位の骨折がないかを確認する必要がある．

▶胸部外傷がある場合

　　肋骨骨折や気胸・血胸などの可能性を考えて，胸部X線や必要に応じて胸部CTをオーダーする．

◆肩関節軸射撮影は必要か？[1]

　　軸射像は，関節窩・肩峰・烏口突起骨折の診断に有用とされている．しかし，上腕を外転させて撮影するため，肩甲骨骨折のある患者では疼痛により撮影は困難である．

　　肩甲骨骨折を疑う場合には，**正面像・スカプラY像の2方向撮影を行い，詳細な評価として単純CTを撮影する**のがよい．

引用文献

1)　「Rockwood and Green's Fractures in Adults 9th Edition」（Tornetta P, et al, eds），Wolters Kluwer Health, 2019

2)　Cole PA, et al：Management of scapular fractures. J Am Acad Orthop Surg, 20：130-141, 2012

第2章 肩関節周囲と上腕骨

基本編 | 症例編

11 鎖骨骨折（骨幹部，遠位端，近位端骨折）

酒井晶子

- ◆ **典型的な受傷機転** …… 若年者のスポーツ外傷や高齢者の転倒などにより肩をぶつける，など
- ◆ **症状と身体所見** ……… 骨折部の変形，疼痛，腫脹
- ◆ **X線撮影のオーダー** … 鎖骨2方向（頭尾方向・尾頭方向）
- ◆ **ポイント** ……………… 骨折線だけでなく，肩鎖関節の脱臼や亜脱臼がないかチェックする

症例1

・18歳男性
・陸上のハードルで転倒し，左肩から地面に倒れ受傷

↳ **撮影オーダー ▶▶▶ 鎖骨2方向（頭尾方向・尾頭方向）**（図1）

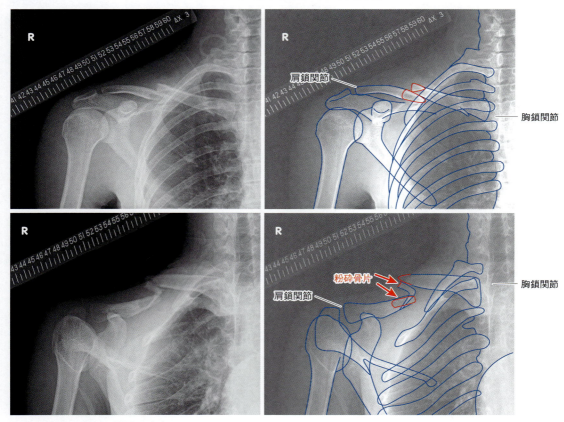

図1● 単純X線像：鎖骨2方向
尾頭方向（上），頭尾方向（下）．

画像所見

A	適切性とアライメント	鎖骨2方向で適切に撮影されている．鎖骨のアライメントがズレている．
B	骨	鎖骨の輪郭を追えば，骨折の診断は容易である． 正面像ではシンプルな骨折にも見えるが，斜位で胸郭との重なりを排除すると，多骨片骨折であることがわかる．
C	軟骨	関節裂隙の異常な拡大や狭小化はない．
D	変形と骨濃度	鎖骨の輪郭に途絶があり，骨折部の転位が大きい． 骨濃度に異常はない．
S	軟部組織	近位骨片が皮下組織を貫通しそうである． 骨折部の軟部組織は腫脹している． 見える範囲で胸部の陰影に異常はない．

画像所見の描写と診断

鎖骨骨幹部の多骨片骨折である．

通常，鎖骨骨折の近位骨片は胸鎖乳突筋の牽引によって上後方へ転位する．遠位骨片は腕の重さにより下方に転位し，大胸筋によって回旋する．肩甲帯に対して作用する僧帽筋，胸筋，背筋の牽引によって鎖骨の短縮が起こる．

症例2

・71歳男性
・バイク走行中に転倒し受傷

画像検査 ①

撮影オーダー ▶▶▶ 鎖骨2方向（頭尾方向・尾頭方向）（図2）

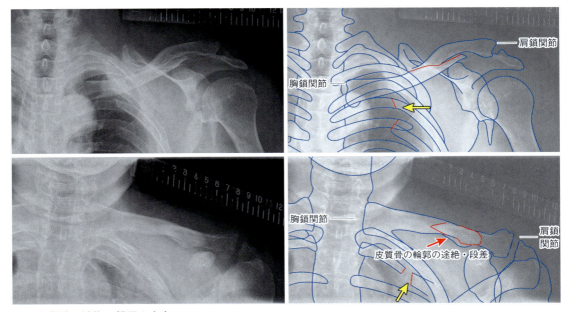

図2● 単純X線像：鎖骨2方向
尾頭方向（上），頭尾方向（下）．

↳ 画像所見

A	適切性とアライメント	鎖骨2方向で適切に撮影されている．
B	骨	鎖骨骨幹部に斜めの骨折線がある． 転位はほとんどなく，骨折線がわかりにくい．ただ，頭尾方向像で鎖骨の輪郭をたどると，円錐靱帯結節のすぐ内側で皮質骨の途絶・段差があり，骨折に気づくことができる．
C	軟骨	肩甲上腕関節で，関節窩の輪郭に途絶・段差がある． 肩甲骨の骨折に伴う関節窩の軟骨損傷を疑う．
D	変形と骨濃度	鎖骨遠位端で骨棘形成，骨濃度の不均一性があり，変形性関節症や骨粗鬆症が疑われる．
S	軟部組織	軟部組織の陰影に明らかな異常はない．

↳ 画像所見の描写と診断

鎖骨骨幹部の骨折は比較的わかりやすいが，肩甲上腕関節のアライメントの異常，**肋骨骨折**（⇒）にも気づかなければならない．肋骨，肩甲骨を中心としたX線像で評価する必要がある．

画像検査 ❷（追加検査）

↳ 撮影オーダー ▶▶▶ 肩甲骨1方向（正面像）（図3）

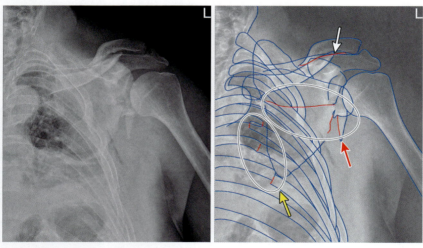

図3 単純X線像：肩甲骨（正面像）

↳ 画像所見

A	適切性とアライメント	肩甲骨正面像で適切に撮影されている．鎖骨のアライメントがズレている．
B	骨	鎖骨骨幹部に骨折線（⇨）がある．肩甲骨に関節窩の転位を伴う多骨片骨折（➡）がある．肋骨の輪郭を追うと，多発肋骨骨折（⇨）があることがわかる．
C	軟骨	関節窩の輪郭に途絶・段差があり，軟骨損傷を疑う．

D 変形と骨濃度	肩甲骨体部では，肋骨や肺に重なり骨折線がわかりにくい．関節窩より横に走る骨折線が疑われる． 骨濃度に異常はない．	
S 軟部組織	軟部陰影の増強はよくわからない．	

↳ 画像所見の描写と診断

　　関節窩の転位を伴う骨折である．第3骨片が大きく転位しており，骨折の診断は比較的容易である．ただし，詳細な評価においては，CT検査が必要である．多発肋骨骨折があり，血気胸の評価も重要である．

解　説

1）受傷機転

　　鎖骨骨折の多くは，鎖骨ではなく肩をぶつけて生じることが多い．転倒・衝突時に腕を引き寄せて体を守るような姿勢で肩を強打することで，間接的に鎖骨に外力が加わり骨折する．スポーツや労災での受傷，高齢者の転倒などで起こるため，30歳未満と高齢者の二峰性分布を示す[1]．

2）症状と身体所見

　　骨折部の変形・圧痛とともに，腫脹と皮下出血を認める．鎖骨骨幹部骨折で見られる典型的な変形は，胸鎖乳突筋の牽引力によって鎖骨の近位骨片が上後方へ転位することに起因する．軟部組織のtentingは，皮膚の壊死や潰瘍を引き起こす可能性があるため注意が必要である[2]．

3）X線のオーダー

▶鎖骨2方向（頭尾方向・尾頭方向）

　　ほとんどの鎖骨骨折は単純なX線正面像で診断できるが，管球を20°傾けると像が胸郭と重ならないため，頭尾方向と尾頭方向の2方向を撮影する．転位をより正確に評価するために，立位か座位で撮影する（第2章-2「鎖骨の撮影肢位と正常解剖」を参照）．荷重をかけたストレス撮影は，鎖骨遠位や肩鎖関節を含む外側の損傷において，烏口鎖骨靱帯の損傷の有無を評価するのに役立つ．

引用文献

1) Robinson CM：Fractures of the clavicle in the adult. Epidemiology and classification. J Bone Joint Surg Br, 80：476-484, 1998

2) 「Rockwood and Green's Fractures in Adults 9th Edition」（Tornetta P, et al, eds），Wolters Kluwer Health, 2019

第2章 肩関節周囲と上腕骨　　基本編 | 症例編

12 上腕骨骨幹部骨折

大田聡美

- ◆ 典型的な受傷機転 …… 転倒や交通事故で手をついて受傷する
- ◆ 症状と身体所見 ……… 上腕の変形と疼痛，運動時の礫音
  　　　　　　　　　　　橈骨神経領域の麻痺が見られることもある
- ◆ X線撮影のオーダー … 上腕骨2方向（正面像・側面像）
- ◆ ポイント …………… 来院時には強い疼痛で腕を動かせないことが多い

症例1

- スキーで滑走中に転倒し，手をついた
- 上腕から肘にかけての疼痛を訴えている

↳ 撮影オーダー ▶▶▶ 上腕骨2方向（正面像・側面像）（図1）

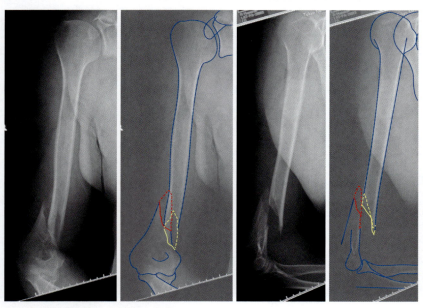

図1● 単純X線像：上腕骨2方向
正面像（左），側面像（右）．

70　レジデントのための骨折の撮影オーダーと画像診断

画像所見

A	適切性とアライメント	近位骨片が前内側に転位し，骨折部で短縮している．
B	骨	上腕骨遠位骨幹部にらせん骨折がある．
C	軟骨	軟骨損傷はない．
D	変形と骨濃度	骨濃度に変化はない．上腕骨が変形している．
S	軟部組織	軟部組織陰影の増強はない．

画像所見の描写と診断

右上腕骨遠位骨幹部骨折である．そのなかでも，上腕骨の遠位1/3のらせん骨折で，遠位骨片の橈側に骨折部の尖った部分があり，**Holstein-Lewis骨折**（図2）と診断できる．

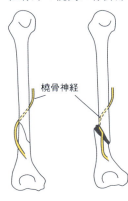

図2● Holstein-Lewis骨折
Holstein-Lewis骨折では，骨折部に橈骨神経が挟まりやすく，橈骨神経麻痺をきたす可能性が高い．
文献1より，Figure 36-3を参考に作成．

症例2

・アームレスリング中に異音とともに上腕が変形し，疼痛を自覚した
・上腕遠位部を痛がっている

撮影オーダー ▶▶▶ 上腕骨2方向（正面像・側面像）（図3）

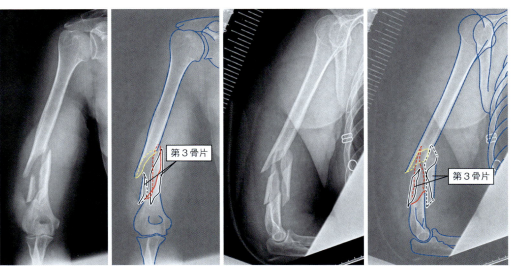

図3● 単純X線像：右上腕骨2方向
正面像（左），側面像（右）．

↳ 画像所見

A	適切性とアライメント	上腕骨遠位骨幹部に骨折があり，骨折部で内反・屈曲変形している．軽度の短縮変形も見られる．
B	骨	上腕骨遠位骨幹部に骨折がある．骨折部は粉砕し，4つの骨片で構成される．
C	軟骨	軟骨損傷はない．
D	変形と骨濃度	骨濃度の変化はない．上腕骨が変形している．
S	軟部組織	骨折部周囲の軟部組織陰影の増強があり，腫脹していることがわかる．

↳ 画像所見の描写と診断

右上腕骨遠位骨幹部骨折と診断できる．

上腕骨遠位骨幹部骨折では，尖った骨片により，開放骨折をきたすことがしばしばある．本症例では骨折部周囲にairはなく，開放骨折を疑う所見はない．

解 説

1）受傷機転

60歳までは発生頻度の男女差はないが，60歳を超えると患者の80％が女性で，頻度は上昇する．最も多い受傷機転は，立っている高さからの転倒（41〜73％）で，交通事故（5〜8％），スポーツ活動（7〜8％）がこれに次ぐ．病的骨折や開放骨折の頻度は高くない（1.2〜5％）[2, 3]．

2）症状と身体所見

疼痛のため，上腕や周囲の関節を動かせないことが多い．最も頻度の高い合併症は，橈骨神経麻痺であり，全上腕骨骨幹部骨折のうち10〜12％で見られる[4, 5]．

症状としては，手関節背屈不能（drop hand）であることと，手背橈側1/3の感覚障害である（図4）．

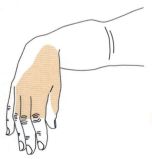

図4 橈骨神経麻痺の臨床所見（drop handと手背橈側1/3の感覚障害）
文献1より，Figure 36-2を参考に作成．

3）X線のオーダー

▶ 上腕骨2方向（正面像・側面像）

　骨折部が上腕骨のどの部分に位置するか（例えば近位1/3なのか，遠位1/3なのか）により，骨折の治療法やインプラントの選択が変わってくる．

　また，上腕骨の近位端や遠位端に骨折線が延長していることや，高エネルギー外傷であれば肩甲骨骨折や前腕骨骨折を合併し，floating shoulder/elbowとなっている可能性があるため，肩関節・肘関節までを撮影範囲に入れるべきである．

引用文献

1）36：Humeral Shaft Fractures.「Rockwood and Green's Fractures in Adults 9th Edition」（Tornetta P, et al, eds），pp1231-1291, Wolters Kluwer Health, 2019

2）Ekholm R, et al：Fractures of the shaft of the humerus. An epidemiological study of 401 fractures. J Bone Joint Surg Br, 88：1469-1473, 2006

3）Mouraria GG, et al：Epidemiological study of surgically treated humeral shaft fractures - a 10-year review. Acta Ortop Bras, 30：e256500, 2022

4）Mattila H, et al：Epidemiology of 936 humeral shaft fractures in a large Finnish trauma center. J Shoulder Elbow Surg, 32：e206-e215, 2023

5）Shao YC, et al：Radial nerve palsy associated with fractures of the shaft of the humerus: a systematic review. J Bone Joint Surg Br, 87：1647-1652, 2005

第3章 肘関節周囲と前腕骨

基本編 | 症例編

1 肘関節の撮影肢位と正常解剖

森 剛

1 肘関節正面撮影

撮影方法と肢位　座位で撮影．上肢を前に出し，手掌を上方に向けやや外旋させる．また，肘を肩の高さまで挙上させて手背の下にタオル等を敷き，肘を軽度屈曲させる（ⓐ）．X線は，内側上顆と外側上顆を結ぶ線より遠位側1.5 cmの点（●）に垂直に入射する（ⓑ，ⓒ，ⓓ）．

受傷等により肘を伸展できない場合，肘関節を可能な限り伸展させ，上腕を受光面に密着させた画像と前腕を受光面に密着させた画像を撮影する．

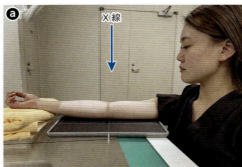
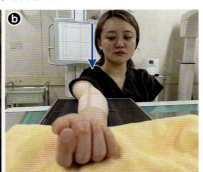
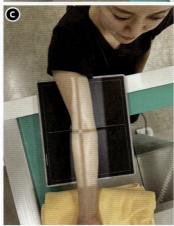
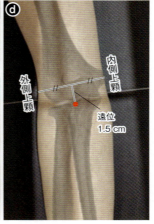

> **画像の見え方**

　肘頭窩は上腕骨内側上顆と外側上顆の中央に円状の陰影として描出され，その直下やや内側寄りに肘頭がある．肘頭中央に鉤状突起先端が位置している．肘関節を軽度屈曲位にすることで橈骨関節窩は接線状に投影され，腕橈関節は広く観察される．近位橈尺関節はわずかに重なり，橈骨粗面は尺骨に軽度重なる．

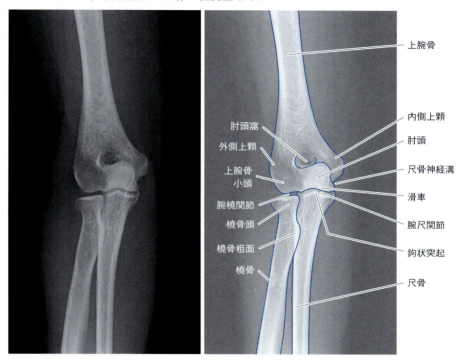

2 肘関節側面撮影

撮影方法と肢位

座位で撮影．受傷後の肘関節撮影は側面像から撮影し，上腕側を受傷しているのか前腕側を受傷しているのか判別してから，正面撮影を行うのがよい．上肢を前方に出し，上腕を肩の高さまで挙上させ，肘関節を90°屈曲させる（ⓐ）．手関節を受光面に対し垂直に立て，手関節の下にタオル等を敷いて前腕遠位側を3cm程度挙上させる（ⓑ）．X線は外側上顆へ向けて垂直に入射する（ⓒ）．

肘関節の関節包内に炎症や骨折等が起こると，肘頭窩内にある脂肪組織が出血等の貯留液に押し出され，fat pad sign（第3章-3「fat pad sign」を参照）として描出される．特に受傷後の上腕骨後面のfat pad signはPFP（posterior fat pad）と呼ばれ，骨傷が明らかでない場合でも関節内骨折の指標となる．そのため，軟部陰影まで観察できるよう画像調整する必要がある．

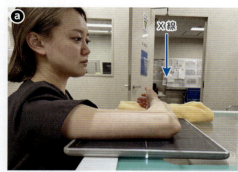
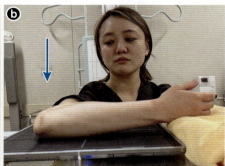
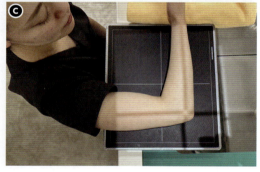

画像の見え方

橈骨頭は1/2〜2/3が尺骨鉤状突起と重なって投影され，橈骨頭以外では橈骨と尺骨は平行に並んでいる．鉤状突起先端から肘頭にかけ弧を描いており，そのなかに上腕骨小頭が納まっている．肘関節屈曲位でも伸展位でも，橈骨軸を延長した線は上腕小頭中央を通る．また，上腕骨前面の骨皮質を延長した線は上腕骨小頭を縦に3等分にした際，真ん中のエリアを通る．

肘関節部を受傷して関節包内に血液等の液体貯留が生じた場合，肘頭窩後面にPFP（posterior fat pad）を生じることになる．しかし，鉤突窩に生じるAFP（anterior fat pad）は正常でも観察されることがあるため，その違いに留意する．

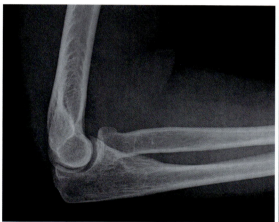
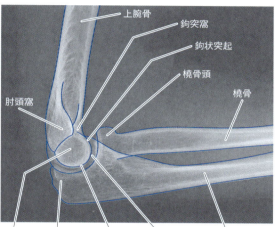

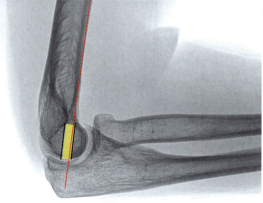

参考文献

1) 「ポケット解剖アトラス 第2版」（益田 栄/著），文光堂，1978
2) 「チェックポイント X線撮影と画像評価」（辺見 弘，倉本憲明/監，谷崎 洋，大棒秀一/編著），医療科学社，2007
3) 「新・図説 単純X線撮影法」（小川敬壽/編），金原出版，2012
4) 「診療画像検査法 X線撮影法」（中村 實/監，松波英一，他/指導），医療科学社，1998
5) 「クラーク X線撮影技術学」（Whitley AS，他/著，島本佳寿広，他/監訳），西村書店，2009

第3章 肘関節周囲と前腕骨

基本編 | 症例編

2 小児の肘関節X線像の特徴

中川知郎

- ◆ **典型的な受傷機転** …… 転倒して手をついて受傷する
- ◆ **症状と身体所見** …… 肘関節の疼痛
- ◆ **X線撮影のオーダー** … 肘関節2方向（正面像・側面像）
- ◆ **ポイント** …………… 小児の肘X線の骨化核について，CRITOEで覚える

　小児肘関節は骨化が未熟であるため，X線評価が難しい．**骨折線と骨端軟骨，裂離骨折と骨化核**などを判別する必要がある．

　正しい評価のためには，骨化核の出現部位や出現時期について知っておく必要がある．骨化核の出現時期には個人差が大きいため，健側比較が非常に有用である．

1 肘の骨化核はCRITOEで覚える

　小児の肘の骨化する部位の順番の覚え方として，CRITOE（クリトー）がある[1]（**図1**）．これは「C：小頭，R：橈骨頭，I：内側顆，T：滑車，O：肘頭，E：外側顆」の順に骨化核が出現するというものである．

　小頭の骨化核は，男女問わず1歳未満で出現することが多い．その他は一般的に女児で骨化核の出現が早い傾向にある[3]．また，必ずしもCRITOEの順番に骨化核が出現するわけではない．特にR-I，T-Oの骨化は前後することも多い[3]．

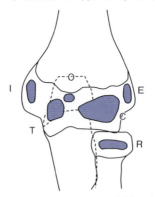

図1● CRITOEと骨化核の出現時期
■は骨化核を示す．
C（小頭）：生後半年〜1歳，R（橈骨頭）：2〜6歳，I（内側顆）：2〜8歳，
T（滑車）：5〜11歳，O（肘頭）：6〜11歳，E（外側顆）：8〜13歳．
文献2を参考に作成．

症例1

・鉄棒で回りながら手をついて落ちた

撮影オーダー ▶▶▶ 肘関節2方向（正面像・側面像）（図2, 3）

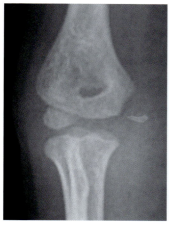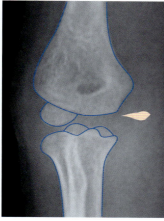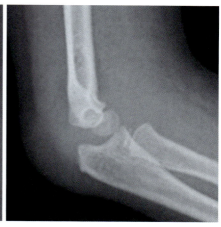

図2 単純X線像：肘関節2方向（患側）
正面像（左・中央），側面像（右）．

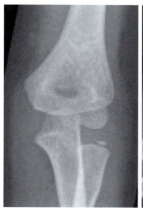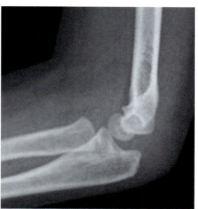

図3 単純X線像：肘関節2方向（健側）
正面像（左），側面像（右）．

画像所見

A	適切性とアライメント	肘関節2方向で撮影されている．腕尺関節，腕橈関節のアライメントは保たれている．
B	骨	骨幹部，骨幹端の連続性は保たれている．
C	軟骨	小頭，橈骨頭の骨化核が出現している．
D	変形と骨濃度	正面像で，上腕遠位内側の内側顆部分に高吸収の陰影がある．側面像ではハッキリとした所見はない．
S	軟部組織	側面像で上腕遠位後方の高吸収域が増大しており，fat pad sign陽性である（fat pad signについては第3章-3「fat pad sign」で解説）．

第3章 肘関節周囲と前腕骨

79

↳ 画像所見の描写と診断

　　　　Fat pad sign 陽性であり，肘関節周囲の骨折を疑う．内側上顆部分に高吸収の陰影があるが，健側比較ではまだ内側上顆の骨化核は出現していない．そのため，この陰影は内側上顆の裂離骨片と考えられる．腕尺関節は保たれており，**上腕骨内側上顆骨折**である．

　　本症例では，白く示す軟骨部分が存在するはずである（図4）．成長すればここに骨端核が出現するが，健側を見てもまだ出現はない．X線で描出された骨片は，軟骨（白色）と骨（緑色，X線で描出される部分）の境界にある骨端線よりも内側の部分と考えられる．

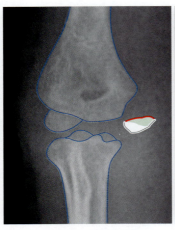 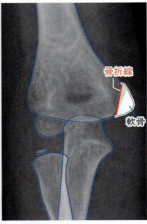

図4 ● 予想される骨折線像
本症例での骨折の図解（左），健側反転像に本骨折線と軟骨の関係を記した図（右）．

引用文献

1) Goodwin SJ, et al：Gender differences in the order of appearance of elbow ossification centres. Scott Med J, 64：2-9, 2019
2) Miyazaki CS, et al：Study of secondary ossification centers of the elbow in the brazilian population. Acta Ortop Bras, 25：279-282, 2017
3) Patel B, et al：Gender-specific pattern differences of the ossification centers in the pediatric elbow. Pediatr Radiol, 39：226-231, 2009

第3章 肘関節周囲と前腕骨

基本編 | 症例編

3 fat pad sign

中川知郎

◆ **典型的な受傷機転** …… 転倒して手をついて受傷する，など

◆ **症状と身体所見** ……… 肘関節を痛がるが，腫脹は強くない

◆ **X線撮影のオーダー** … 肘関節両側2方向（正面像・側面像）

◆ **ポイント** ……………… 肘関節を痛がるが，X線で骨折線がはっきりしない場合に有用な所見である

1 fat pad signとは

　Fat pad signとは，関節内の液体貯留を示唆する所見である[1]．肘関節の側面像において，肘関節前方の脂肪は透亮像として通常でも存在することはある．後方の透亮像は通常はほとんど見られない．しかし，肘関節内に骨折などの損傷が生じた場合，関節内に貯留した血液が脂肪組織を前後に圧迫することで，透亮像が出現する[2]．

　具体的には，前方fat pad signは頭側から尾側に張る帆のように見える[2]（**図1**）．これはsail signと言われることもある．後方fat pad signは，帆のように見えることもあれば骨皮質上に薄く見えるだけの場合もある[2]．後方fat pad signは通常は見られない所見であるため，確認できた時点で症状と合わせて骨折を疑う．その際に，健側比較が有用である．

　なお，fat pad signはあくまで関節内の損傷を示唆する所見である．Fat pad sign陽性での骨折率は23%であり，多くは骨挫傷であるという報告もある[1]．通常はシーネ固定のみで，3週間程度で治癒する[3]．

症例1

・公園の柵から転落し，肘を痛がっている

↳ 撮影オーダー ▶▶▶ 肘関節両側2方向（図1，2）

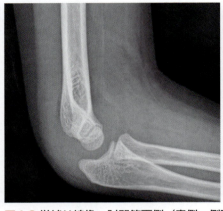
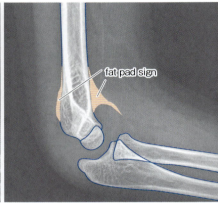

図1 単純X線像：肘関節両側（患側，側面像）

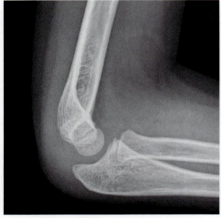
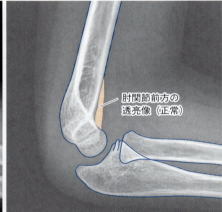

図2 単純X線像：肘関節両側（健側，側面像）

↳ 画像所見

A	適切性とアライメント	適切に撮影されている．上腕骨，肘関節のアライメントは保たれている．
B	骨	骨皮質の連続性は保たれている．
C	軟骨	脱臼や骨端線の離開はない．
D	変形と骨濃度	変形はなく，骨濃度にも異常はない．
S	軟部組織	上腕骨遠位にて肘頭窩のレベルで，軟部陰影異常がある．前方は黒色の透亮像が帆のように拡大している．後方は透亮像が出現し，膨隆して見える．

画像所見の描写と診断

骨皮質連続性は保たれて見えるが，側面像で関節近傍の透亮像が拡大している．Fat pad sign陽性であり，**肘関節内骨折**などを疑う．

引用文献

1) Al-Aubaidi Z & Torfing T：The role of fat pad sign in diagnosing occult elbow fractures in the pediatric patient: a prospective magnetic resonance imaging study. J Pediatr Orthop B, 21：514-519, 2012

2) Hobbs DL：Fat pad signs in elbow trauma. Radiol Technol, 77：93-96, 2005

3) Jie KE, et al：Isolated fat pad sign in acute elbow injury: is it clinically relevant? Eur J Emerg Med, 23：228-231, 2016

第3章 肘関節周囲と前腕骨

基本編 症例編

4 Radiocapitellar line

中川知郎

◆ **典型的な受傷機転** …… 転倒して手をついて受傷する，など

◆ **症状と身体所見** ……… 前腕の変形に加えて，肘関節にも疼痛がある

◆ **X線撮影のオーダー** … 肘関節2方向（正面像・側面像）※前腕の全長を含めて撮影する

◆ **ポイント** ……………… Radiocapitellar line（RCL）は，橈骨頭脱臼を疑う際に有用な所見である

1 Radiocapitellar line とは

Radiocapitellar line（RCL）とは，橈骨の軸に沿って引いた線であり，通常は上腕骨小頭を通過することが知られている[1]．腕橈関節は上腕骨小頭と橈骨頭で構成されるが，低年齢の小児では上腕骨小頭や橈骨頭の骨化が未熟であり，単純X線における腕橈関節の適合性の判断が難しいことがある[2]．その際にRCLが補助線として有用である．**RCLが上腕骨小頭を通過しない場合は，橈骨頭脱臼を疑う．**

RCLを引くにあたって，何を基準に引くかは諸説ある[3, 4]．橈骨頚部は橈骨骨幹部に対して軽度外反しており，頚部軸に沿ってラインを引くか，骨幹部軸に沿ってラインを引くかは悩ましい．近年では，橈骨の近位骨端線の中点と遠位骨端線の中点を結んだラインが，最も上腕骨小頭の中央を通る確率が高いという報告があり，筆者もRCLを引く際に使用している[4]．

84 レジデントのための骨折の撮影オーダーと画像診断

症例 1

・公園の柵から転落し，肘を痛がっている

撮影オーダー ▶▶▶ 肘関節2方向（正面像・側面像）（前腕全長を含める）（図1, 2）

> **Point**
> 橈骨頭脱臼を疑う際は，肘関節条件で前腕全長も含めると，一度に肘関節のアライメントと前腕の骨折を評価でき有用である．

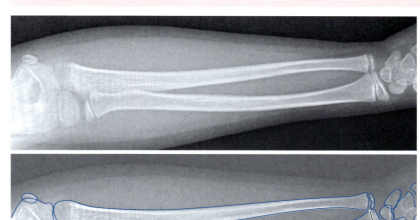

図1● 単純X線像：肘関節（正面像）
RCL（—）は小頭（○）の中央を通過する．

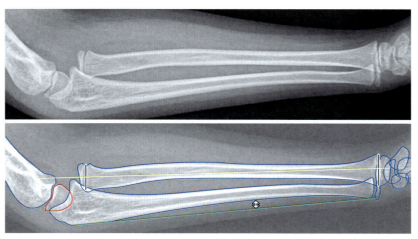

図2● 単純X線像：肘関節（側面像）
RCL（—）は小頭（○）の前方を通過する．尺骨は前方凸変形がある．
尺骨の肘頭と茎状突起を結ぶ線（—）に対し，尺骨が前方凸変形している．Ulnar bow sign 陽性である．

画像所見

A 適切性とアライメント	肘関節2方向で適切に撮影されている．前腕の全長が含まれている．側面像で腕橈関節のアライメントが不整である．
B 骨	橈骨，尺骨ともに連続性は保たれている．尺骨は側面像でulnar bow signが陽性であり，尺骨の急性塑性変形を疑う所見である．
C 軟骨	RCLは，正面像では上腕骨小頭の骨化核を通過するが，側面像では通過しない．橈骨頭脱臼が疑われる．
D 変形と骨濃度	尺骨の前方凸変形がある．骨濃度には異常はない．
S 軟部組織	肘周囲で軟部組織が全体的に腫脹している．

画像所見の描写と診断

Monteggia骨折である．尺骨は完全骨折ではないが，前方凸の変形があり急性塑性変形である．側面像でRCLが上腕骨小頭の骨化核と一致しておらず，橈骨頭脱臼を合併している．Monteggia骨折の所見である．

◆ オーダーは肘関節2方向？前腕2方向？

前腕の骨折では，肘関節や手関節に合併損傷を伴うことが多い．特に小児ではMonteggia骨折の頻度が多いので，注意が必要である．転位が小さい場合，前腕2方向では肘関節の脱臼所見を見逃すことがある．そのため，**肘周囲に圧痛がある場合は，必ず肘関節条件でのX線オーダーが必要**である．

肘関節条件と前腕条件の両方をオーダーしてもよいが，筆者は肘関節条件で前腕の全長が入るように依頼することが多い．これにより，前腕の骨折と肘関節のアライメントを同時に評価できる．

> **Point**
> 手関節の正確な側面像は前腕側面像と同時に撮ることが難しいため，手関節の症状が強い場合は前腕2方向＋手関節2方向をオーダーするとよい．

引用文献

1) STOREN G：Traumatic dislocation of the radial head as an isolated lesion in children; report of one case with special regard to roentgen diagnosis. Acta Chir Scand, 116：144-147, 1959

2) Fader LM, et al：Eccentric Capitellar Ossification Limits the Utility of the Radiocapitellar Line in Young Children. J Pediatr Orthop, 36：161-166, 2016

3) Ramirez RN, et al：A line drawn along the radial shaft misses the capitellum in 16% of radiographs of normal elbows. J Pediatr Orthop, 34：763-767, 2014

4) Wang C & Su Y：An Alternative to the Traditional Radiocapitellar Line for Pediatric Forearm Radiograph Assessment in Monteggia Fracture. J Pediatr Orthop, 40：e216-e221, 2020

第3章 肘関節周囲と前腕骨

基本編 症例編

5 前腕肢位とX線の見え方

大田聡美

1 前腕単純X線（正面像）

撮影方法と肢位　肘関節～手関節までを撮影する．患者は椅子に座るか仰臥位にし，手掌を上方に向け，回外位で真上から撮影する[1]（図1）．

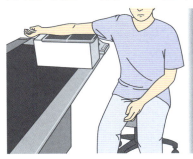
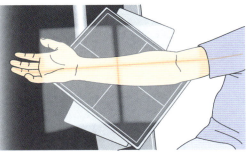

図1● 前腕単純X線：正面像の撮り方

画像の見え方　橈骨茎状突起が橈骨粗面と対角になっている．手関節と肘関節（腕橈関節/腕尺関節）の間隙が見える（図2）．

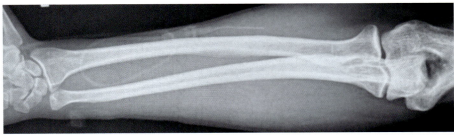
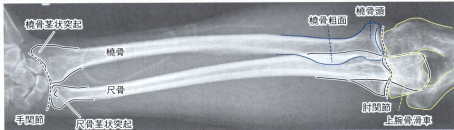

図2● 前腕単純X線：正面像

2 前腕単純X線（側面像）

撮影方法と肢位　肘関節・手関節を水平にし，肘関節を90°屈曲し真上から撮影する[1]（図3）．

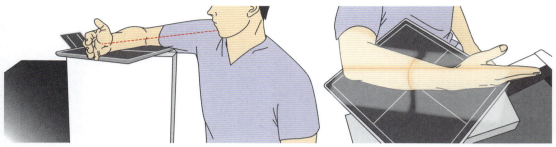

図3● 前腕単純X線：側面像の撮り方

画像の見え方　橈骨・尺骨の遠位端が重なっている．橈骨骨軸の延長線が上腕骨小頭の中心を通る〔Radiocapitellar line（第3章-4「Radiocapitellar line」参照）〕．上腕骨滑車面が重なり，腕尺関節の間隙が見える（図4）．

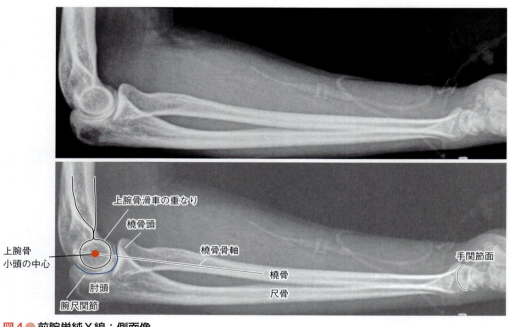

図4● 前腕単純X線：側面像

3 前腕の回内外による単純X線の違い

前腕は，尺骨を軸に橈骨が回転することで回内・回外運動を可能にしている（図5）．回内時には橈骨が尺骨の腹側に位置し，骨幹部で交差する（図6）．正面から見ると，回内位では尺骨と橈骨が重なるため，**前腕単純X線の正面像は回外位で撮影**する．

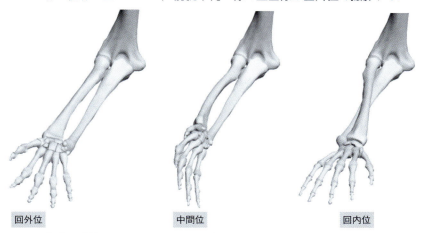

回外位　　　　　中間位　　　　　回内位

図5● 前腕の肢位による橈骨・尺骨の関係

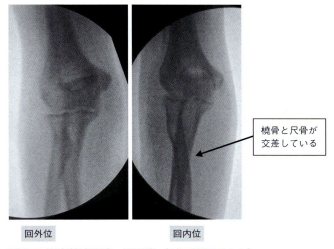

橈骨と尺骨が交差している

回外位　　　　　回内位

図6● 前腕単純X線：正面像（肘関節周囲のみ）
回内位では橈骨と尺骨が重なり，評価が難しくなる．

引用文献

1) Tafti A & Byerly DW：X-ray Radiographic Patient Positioning. In: StatPearls（Updated 2022年12月11日）
https://www.ncbi.nlm.nih.gov/books/NBK565865/（2025年2月閲覧）

第3章 肘関節周囲と前腕骨

基本編 | 症例編

6 小児の肘関節周囲外傷

中川知郎

- ◆ **典型的な受傷機転** …… 転倒して手をつく，など
- ◆ **症状と身体所見** ……… 肘の疼痛と腫脹，神経血管障害を伴う場合もある
- ◆ **X線撮影のオーダー** … 肘関節2方向（正面像・側面像）
- ◆ **ポイント** ……………… 頻度の多い顆上骨折や外側顆骨折，見逃しやすい上腕骨遠位骨端離開を見極める

症例1
・3歳
・走っていて転んで受傷．肘伸展位で手をついた

↳ 撮影オーダー ▶▶▶ 肘関節2方向（正面像・側面像）（図1，2，3）

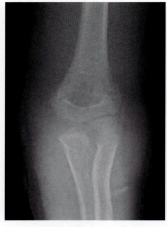
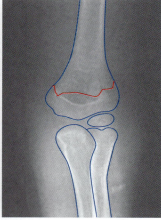
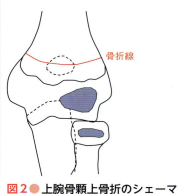

図1 ● 単純X線像：肘関節（正面像）

図2 ● 上腕骨顆上骨折のシェーマ
■は小頭と橈骨頭の骨端核を示し，—は上腕骨の軟骨を含めた輪郭を示す．

骨折線

90　レジデントのための骨折の撮影オーダーと画像診断

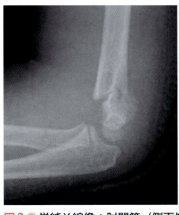
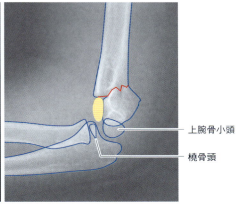

上腕骨小頭
橈骨頭

図3 単純X線像：肘関節（側面像）

↳ 画像所見

A	適切性とアライメント	肘関節2方向で適切に撮影されている．上腕遠位と骨幹部とのアライメントが不整である．
B	骨	上腕骨顆上部で皮質の連続性が途絶している．骨片間の接触はある．
C	軟骨	脱臼を疑う所見はない．
D	変形と骨濃度	上腕遠位が骨幹部に対して伸展変形している．回旋変形も伴っている．
S	軟部組織	骨折部に低吸収域（□）があり，血腫を疑う所見である．

↳ 画像所見の描写と診断

上腕骨顆上部で皮質の連続性が断たれ，変形している．**上腕骨顆上骨折**である．上腕骨遠位部と橈尺骨のアライメントは保たれており，脱臼や骨端離開を疑う所見はない．

解　説：上腕骨顆上骨折

1）受傷機転

転倒して肘を伸展した状態で手をつく受傷機転がほとんどである[1]．

2）症状と身体所見

肘を痛がって救急で受診することが多い．著しく変形することがあり，変形が強いと神経血管障害を併存していることもあるため注意を要する[1]．

3）X線のオーダー

▶ **肘関節2方向（正面像・側面像）**

正面像で，顆上部に骨折線がある．顆上部には肘頭窩という皮質の薄い部分があり，この部分は力学的に脆弱であるため骨折しやすい[2]．骨端線より近位での損傷であり，通常は骨端線や関節部分には損傷を伴わない．

症例2

・自宅で走っていて転倒した
・肘を痛がる

↳ 撮影オーダー ▶ ▶ ▶ 肘関節4方向（正面像・側面像・内旋斜位像・外旋斜位像）
（図4, 5, 6, 7）

■は軟骨部であり，同部に骨折線が走っている可能性もあるが，X線では判断できない．

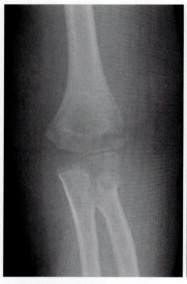
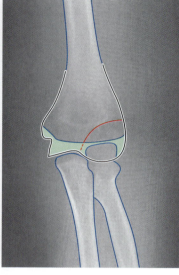

図4 ● 単純X線像：肘関節（正面像）
—は軟骨部分を含めた上腕遠位全体の輪郭を示す．—は軟骨部分の骨折線を示すが，軟骨部分に骨折線があるかはX線のみでは判断できない．

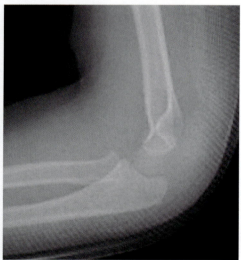

図5 ● 単純X線像：肘関節（側面像）
転位の評価は難しい．

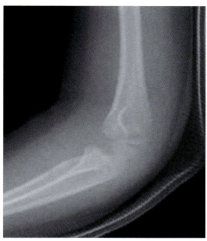
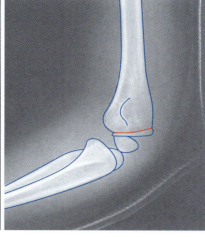

図6● 単純X線像：肘関節（内旋斜位像）
後外側から前方に向けて骨折線が走る．

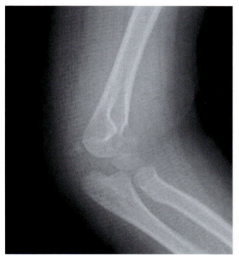

図7● 単純X線像：肘関節（外旋斜位像）
骨折線の評価は難しい．

↳画像所見

A 適切性とアライメント	肘関節4方向で適切に撮影されている．全体としてのアライメントは保たれている．
B 骨	上腕骨外側顆部分に骨折線がある．骨折部のギャップは内旋斜位像で最もわかりやすい．
C 軟骨	正面像では骨折線が骨端軟骨に及んでいるように見えるが，X線では判断できない．
D 変形と骨濃度	上腕骨小頭を含む上腕遠位外側が正面像で軽度内反している．
S 軟部組織	軟部の腫脹は明らかではない．

↳画像所見の描写と診断

上腕骨外側顆部に，後外側から骨端軟骨中央部に伸びる骨折線がある．**上腕骨外側顆骨折**の所見である．正面像で小頭と滑車の間に骨折線が伸びているように見えるが，X線では軟骨部の骨折は描出されないため，評価不能である．

解 説：上腕骨外側顆骨折

1）受傷機転
転倒した際に，肘を伸ばして前腕回外位の状態で手をつくことで受傷することが多い[3]．

2）症状と身体所見
肘を痛がって救急で受診することが多い．肘関節としては安定しているため，明らかな変形を伴わないことが多い．肘関節が腫脹し，強い疼痛を伴う．

3）X線のオーダー

> ▶肘関節4方向（正面像・側面像・内旋斜位像・外旋斜位像）
>
> 外側顆骨折は転位が小さいことも多く，2方向では見逃すことも多い．**内旋斜位像が，外側顆骨折での骨片間のギャップを描出するのに最も適している**と言われている[4]．そのため，小児の上腕骨外側顆骨折は，4方向撮影が最も有用な骨折の1つである．外旋斜位像は内側の損傷を見極めるのに有用だが，内側顆の骨折の頻度はとても少ない．**軟骨部分に骨折線が達しているかどうかはX線では評価不能**であり，必要に応じて超音波検査やMRI検査を検討する．

症例3
- 2歳
- 兄と暴れたあとから肘を痛がっている
- 受傷時の状況は不明

↳撮影オーダー ▶▶▶ 肘関節2方向（正面像・側面像）（図8, 9, 10）

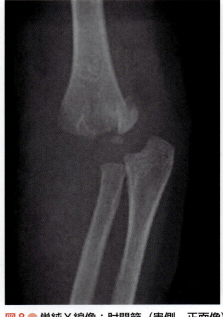
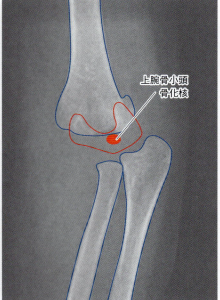

図8 単純X線像：肘関節（患側，正面像）

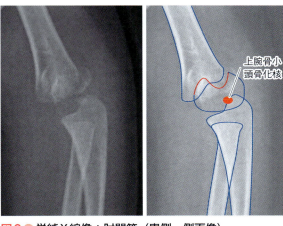

図9 単純X線像：肘関節（患側，側面像）

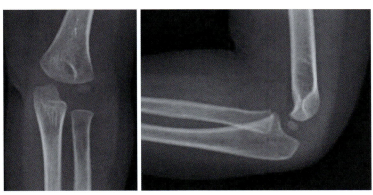

図10 単純X線像：肘関節2方向（健側）
正面像（左），側面像（右）．

画像所見

A	適切性とアライメント	肘関節2方向で適切に撮影されている．上腕骨遠位部分でアライメントが不整である．
B	骨	正面像では上腕骨遠位骨端線のすぐ近位に骨折線が走り，内外側に骨片がある．側面像でも骨端線部分で転位があり，一部骨片を伴う．
C	軟骨	橈骨と上腕骨小頭の関係性は正常であり，橈尺骨間も正常であるため，肘関節の適合性は良好と考えられる．
D	変形と骨濃度	前腕が上腕に対して外反している．
S	軟部組織	軟部組織の異常陰影は指摘できない．

画像所見の描写と診断

上腕骨遠位部で，骨端線より近位に骨折線が走る．小頭と橈骨頭の関係性，肘頭と滑車の関係性は保たれて見えるのがポイントであり，脱臼ではなく骨端線部分での転位を疑う．**Salter-Harris 分類 type II の上腕骨遠位骨端線損傷**である．

解　説：上腕骨遠位骨端離開

1）受傷機転

分娩時の受傷や，偶発的な受傷も多いが，非偶発的な受傷の可能性も高い骨折である[5]．3歳未満での受傷が多く，病歴がとりにくいため，家庭環境を含めた詳細な聴取が必要である．

2）症状と身体所見

肘を痛がって救急で受診することが多い．肘周囲の腫脹や圧痛を伴う[5]．

3）X線のオーダー

▶ 肘関節2方向（正面像・側面像）

上腕骨遠位骨端離開は骨化が未熟な1～2歳の小児に多いため，健側撮影も併用することをお勧めする．転位が大きい場合，肘関節脱臼と鑑別が難しいことがある．ポイントは，上腕骨遠位骨端離開では小頭と橈骨頭の関係性が保たれていることである．最も多いのはSalter-Harris分類typeⅡの骨折であり，骨端線より近位に骨折線が走っていることが多いのが特徴である．

◆ 小児の肘は2方向？ 4方向？ 両側撮影？

転位の大きな骨折では，肘関節2方向で診断は容易である．しかしながら，小児の肘関節の外傷では，裂離骨折や不全骨折などの軽微な損傷も多い．転位の小さな外側顆骨折や内側上顆骨折などでは，4方向撮影が有用である．また，骨端核の状態を参考にするための健側撮影も非常に有用である．

診断に自信があれば2方向でも十分であるが，骨折を強く疑うが診断に不安がある場合に筆者は両側の4方向撮影も行っている．経験に加えて，診察した所見と合わせてX線をオーダーするとよい．

引用文献

1) Setiawanto T：Characteristics of Supracondylar Humeral Fracture in Pediatric Patients at Hasan Sadikin General Hospital in January 2012 - January 2022. Orthop J Sports Med, 11（2 Suppl）：2325967121S00893, 2023

2) Vaquero-Picado A, et al：Management of supracondylar fractures of the humerus in children. EFORT Open Rev, 3：526-540, 2018

3) Milch H：Fractures and fracture dislocations of the humeral condyles. J Trauma, 4：592-607, 1964

4) Song KS, et al：Internal oblique radiographs for diagnosis of nondisplaced or minimally displaced lateral condylar fractures of the humerus in children. J Bone Joint Surg Am, 89：58-63, 2007

5) Hariharan AR, et al：Transphyseal Humeral Separations：An Often-Missed Fracture. Children（Basel）, 10：1716, 2023

第3章 肘関節周囲と前腕骨

基本編 | 症例編

7 成人の肘関節周囲外傷

小林亮太

- **典型的な受傷機転** …… 転倒して肘をぶつける，やや肘を屈曲した状態で手をついて転倒する，など
- **症状と身体所見** …… 肘の腫脹，疼痛
- **X線撮影のオーダー** … 肘関節2方向（正面像・側面像）
- **ポイント** ……………… 骨折だけでなく，関節脱臼と軟部損傷にも注目する

症例1
・路上で肘をつくようにして転倒した

↳ **撮影オーダー ▶▶▶ 肘関節2方向（正面像・側面像）**（図1）

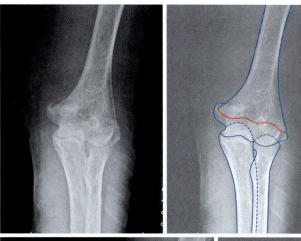
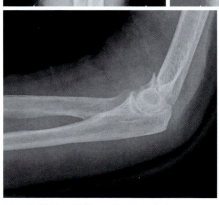
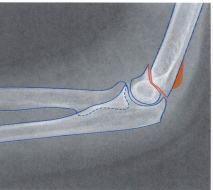

図1● 単純X線像：肘関節2方向
正面像（上），側面像（下）．

画像所見

A	適切性とアライメント	上腕骨遠位にアライメント異常がある．肘関節の脱臼はない．
B	骨	上腕骨遠位端に骨折がある．正面像では外側顆と内側顆を結び肘頭窩を通る線上に骨折線が走り，側面像では近位前方から遠位前方に骨折線が走る．
C	軟骨	肘関節の脱臼はない．
D	変形と骨濃度	正面像で，上腕骨の内側縁および外側縁に途絶・段差がある．側面像でも前縁に段差がある．骨濃度に異常はない．
S	軟部組織	側面像でposterior fat pat sign（■）が陽性である．

画像所見の描写と診断

上腕骨遠位に骨折線があり，**上腕骨遠位端骨折**である．顆部を貫通する骨折であり，上腕骨通顆骨折とも呼ばれる．

症例2

・階段で足を踏み外して転落し，肘から床についた

撮影オーダー ▶▶▶ 肘関節2方向（正面像・側面像）（図2）

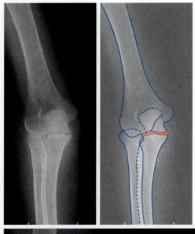

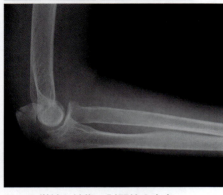 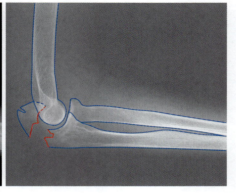

図2 単純X線像：肘関節2方向
正面像（上），側面像（下）．

98　レジデントのための骨折の撮影オーダーと画像診断

画像所見

A	適切性とアライメント	正面像で，肘頭が尺骨骨軸に対して外側に偏位している．側面像では肘頭にアライメント異常がある．肘関節の脱臼はない．
B	骨	肘頭に骨折線がある．肘頭骨片は近位に転位しており，転位した骨片にもさらに骨折線があり粉砕骨折である．橈骨および上腕骨には骨折はない．
C	軟骨	肘関節内の骨折であり，軟骨損傷の可能性がある．
D	変形と骨濃度	肘頭の前方後方いずれにも骨皮質の途絶・段差があり，肘頭近位骨片は上後方に転位している．骨濃度に異常はない．
S	軟部組織	軟部陰影の増強はわからない．

画像所見の描写と診断

肘頭骨折である．近位骨片に骨折線が走行しており，近位骨片は粉砕を伴うと考えられる．

症例3

・高速道路内をバイク走行中にスリップし，転倒した

撮影オーダー ▶▶▶ 肘関節2方向（正面像・側面像）（図3）

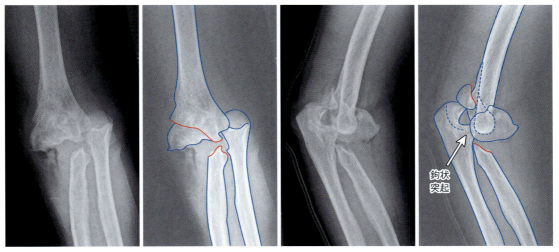

図3 ● 単純X線像：肘関節2方向
正面像（上），側面像（下）．

画像所見

A	適切性とアライメント	上腕骨遠位，橈骨頭にアライメント異常がある．橈骨および尺骨はいずれも内側に転位しており，上腕骨から脱臼している．橈骨頭にアライメント異常がある．
B	骨	上腕骨遠位端，橈骨頭に骨折線がある．上腕骨遠位は外側顆から関節内まで骨折線が続いている．尺骨は鉤状突起に骨折線がある．
C	軟骨	肘関節の脱臼があるため，軟骨損傷の可能性がある．

D 変形と骨濃度	上腕骨遠位端に輪郭途絶・段差がある．橈骨頭は側面像で大きく転位している．尺骨は滑車から逸脱しており，肘関節は脱臼している．
S 軟部組織	正面像で肘関節外側，側面像で前方および後方に低吸収域があり，広範囲の挫創が存在することが示唆される．

↳ 画像所見の描写と診断

肘関節は脱臼しており，橈骨頚部骨折と鉤状突起骨折を伴っている．Terrible triad injury（後述にて説明）である．さらに本症例では，**上腕骨遠位端の関節内骨折**も合併している．

解　説

1）受傷機転

肘関節骨折は転倒で起こる場合が多く，高エネルギーな受傷機転になるほど脱臼骨折の割合が増加する．橈骨近位部骨折や尺骨近位部骨折は介達外力によって起こることが多く，肘がわずかに屈曲した状態で手をついて発生する[1]．

2）症状と身体所見

肘関節の痛みのため，肘を屈曲伸展することができない．また，肘関節は正中神経・橈骨神経・尺骨神経が横切るため，これらすべての神経の評価が必要である．肘関節の身体所見だけではなく，前腕や手指の運動・感覚障害も確認することが重要である．

3）X線のオーダー

▶ 肘関節2方向（正面像・側面像）

診断に自信がない場合や脱臼を疑う場合は，斜位や健側撮影を追加する．

◆ 肘関節を構成する関節

肘関節は上腕骨・橈骨・尺骨の3つの骨から構成され，それぞれに関節面を形成する．上腕骨遠位と橈骨頭で形成される「腕橈関節」，上腕骨遠位と尺骨近位で形成される「腕尺関節」，橈骨近位と尺骨近位で形成される「近位橈尺関節」がある（**図4**）．肘関節単純X線ではこれらの関節面を丁寧に観察し，骨折や脱臼がないかを確認する必要がある．

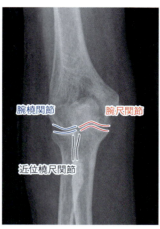
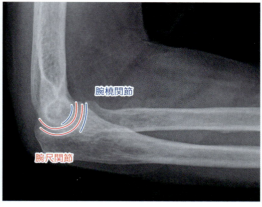

図4 ● 肘関節を構成する関節

◆ Terrible triad injury とは？

　肘関節は前述のように腕橈関節・腕尺関節・近位橈尺関節から形成され，さまざまな靱帯によって安定性が保たれている．Terrible triad injury とは「肘関節脱臼」「橈骨頭骨折」「尺骨鉤状突起骨折」を合併した状態の，非常に不安定な肘関節損傷であると定義される[2]．Terrible triad injury の診断がついた，または疑いのある場合，早急に整形外科医師への相談が必要である．

引用文献

1) 「AO法骨折治療 第3版」（Richard EB, 他/原著, 田中 正/日本語版総編集, 澤口 毅/日本語版編集代表），pp559-578, 医学書院, 2020
2) Jung HS, et al：Analysis of Fracture Characteristic and Medial Collateral Ligament Injury Relationships in Terrible Triad Elbow Injuries. J Hand Surg Am, 46：713.e1-713.e9, 2021

第3章 肘関節周囲と前腕骨

基本編 | 症例編

8 橈尺骨の骨折

大田聡美

1 前腕骨骨幹部骨折（橈骨/尺骨骨幹部骨折）

- ◆ **典型的な受傷機転** …… 手をついて捻る，もしくは直達外力が加わり骨折する
- ◆ **症状と身体所見** ……… 前腕の変形
- ◆ **X線撮影のオーダー** … 前腕2方向（正面像・側面像）に加え，手関節や肘関節の正面像・側面像
- ◆ **ポイント** ……………… 後述するMonteggia骨折やGaleazzi骨折の有無を確認するため，隣接関節の疼痛の有無を確認し，必要に応じてX線撮影を追加する

症例1

・作業中にバランスを崩し，転倒
・前腕を痛がっている．肘関節や手関節の圧痛はない

↪ **撮影オーダー ▶▶▶ 前腕2方向（正面像・側面像）**（図1）

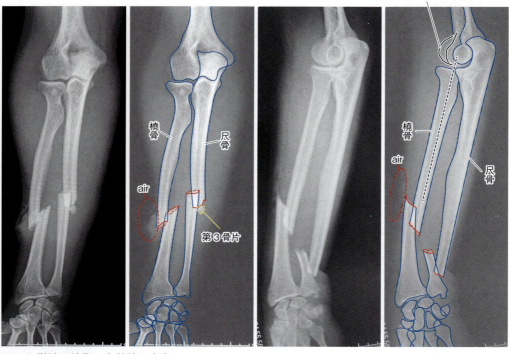

図1● 単純X線像：右前腕2方向
正面像（左），側面像（右）.

画像所見

A	適切性とアライメント	橈骨・尺骨全長が撮影されており，手関節・肘関節も評価可能であるが，特に側面像では斜位で撮影されている．関節面，関節の脱臼はない．
B	骨	橈骨骨幹部，尺骨骨幹部に骨折がある．
C	軟骨	関節の変形や損傷を疑う所見はない．
D	変形と骨濃度	橈骨と尺骨の輪郭に途絶・段差がある．骨折部で橈骨・尺骨は短縮している．骨折線の角度は骨軸に対し30°未満であり，横骨折である．骨濃度に異常はない．
S	軟部組織	橈骨骨折部の外側に軟部組織の不整と，気体を示唆する透過性が低下している領域がある．

画像所見の描写と診断

橈骨・尺骨の骨幹部骨折があり，肘関節・手関節の脱臼はない．橈骨の骨折部付近に開放創とairがあることがわかり，**橈骨骨幹部開放骨折，尺骨骨幹部骨折**と診断できる．

2 Monteggia骨折（橈骨頭脱臼＋尺骨骨幹部骨折）

症例2

・飲酒後に腕を蹴られた
・右前腕と肘関節を痛がっている

撮影オーダー ▶▶▶ 前腕2方向（正面像・側面像），肘関節優先（図2）

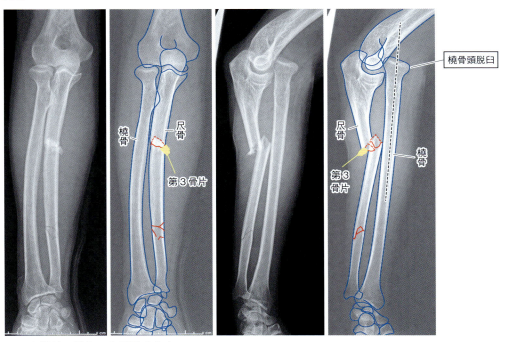

図2 単純X線像：右前腕2方向
正面像（左），側面像（右）．

↳ 画像所見

A 適切性とアライメント	橈骨・尺骨全長が撮影されており，肘関節・手関節まで観察できる．しかし，正面像も側面像も関節面がきれいに抜けておらず，若干斜位で撮影されている．	
B 骨	尺骨骨幹部に骨折があり，遠位骨片が掌側に転位している． 橈骨の骨折は明らかではない．	
C 軟骨	軟骨の損傷は明らかではない．	
D 変形と骨濃度	橈骨頭が脱臼し，掌側に転位している．	
S 軟部組織	側面像では，尺骨骨折部付近の軟部組織が骨折に巻き込まれ，不整になっている部分がある．皮下組織や骨折部周囲に気体を示唆する透過性低下はない．	

↳ 画像所見の描写と診断

　　尺骨骨幹部骨折の閉鎖骨折に橈骨頭骨折を合併しており，**Monteggia骨折**と診断できる．Monteggia骨折は，尺骨骨幹部骨折に近位橈尺関節（proximal radioulnar joint：PRUJ）脱臼を合併したものをいう．

3　Galeazzi骨折（橈骨骨幹部骨折＋尺骨脱臼）

◆ **典型的な受傷機転** …… 手をついて受傷

◆ **症状と身体所見** ……… 前腕の変形，手関節痛

◆ **X線撮影のオーダー** … 前腕2方向（正面像・側面像）

◆ **ポイント** ……………… 典型的には橈骨遠位1/3の骨折と尺骨背側脱臼（遠位橈尺関節の破綻）

症例3

- ラグビーの練習中に転倒して手をついた
- 右前腕から手関節にかけて痛がっている

撮影オーダー ▶▶▶ 前腕2方向（正面像・側面像），手関節を重視（図3）

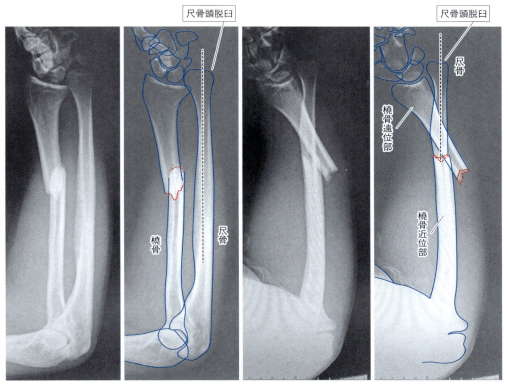

図3 ● 単純X線像：右前腕2方向
正面像（左），側面像（右）．

画像所見

A	適切性とアライメント	橈骨・尺骨全長が撮影範囲に含まれるが，正面像では上腕が重なって肘関節が観察できない．側面像では，上腕骨が斜位となり肘関節面がきれいに抜けて撮影できていない．
B	骨	橈骨骨幹部に骨折があり，遠位骨片が尺側に転位している．尺骨の骨折は明らかではない．
C	軟骨	軟骨の損傷は明らかではない．
D	変形と骨濃度	橈骨が骨折部で短縮し，尺骨頭が脱臼している．
S	軟部組織	骨折部周囲の軟部陰影の増強が見られるが，皮下組織や骨折部周囲に気体を示唆する透過性低下はない．

画像所見の描写と診断

橈骨骨幹部骨折に尺骨頭の脱臼を伴っている．**Galeazzi骨折**と診断できる．
Galeazzi骨折は，橈骨骨幹部骨折に遠位橈尺関節（distal radioulnar joint：DRUJ）脱臼を合併したものをいう．

解 説

1）受傷機転

転倒して過伸展した状態で手をつく低エネルギー受傷機転や，直達外力や高所からの転落，交通事故などの比較的高エネルギーな受傷機転がある[1]．

2）症状と身体所見

前腕の強い疼痛と腫脹を主訴に来院することが多く，疼痛部位の変形が肉眼的にわかることが多い．手指の運動障害や感覚障害などの神経症状があれば，骨折による神経障害を疑う必要がある．また，受傷部位と同側の近位・遠位に疼痛がある場合は，関連損傷を示唆する．

開放創がないかはチェックする必要があるが，尺側に開放創がある場合が多い．コンパートメント症候群の症候がないかもチェックする．

3）X線のオーダー

▶ 基本は前腕2方向（正面像・側面像）

前腕の撮影であれば，橈尺骨骨幹部のみでなく，肘関節と手関節も撮影範囲に含まれており，隣接関節の評価も可能である．

標準的な前腕2方向の側面像では，肘関節を90°に屈曲し，回内外が前腕中間位で撮影するため，橈骨と尺骨が重なり，骨折の評価をしにくくなる場合がある．その際は，前腕斜位像を追加で撮影すると重ならずに撮影でき，詳細な骨折の評価に役立つ場合がある．

また，Monteggia骨折やGaleazzi骨折などの場合は，前腕2方向だけでは評価が難しいことがある（特に肘関節正面像が疼痛のため伸展できず撮影困難となることがある）．脱臼の有無を正確に評価するため，別途肘関節2方向や手関節2方向の撮影を追加することを勧める．

DRUJ脱臼の診断に迷うときは，回内外の肢位を揃えて撮影したCTの前腕軸位像を左右で比較することを勧める．

引用文献

1）41：Diaphyseal Fractures of the Radius and Ulna.「Rockwood and Green's Fractures in Adults 9th Edition」（Tornetta P, et al, eds），pp1498-1560, Wolters Kluwer Health, 2019

第3章 肘関節周囲と前腕骨

基本編 | 症例編

9 小児前腕骨折（若木骨折など）と骨端線損傷（橈骨遠位端骨折）

大田聡美

- ◆ **典型的な受傷機転** …… 転倒して手をついて受傷
- ◆ **症状と身体所見** ……… 前腕の変形
- ◆ **X線撮影のオーダー** … 前腕2方向（正面像・側面像）※手関節・肘関節を含める
- ◆ **ポイント** ……………… 骨折だけでなく，脱臼やアライメントの左右差をチェックする
  Radiocapitellar line（RCL）（第3章-4「Radiocapitellar line」を参照）は橈骨頭脱臼を疑う際に有用な所見である

症例1

- ・17歳男児
- ・公園の柵から転落し，肘やその遠位部を痛がっている

↪ 撮影オーダー ▶▶▶ 前腕2方向（正面像・側面像）（前腕全長を含める）（図1, 2）

Point
手をついて受傷し，肘関節を痛がっている場合は，肘関節条件で前腕全長も含めて撮影すると，肘関節のアライメントと前腕骨の骨折を一度に評価できる．

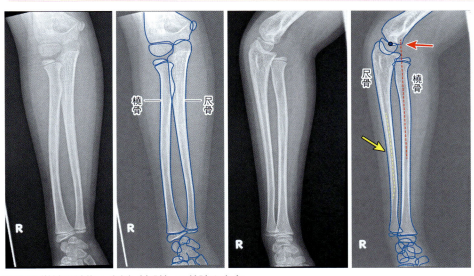

図1 ● 単純X線像：患側（右腕）の前腕2方向
正面像（左），側面像（右）．
---がRCLで，健側と異なり上腕骨小頭中心を通過しておらず，橈骨頭の脱臼があることがわかる（→）．
---は，尺骨の骨軸に沿って引いた線である．

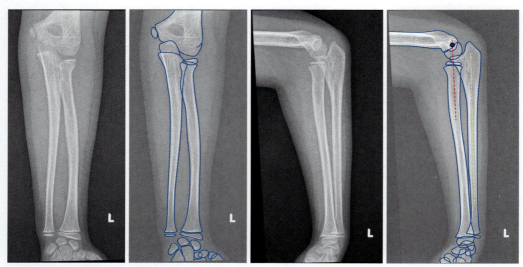

図2● 単純X線像：健側（左腕）の前腕2方向
正面像（左），側面像（右）．

画像所見

A	適切性とアライメント	患側では（若干斜位となり正確な側面像ではないが），側面像で橈骨の骨軸延長線（RCL）上に上腕骨滑車部（●）が重なっておらず，橈骨が掌側に転位している（→，腕橈関節の脱臼がある）．腕尺関節の脱臼はない．
B	骨	側面像で，尺骨骨幹部が健側と比較して掌側に弯曲しており，急性塑性変形の所見である（▷，骨折がある）．
C	軟骨	健側と患側を比較しても骨端線や軟骨面の差はなく，損傷を示唆する所見はない．
D	変形と骨濃度	明らかな骨折線はないが，尺骨骨幹部が健側と比較して掌側に弯曲している．骨濃度に異常はない．
S	軟部組織	患側の上腕骨遠位端の前方に透過性が亢進している（黒っぽく見える）部分があり，fat pad sign陽性（関節内に貯留した血液が周囲の脂肪組織を押し広げている所見）である．

画像所見の描写と診断

　　　　尺骨骨幹部の急性塑性変形（骨の連続性は保たれたまま弯曲する，凹側の微小骨折）があり，橈骨頭の亜脱臼を伴っている．**Monteggia骨折**と診断がつけられる．

症例2

- 16歳女児
- クラシックバレエ中に右手をついて受傷
- 右前腕を痛がっている．肘関節や手関節の疼痛はない

108　レジデントのための骨折の撮影オーダーと画像診断

↳撮影オーダー ▶▶▶ 右前腕2方向（正面像・側面像）（図3, 4）

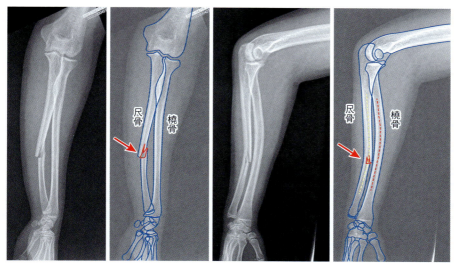

図3 単純X線像：患側（右腕）の前腕2方向
正面像（左），側面像（右）．

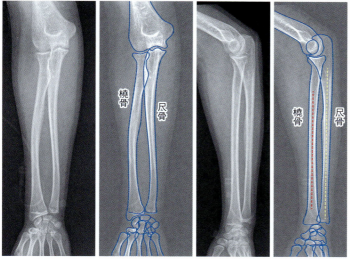

図4 単純X線像：健側（左腕）の前腕2方向
正面像（左），側面像（右）．

↳画像所見

A	適切性とアライメント	側面像が斜位ではあるが，肘関節の脱臼はない．
B	骨	右尺骨骨折に骨折線がある．骨に一部連続性があり，尺骨の若木骨折である（➔）．橈骨に明らかな骨折線はない．
C	軟骨	軟骨損傷を示唆する所見はない．
D	変形と骨濃度	前腕正面像では，尺骨に骨折・変形があることがわかる．側面像では，尺骨が骨折部で掌側に変形しており，橈骨も掌側に弯曲している．橈骨の急性塑性変形である．
S	軟部組織	患側に軟部陰影の変化はない．健側では，チューブが写っており末梢静脈路が確保されていることがわかる．

画像所見の描写と診断

橈骨骨幹部の急性塑性変形と，尺骨骨幹部の若木骨折があり，**橈・尺骨骨幹部骨折**と診断がつけられる．

症例3

- 16歳男児
- サッカーのプレーでスライディングをした際に手をついてから，手関節痛が持続
- 左手関節が腫脹している．肘関節には疼痛なし

撮影オーダー ▶▶▶ 手関節2方向（正面像・側面像）（図5）

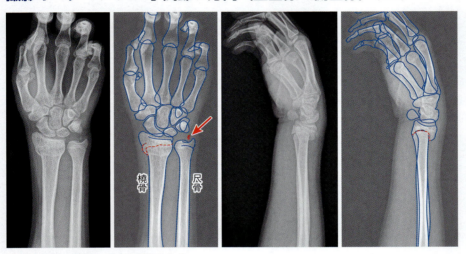

図5 ● 単純X線像：左手関節2方向
正面像（左），側面像（右）．
---は橈骨の骨折線，➡は尺骨茎状突起の裂離骨片．

画像所見

A	適切性とアライメント	橈骨遠位端が骨折部で背側・尺側に転位している．尺骨のアライメント異常はない．
B	骨	橈骨遠位端が骨折しており，尺骨茎状突起の骨折（➡）もある．
C	軟骨	橈骨は骨端線部で骨折しており，橈側は近位部に骨折線が及んでいる．
D	変形と骨濃度	橈骨の橈側の輪郭に途絶があり明らかな骨折であるが，正面像では尺側に及ぶ骨折線ははっきりしない．側面像で見ると，骨端線の位置で背側に転位しており，骨端損傷を示唆している．
S	軟部組織	軟部陰影の増強ははっきりしない．

画像所見の描写と診断

橈骨の骨幹端と骨端の境界である骨端線で骨折を生じ，転位している．**橈骨遠位端の骨端線損傷**と診断できる．また，**尺骨茎状突起骨折**も合併している．

解説

1）受傷機転

　小児の前腕の骨折や脱臼の受傷機転は，転倒時に手をついて軸圧がかかることや，捻りの動作が加わることで受傷することが多い．

2）症状と身体所見

　前腕の骨折では，骨折部の変形が肉眼的にわかることが多い．乳幼児の場合は，腫脹が判別しにくいこともあるので，局所の自発痛や運動時痛があるかを確認する．また，脱臼も同様であり，手をついて受傷した場合，手関節や肘関節の運動時痛や圧痛も必ず確認する．乳幼児では，痛みを訴える部位を先に診察すると泣いてしまったり，診察を拒否するようになったりする可能性があり，疼痛部位や腫脹部位より離れたところから，圧痛の有無を丁寧に把握する（圧痛があることより，ないことを確認する）ことが肝要である．

3）X線のオーダー

▶ 基本は前腕2方向（正面像・側面像）

　基本は前腕骨の2方向（正面像・側面像）を撮影する．前腕骨骨折の多くは，橈骨や尺骨の骨幹部骨折のみであるが，肘関節や手関節周囲の骨折を合併することもある[1,2]．特に，同側の上腕骨顆上骨折の合併（floating elbow）は見逃してはならない骨折である．疼痛の局在がはっきりしない場合や手関節・肘関節の疼痛がないことを否定できない場合は，手関節や肘関節2方向の単純X線も追加でオーダーする必要がある．

▶ 必ず健側も撮影する

　成長軟骨板である小児の骨端線部は外力に対し脆弱で，そこで骨折を起こすことがある．Salter-Harris分類（図6）を用いることが多いが，最も多いのはⅡ型であり，骨端部の離開に加え，皮質骨に伸びる骨折線があることが多い[3]．小児の骨端線は，正常であっても骨折と誤診されるほど判別がつきにくいので，必ず健側を撮影し，左右を比較し読影する必要がある．

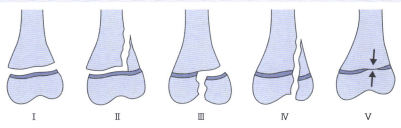

図6 ● Salter-Harris分類
文献3より引用．

引用文献

1) Biyani A, et al：Ipsilateral supracondylar fracture of humerus and forearm bones in children. Injury, 20：203-207, 1989
2) Stanitski CL & Micheli LJ：Simultaneous ipsilateral fractures of the arm and forearm in children. Clin Orthop Relat Res, 153：218-222, 1980
3) 「Rockwood and Wilkins' Fractures in Children 9th ed」(Waters PM, et al, eds), p23, Wolters Kluwer, 2020

第4章 手・手関節・指

基本編 症例編

1 手の撮影肢位と正常解剖

森 剛

1 手正面撮影

撮影方法と肢位

　座位で撮影．手掌を受光面に密着させ，指は伸展させた状態で，PA（手背→手掌）方向で撮影する．各指間は適度に開かせ，特に母指は十分に開かせる（ⓐ，ⓑ）．X線は第3中手骨頭に向け，垂直に入射する（ⓒ）．左右の手正面撮影の場合，四切カセッテで両手を一度に撮影すると母指を閉じて撮影することになり，母指球の収縮により第1中手骨付近の肉厚が増す．また，X線も両手の中間付近に入射するため，線束の広がりによって若干の斜入射となる．そのため，四切カセッテで両手を一度に撮影すると，手掌および手指は軽度の斜位となってしまうので注意が必要である．

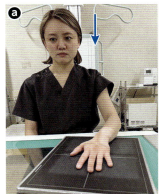
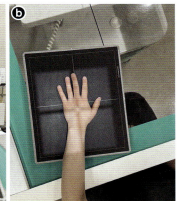
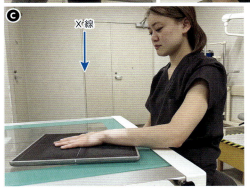

| 画像の見え方 | 手掌および手指正面の概観的観察ができるが，小指は若干斜位，母指も斜位となってしまう．手根骨である大菱形骨と小菱形骨，有頭骨と有鉤骨，三角骨と豆状骨はそれぞれ重なって投影されるため，観察しにくい．舟状骨は独立して観察できることもあるが，遠位が低位となり短縮した形で観察される．
尺骨茎状突起は手関節の外側に投影されるが，受傷状況によってAP方向（手掌→手背）にて撮影した場合，尺骨遠位端の中央に位置するようになる．
画像は指骨から手根骨，橈骨近位部まで広く観察できるようラチチュードを広めにし，マルチ周波数処理，ダイナミックレンジ圧縮にて適切に処理する必要がある．
母指のMP関節付近に種子骨が2つ観察される．骨片と間違えないよう注意が必要である． |

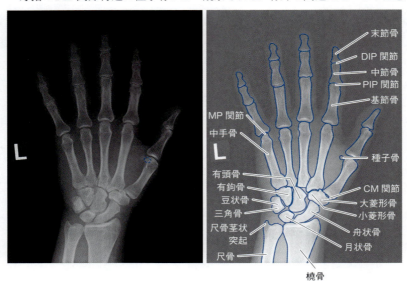

2　手斜位撮影

| 撮影方法と肢位 | 座位で撮影．手正面撮影した状態のまま，指は伸展させた状態で第1指側を持ち上げるように約30°斜位にする（ⓐ，ⓑ）．斜位の角度を大きくすると，中手骨体部同士が重なってしまう．X線はPA方向にて，第3中手骨頭が中心にくるよう撮影する（ⓒ）．その際，各指骨が重ならないよう適度に指間を広げる．母指は伸展したまま，受光面と平行になるよう倒す（ⓑ）． |

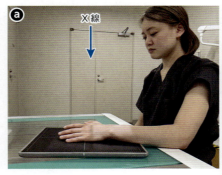
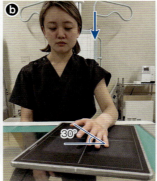
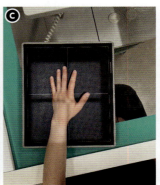

画像の見え方

　中手骨，手指骨の斜位像が観察できる．中手骨を骨折した場合，正面像では判別しにくい前方または後方偏位が判別できる肢位である．

　特に第3-5中手骨頭および中手骨底は重なって観察しにくくなる．舟状骨は受光面と平行に近くなるので，腰部から遠位部にかけて観察しやすくなる．

　なお，母指と示指で輪っかを作って撮影する場合がある．その場合，再現性がよく安定した斜位角度となりやすいが，指骨の情報は著しく低下する．

　画像は指骨から手根骨，橈骨近位部まで広く観察できるようラチチュードを広めにし，マルチ周波数処理，ダイナミックレンジ圧縮にて適切に処理する必要がある．

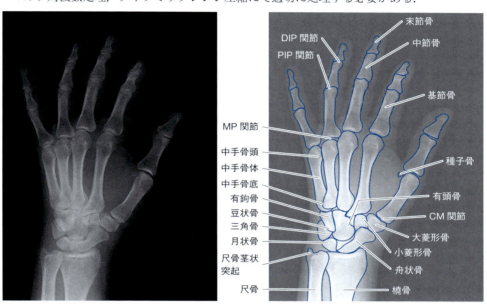

参考文献

1) 「ポケット解剖アトラス 第2版」（益田 栄/著），文光堂，1978
2) 「チェックポイント X線撮影と画像評価」（辺見 弘，倉本憲明/監，谷崎 洋，大棒秀一/編著），医療科学社，2007
3) 「新・図説 単純X線撮影法」（小川敬壽/編），金原出版，2012
4) 「診療画像検査法 X線撮影法」（中村 實/監，松波英一，他/指導），医療科学社，1998
5) 「クラーク X線撮影技術学」（Whitley AS, 他/著，島本佳寿広，他/監訳），西村書店，2009
6) 「診療放射線技術学大系 専門技術学系 9 放射線検査学（X線）」（日本放射線技術学会/編，山下一也，他/著），通商産業研究社，1983

第4章 手・手関節・指

2 手関節の撮影肢位と正常解剖

基本編 症例編

森 剛

1 手関節正面撮影

撮影方法と肢位　座位で撮影．患側上腕を肩の高さまで90°外転させ，肘を90°屈曲，手掌を受光面に付け，手指は軽度屈曲（手背は軽度背屈位）させる（ⓐ, ⓑ）．X線は手関節部へ垂直に，PA（手背→手掌）方向にて入射する（ⓒ）．

小児が手関節部を受傷した場合，Galeazzi骨折（橈骨骨幹部骨折と遠位橈尺関節脱臼を合併した骨折）を考慮して，前腕近位1/3程度まで照射野を広げる．

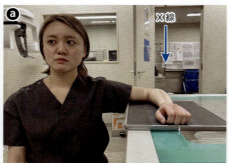
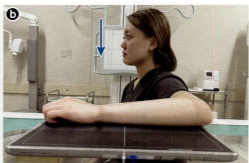
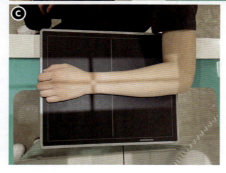

| 画像の見え方 |

　手関節は橈骨，尺骨，舟状骨，月状骨の一部で構成されている．手根骨の配列は2列となっているのが観察され，手指軽度屈曲（手背が軽度背屈）位では，近位側手根骨（舟状骨，月状骨，三角骨）の近位側および遠位側の骨端，遠位側手根骨（有頭骨，有鉤骨）の近位側の骨端がそれぞれ3本の曲線で描ける．各手根骨間の関節間隔は均一で，2 mm前後である．関節間隔が広い場合は外傷による脱臼や骨折が考えられ，狭い場合は骨の変性や撮影時の軽度斜位が考えられる．舟状骨は手指軽度屈曲位では広く観察できるが，手指伸展位では短縮されて投影され，遠位側が結節陰影として円状に投影される．舟状骨骨折時には舟状骨遠位側に結節像が投影される場合があるので，鑑別が必要となる．

　遠位橈尺関節の橈骨と尺骨の遠位端は一般的に同じ高さ，もしくは橈骨遠位端がわずかに遠位側に位置している．また，遠位橈尺関節はわずかに重なって投影される．

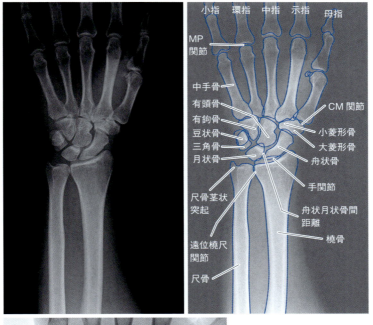

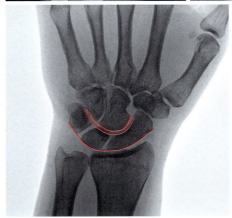

第4章　手・手関節・指

2　手関節側面撮影

撮影方法と肢位

　座位で撮影．手関節正面を撮影した後，90°外転している上腕をそのまま外転0°となるように下ろす．肘は90°屈曲のまま，前腕外側部を受光面に密着させる（ⓐ，ⓑ）．このとき肘部が体の後部に下がらないよう，上腕が寝台に対して垂直になるように注意する．手関節部は7°外旋する．X線は手関節部へ垂直に入射する（ⓒ）．

　正面撮影から寝台を下げていくとき，寝台で患者の腰部や下肢を挟まないよう十分注意しなければならない．また，フォローで撮影する際，本撮影時はX線管球のコリメータが患者の頭部の近くに位置している．患者が撮影後に立ち上がると頭部をコリメータにぶつけてしまう恐れがあるため，撮影後はすみやかにX線管球を患者の傍から移動させる必要がある．

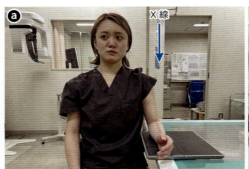
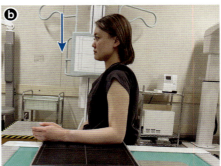
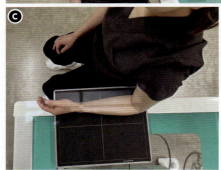

画像の見え方

橈骨と尺骨が重複して観察される．橈骨の骨軸上に月状骨が三日月状に投影され，その遠位に有頭骨，第3中手骨が一直線上に並んでいる．橈骨手根関節面は橈骨骨軸に対し10〜20°の傾斜角を有しているため，橈骨茎状突起が月状骨に重なって投影され，手関節は接線状に投影されない．そのため，側面像にて手関節を接線状に投影するには，上肢遠位を20°前後挙上する必要がある（Elevation法）．舟状骨近位部は月状骨，三角骨，豆状骨と重なって投影されるため不明瞭となる．

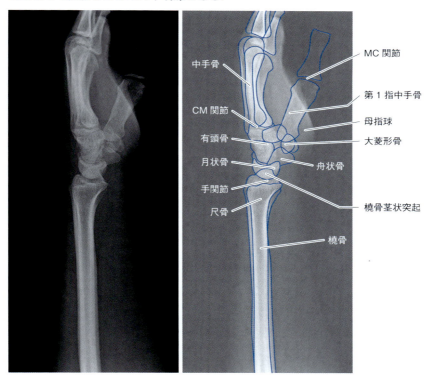

参考文献

1)「ポケット解剖アトラス 第2版」（益田 栄/著），文光堂，1978
2)「チェックポイント X線撮影と画像評価」（辺見 弘，倉本憲明/監，谷崎 洋，大棒秀一/編著），医療科学社，2007
3)「新・図説 単純X線撮影法」（小川敬壽/編），金原出版，2012
4)「診療画像検査法 X線撮影法」（中村 實/監，松波英一，他/指導），医療科学社，1998
5)「クラーク X線撮影技術学」（Whitley AS，他/著，島本佳寿広，他/監訳），西村書店，2009
6)「診療放射線技術学大系 専門技術学系 9 放射線検査学（X線）」（日本放射線技術学会/編，山下一也，他/著），通商産業研究社，1983
7)「アクシデント＆エマージェンシー X線読影サバイバルガイド 原著第3版」（Raby N/著，金子和夫/監訳），医歯薬出版，2017

第4章 手・手関節・指

基本編 | 症例編

3 手指の撮影肢位と正常解剖

森 剛

1 手指（示指〜小指）正面撮影

撮影方法と肢位　座位で撮影．指が伸展可能であれば，指先から順に手掌側皮膚面を受光面へ密着させる．小指は軽度斜位になっているため，小指を対象として撮影する場合，小指側を軽度に持ち上げ正面にさせる．母指を閉じていると母指球厚の増加により手掌がわずかに斜位となるため，母指は軽度外転させる（ⓐ，ⓑ）．X線は指先側から7°の角度で入射する（ⓒ）．

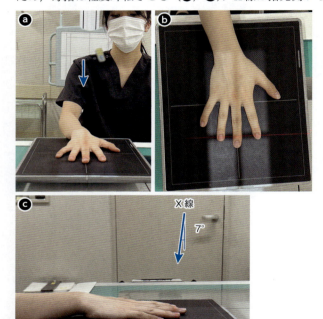

画像の見え方　手掌を伸展させて受光面に密着させ，X線を遠位側から7°の角度で入射することによってDIP関節，PIP関節が明瞭に観察可能となる．指骨は遠位側および近位側ともに末端部が膨隆し，末節骨，中節骨，基節骨が直線状に配列している．示指と中指が正面となっている場合，小指は軽度斜位となり，母指は斜位となっている．近位中手骨まで観察できるように照射野を広げる．

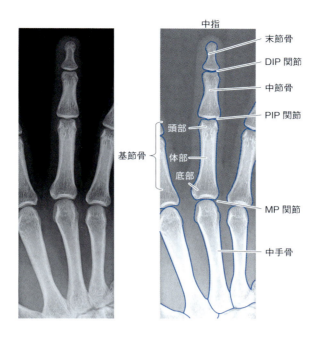

2 手指（母指）正面撮影

撮影方法と肢位　座位，クロステーブルで撮影．手の下に5〜7 cm程度の台を敷き，手を前に出して掌側を上向きとし，母指を掌側外転させる．母指が受光面に対し正面を向くよう，手掌を軽度外旋させ，DIP関節を軽度屈曲させる（ⓐ, ⓑ）．観察目的がCM関節の場合，手関節を軽度尺屈させるとCM関節が明瞭に観察できる．X線は水平に入射する（ⓒ）．

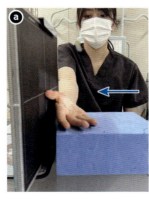
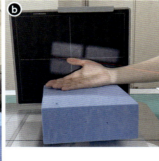
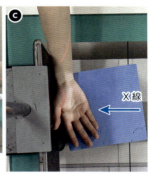

画像の見え方　母指の末節骨，基節骨が直線上にあり，DIP関節，MP関節が明瞭に観察できる．母指を掌側外転させなければ中手骨が母指球や小指球に重なり，母指中手骨近位およびCM関節が明瞭に観察できなくなる．手掌を軽度尺屈させて撮影した場合，CM関節も明瞭に観察することができる．

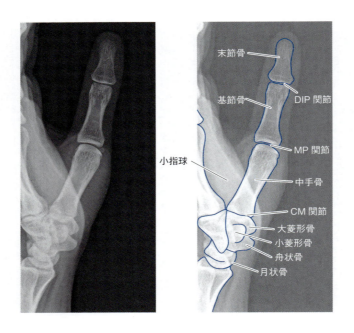

以下に，母指CM関節X線の撮り方（東海大法）と画像の見え方を示す．

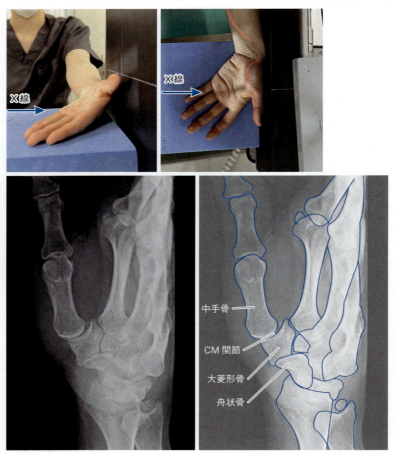

3　手指側面撮影

撮影方法と肢位　座位で撮影．患指を伸展させ，他の指は軽度屈曲させる（ⓐ）．三角形の補助具などがあれば，患指を独立させやすい．補助具で非患指が患指に重ならないようにし，患指を横から見て受光面に平行となるようにする（ⓑ）．X線は垂直に入射する（ⓒ）．

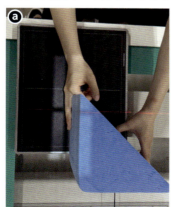
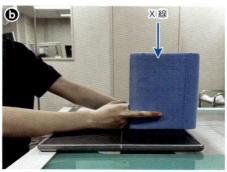
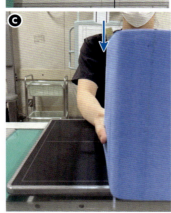

> **画像の見え方**
>
> 末節骨，中節骨，基節骨ともに頭部および底部が膨隆し，体部がやや細くなっているが，体部の骨皮質は肥厚している．底部の関節面は骨の長軸に対し，約7°の角度を有している．示指～小指の中手骨は重なって投影され，観察しにくい．

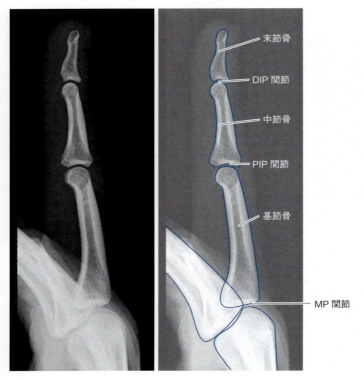

参考文献

1) 「ポケット解剖アトラス 第2版」（益田 栄/著），文光堂，1978
2) 「チェックポイント X線撮影と画像評価」（辺見 弘，倉本憲明/監，谷崎 洋，大棒秀一/編著），医療科学社，2007
3) 「新・図説 単純X線撮影法」（小川敬壽/編），金原出版，2012
4) 「診療画像検査法 X線撮影法」（中村 實/監，松波英一，他/指導），医療科学社，1998
5) 「クラーク X線撮影技術学」（Whitley AS，他/著，島本佳寿広，他/監訳），西村書店，2009
6) 「診療放射線技術学大系 専門技術学系 9 放射線検査学（X線）」（日本放射線技術学会/編，山下一也，他/著），通商産業研究社，1983

第4章 手・手関節・指

基本編 | 症例編

4 橈骨遠位端骨折

黒住健人

- ◆ **典型的な受傷機転** …… 転倒して手をつく（特に高齢者）など
- ◆ **症状と身体所見** ……… 手関節部の腫脹，疼痛
- ◆ **X線撮影のオーダー** … 手関節2方向（正面像・側面像）
- ◆ **ポイント** ……………… 橈骨だけではなく，尺骨や手根骨，肘関節周囲に損傷がないかチェック

症例1
・転倒し，手をついて受傷
・疼痛と腫脹が持続している

画像検査 ❶

↳ **撮影オーダー ▶▶▶ 手関節2方向（正面像・側面像）**（図1）

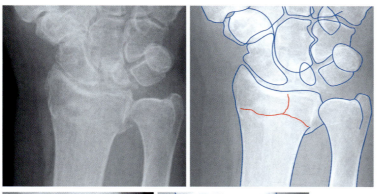

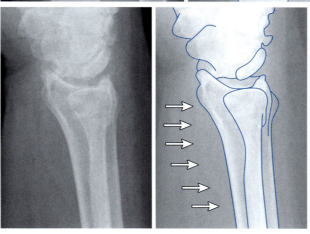

図1 ● 単純X線像：手関節2方向
正面像（上）でよく見ると，骨折線が疑われる．側面像（下）では骨折線の指摘は難しいが，pronator quadratus sign[1, 2]（⇨）を認める．

画像所見

A	適切性とアライメント	正面像・側面像は比較的適切に撮影されている．
B	骨	正面像で骨折線が疑われる．側面像では骨折線の指摘は難しい．
C	軟骨	問題なし．
D	変形と骨濃度	側面像で関節面の背屈転位がある．正面像で骨折部の骨濃度が上昇している．
S	軟部組織	側面像で掌側の軟部陰影膨隆を認める（pronator quadratus sign）．

画像所見の描写と診断

正面像で骨折線を疑う所見があり，側面像で関節面の背屈転位があるため，**橈骨遠位端骨折**を疑う．加えて，側面像で掌側の軟部陰影膨隆を認める（pronator quadratus sign）ため，さらに強く骨折を疑う．関節内骨折に至っているかは不明であるため，追加検査を行う．

画像検査 ❷（追加検査）

撮影オーダー ▶▶▶ 手関節 CT（MPR再構成）（正面像・側面像）（図2）

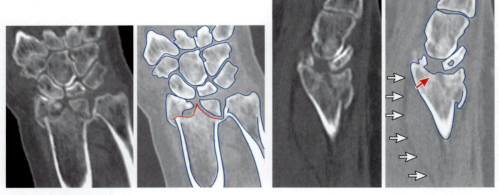

図2● CT像：手関節
正面像（左）で関節内骨折を認める．側面像（右）では関節面の陥没を伴う関節内骨折を認め，さらにpronator quadratus sign（⇨）を認める．

画像所見

A	適切性とアライメント	正面像・側面像は任意に再構成できる．
B	骨	正面像で関節内骨折を認める．側面像では背側に転位を伴う関節内骨折を認める．
C	軟骨	問題なし．
D	変形と骨濃度	側面像で関節面の骨濃度が上昇しており，陥没（➡）がある．
S	軟部組織	側面像で掌側の軟部陰影膨隆を認める（pronator quadratus sign）．

画像所見の描写と診断

正面像で関節内骨折線があり，側面像でも骨折の背側転位があるため，**橈骨遠位端関節内骨折**である．

症例 2

・転倒し，手をついて受傷
・疼痛と腫脹があり，外見上も手関節が変形している

画像検査 ❶

↳ 撮影オーダー ▶▶▶ 手関節 2 方向（正面像・側面像）（図3）

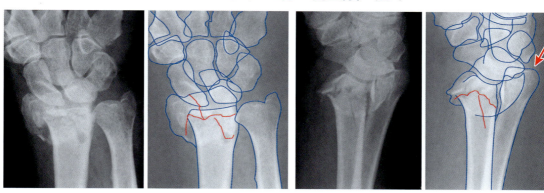

図3 ● 単純X線像：手関節2方向
正面像（左）・側面像（右）ともに変形は明らかであるが，特に側面像では橈骨の背屈転位に伴い，尺骨が背側脱臼（➡）に見える．

↳ 画像所見

A	適切性とアライメント	正面像は比較的適切に撮影されている．側面像は背屈転位が強く，斜位に撮影されている．
B	骨	正面像で骨折があり，一部粉砕している．関節面にも骨折線が伸びている．側面像でも骨折線は明らかであるが，詳細は不明である．
C	軟骨	問題なし．
D	変形と骨濃度	正面像・側面像ともに変形は明らかである．特に側面像では橈骨の背屈転位に伴い，尺骨が背側脱臼に見える．
S	軟部組織	問題なし．

↳ 画像所見の描写と診断

　　　正面像は比較的適切に撮影されているものの，側面像は背屈転位が強く斜位に撮影され，それに伴い尺骨が背側脱臼に見える．**橈骨遠位端骨折**の診断は容易であるが，その詳細は不明であるため追加検査を行う．

画像検査 ❷（追加検査）

↳撮影オーダー ▶▶▶ 徒手整復後手関節2方向（正面像・側面像）（図4）

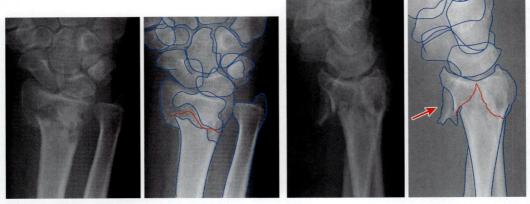

図4● 徒手整復後単純X線像：手関節2方向
正面像（左）で骨折線を認めるが，関節内に伸びる骨折線は不明瞭になった．側面像（右）は正確に撮られ，尺骨の背側脱臼はなくなり，評価が容易になった．

↳画像所見

A	適切性とアライメント	正面像・側面像ともに正確に撮られている．
B	骨	正面像で骨折線を認めるが，関節内に伸びる骨折線は不明瞭になった．側面像では関節内骨折があり，掌側皮質骨の転位も認める（➡）．
C	軟骨	問題なし．
D	変形と骨濃度	側面像で尺骨の背側脱臼はなくなった．
S	軟部組織	問題なし．

↳画像所見の描写と診断

　　　　正面像で骨折線を認めるが，関節内に伸びる骨折線は不明瞭になった．側面像は正確に撮られ，尺骨の背側脱臼はなくなり橈骨の転位に伴うものであったと判断できる．側面像で関節内骨折線があり掌側皮質骨の転位も認めることから，掌側粉砕を伴った**橈骨遠位端関節内骨折**であると診断できる．

解　説

1）受傷機転

　　　　橈骨遠位端骨折は，高齢者においては立った高さからの転倒の際に手をついて受傷することが多い．青壮年での受傷は，高所転落や交通事故などの高エネルギー外傷によることが多い．

2）症状と身体所見

症状は，受傷部位に一致した腫脹・疼痛である．骨折部の遠位が背側転位する形の損傷では，外見上フォークを伏せて置いたような変形を呈する．通常，痛みのために手指の運動は制限されるが，丁寧に診察すれば手指の動きは正常であることが多い．

3）X線のオーダー

▶ 手関節2方向（正面像・側面像）撮影を原則とする

手関節部に圧痛部位が限局する場合には，手関節2方向撮影を原則とする．疼痛のために正確な撮影肢位が得られない場合には，4方向撮影もあり得る．小児の場合には健側の2方向撮影も行い，比較するとよい．転位の大きい症例においては，前述の症例2のように徒手整復を行った後に再度撮影することで，正確な診断に近づける．

◆ Pronator quadratus sign とは[1, 2]

MacEwan によって報告されたもので，通常手関節側面X線像では，前腕fat pad は橈骨遠位端の掌側に付着した薄い三角形として90％以上の頻度で写る．これを pronator quadratus sign と呼ぶ．ある研究では，側面X線像において女性で8 mm 未満，男性で9 mm 未満であり，これを超える場合，もしくはこの線が消失している場合には骨折を疑うとされている[2]．

◆ 橈骨遠位端骨折はどう伝達するか

他の部位と同様にAO分類によって表現することも可能であるが，この部位においては慣例として以下のような冠名を用いて表現することも多い．

Colles 骨折：骨折部の遠位が背側転位
Smith 骨折：骨折部の遠位が掌側転位
Barton 骨折：関節面の上半分もしくは下半分が転位
Chauffeur 骨折：橈骨茎状突起の骨折
die punch 骨折：橈骨遠位端の月状骨窩の関節内骨折

◆ CT撮影の追加はどうする？

徒手整復などでほぼ解剖学的に整復される症例においては，X線撮影以上の検査は必要ない．転位を伴う関節内骨折を疑う場合には，手術適応を判断するためにCT撮影を行うことがほとんどである．

引用文献

1) Macewan DW：Changes due to trauma in the fat plane overlying the pronator quadratus muscle: a radiologic sign. Radiology, 82：879-886, 1964

2) Loesaus J, et al：Reliability of the pronator quadratus fat pad sign to predict the severity of distal radius fractures. World J Radiol, 9：359-364, 2017

第4章 手・手関節・指

基本編 | 症例編

5 月状骨を取り巻く関節の損傷

黒住健人

- ◆ **典型的な受傷機転** …… 転落・墜落で手をつく，バイク・自転車事故で手をつく
- ◆ **症状と身体所見** ……… 手関節に近い手部の腫脹，圧痛
- ◆ **X線撮影のオーダー** … 手関節2方向（正面像・側面像），手2方向（正面像・斜位像）
- ◆ **ポイント** ……………… 構成する骨が多いが，橈骨・月状骨・有頭骨に注目する

症例1
- ・バイク走行中の事故にて受傷
- ・変形と腫脹がある

撮影オーダー ▶▶▶ 手関節2方向（正面像・側面像）（図1）

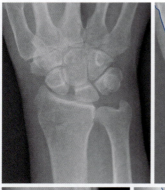
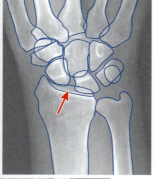
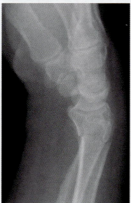
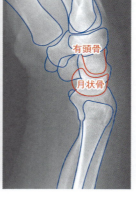

図1 ●（橈骨遠位端骨折整復後）単純X線像：手関節2方向

正面像（上）で，一見手根骨は問題なさそうに見えるが，舟状骨と月状骨の離開（Terry-Thomas sign）[1]がある（→）．側面像（下）では月状骨と有頭骨の関係も正常であり，明らかな異常は指摘できない（ここでは橈骨遠位端骨折があるが，これには触れない）．

画像所見

A	適切性とアライメント	正面像・側面像は比較的適切に撮影されている．側面像で，月状骨と有頭骨の関係は正常．正面像で，月状骨と舟状骨の間が離れている．
B	骨	正面像・側面像ともに骨折はない（ここでは橈骨遠位端骨折があるが，これには触れない）．
C	軟骨	問題なし．
D	変形と骨濃度	問題なし．
S	軟部組織	舟状骨と月状骨の離開（Terry-Thomas sign）がある．

画像所見の描写と診断

正面像・側面像ともに骨折はない．正面像で，舟状骨と月状骨の離開（Terry-Thomas sign）[1]がある．側面像では月状骨と有頭骨の関係も正常であり，明らかな異常は指摘できない．以上を総合し，靱帯損傷による**舟状骨月状骨離開**と診断する．

症例2

・高所より墜落し，手をついて受傷
・手関節から手部にかけて変形と腫脹がある

画像検査①

撮影オーダー ▶▶▶ 手関節2方向（正面像・側面像）（図2）

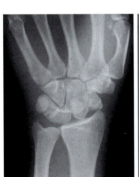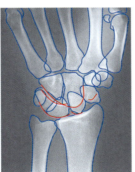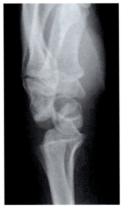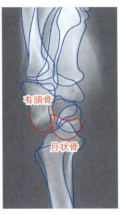

有頭骨
月状骨

図2● 単純X線像：手関節2方向
正面像（左）ではGilula's lines[2]の乱れがあり，舟状骨骨折もある．側面像（右）では，月状骨と有頭骨の位置異常がある（図5：The apple should sit in the cup, which should sit in the saucer）．

画像所見

A	適切性とアライメント	正面像・側面像は比較的適切に撮影されている．正面像ではGilula's linesの乱れがある．側面像では，月状骨と有頭骨の位置異常がある．
B	骨	正面像では舟状骨骨折がある．
C	軟骨	問題なし．
D	変形と骨濃度	問題なし．

S 軟部組織	問題なし.

↳ 画像所見の描写と診断

正面像ではGilula's lines[2])の乱れがあり，舟状骨骨折もある．側面像では月状骨と有頭骨の位置異常があり，脱臼している．以上より，舟状骨骨折を伴う**月状骨周囲脱臼**（経舟状骨月状骨周囲脱臼）と診断する．

画像検査 ❷（追加検査）

↳ 撮影オーダー ▶▶▶ 整復後手部2方向（正面・側面）（図3）

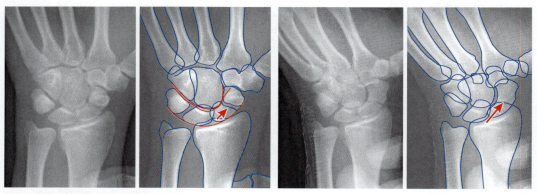

図3 徒手整復後単純X線像：手部2方向
正面像（左）でのGilula's lines[2)]はほぼ正常となっている．舟状骨骨折は斜位像（右）では明らかであるが，正面像ではわかりづらい．

↳ 画像所見

A 適切性とアライメント	正面像・斜位像は比較的適切に撮影されている．正面像でのGilula's linesはほぼ正常となっている．
B 骨	舟状骨骨折は斜位像では明らかであるが，正面像ではわかりづらい（→）．
C 軟骨	問題なし.
D 変形と骨濃度	問題なし.
S 軟部組織	問題なし.

↳ 画像所見の描写と診断

正面像でのGilula's lines[2)]はほぼ正常となっている．舟状骨骨折は斜位像では明らかであるが，正面像ではわかりづらい．以上より，舟状骨骨折を伴う**月状骨周囲脱臼**（経舟状骨月状骨周囲脱臼）の診断に変わりはない．

解　説

1）受傷機転

　　月状骨を取り巻く関節損傷は，高所転落・墜落や二輪車の交通事故などの高エネルギー外傷によることが多い．

2）症状と身体所見

　　症状は，受傷部位に一致した腫脹・疼痛である．特に脱臼を伴う症例では，腫脹も変形も強い．通常，痛みのために手指の運動は制限される．掌側に骨片の突出がある場合には，正中神経障害にも注意が必要である．

3）X線のオーダー

▶ 手関節2方向（正面像・側面像）撮影を原則とする

　　疼痛部位が手関節より遠位にあるようであれば，手2方向（正面像・斜位像）を追加する．圧痛部位がsnuff boxに限局していれば，舟状骨撮影を追加する．また，手掌の尺側に圧痛が限局する場合には手根管撮影を追加するのもよい．CT撮影が容易な施設ではCT撮影が行われることも多いが，CTの読影は見慣れない者にとってはかえって難しいことに留意する．

◆ Terry-Thomas signとは[1]

　　Terry-Thomas signは，手関節X線正面像で舟状骨と月状骨の間隙が増大することを指す．これは，靭帯損傷による舟状骨月状骨離開を意味する．3～4mm以上が陽性所見とされることが多い．ちなみに，Terry Thomasはイギリスの喜劇役者であり，彼の前歯が抜けていたことよりこう名付けられた．

◆ Gilula's linesとは[2]

　　Gilula's linesは，手関節X線正面像で描かれる3つの弧状の線のことであり，手根骨のアライメントの評価に用いられる（図4）．

◆ 有頭骨と月状骨の位置関係
（The apple should sit in the cup, which should sit in the saucer）

　　手関節X線側面像では，有頭骨（リンゴ）は月状骨（ティーカップ）の中に収まっており，月状骨は橈骨遠位端（ソーサー）と面しているはずである．月状骨周囲脱臼では，有頭骨は背側に脱臼し，月状骨に面していない（図5）．

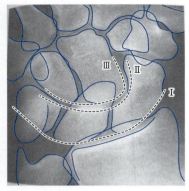

図4 ● Gilula's lines

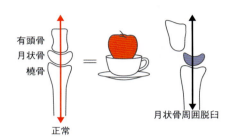

図5 ● 有頭骨と月状骨と橈骨遠位端の位置関係

◆ Spilled teacup sign[3]

このsignは，手関節X線側面像で脱臼した月状骨（ティーカップ）が極端な掌側変位と回旋（こぼれ落ちる）を示すものである．月状骨は橈骨遠位端と面しておらず，有頭骨とも面していない．月状骨脱臼と月状骨周囲脱臼の鑑別に重要なsignである．手根骨脱臼には月状骨脱臼，月状骨周囲脱臼，手根中央脱臼などさまざまなものがあり，時に混乱に陥るので注意を要する．

引用文献

1) Frankel VH：The Terry-Thomas sign. Clin Orthop Relat Res：311-312, 1978
2) Yin Y, Gilula LA：Imaging of the symptomatic wrist.「The Wrist」(Watson HK, Weinzweing J, eds), pp61-82, Lippincott Williams & Wilkins, 2001
3) Kaewlai R, et al：Multidetector CT of carpal injuries: anatomy, fractures, and fracture-dislocations. Radiographics, 28：1771-1784, 2008

第4章 手・手関節・指

基本編 **症例編**

6 舟状骨骨折

佐々木 源

- ◆ **典型的な受傷機転** …… 転倒して手関節背屈位で手掌を強打してしまう
- ◆ **症状と身体所見** ……… 手関節〜母指球部の疼痛．皮下出血や腫脹ははっきりしないことが多い
- ◆ **X線撮影のオーダー** 手関節4方向
- ◆ **ポイント** ……………… "骨折があるはず！"と思って目を凝らして，撮影したX線画像をよく見る

症例 1

・20代男性
・1週間前に道路で躓いて手のひらを強く打った．痛みが引かないので受診した

↳ **撮影オーダー ▶▶▶ 手関節4方向（正面像・側面像・内旋斜位像・尺屈位像）**
　　　　　　　　　（図1）

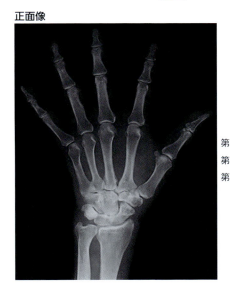
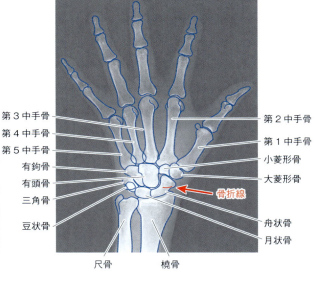

図1 ● 単純X線像：手関節4方向
（次頁に続く）．

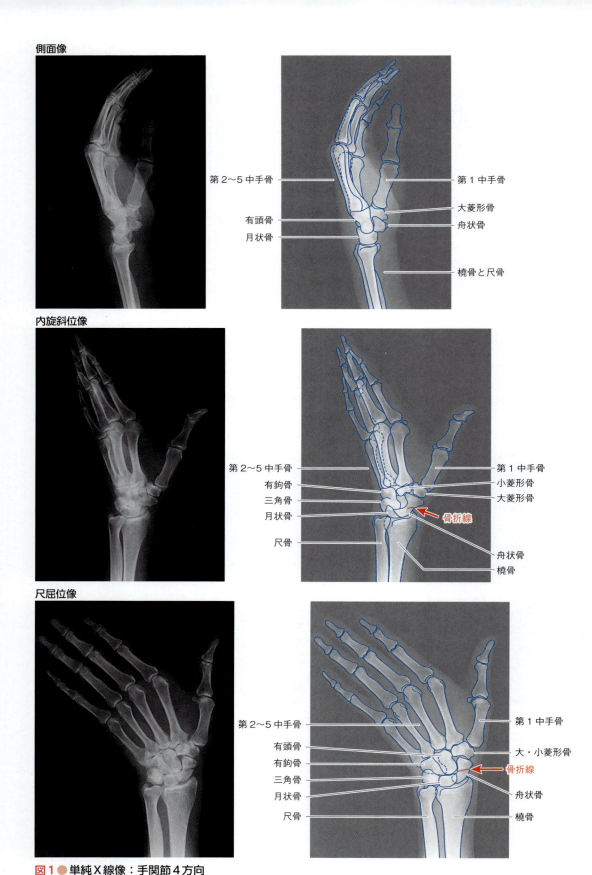

図1 単純X線像：手関節4方向
（前頁の続き）．

画像所見

A	適切性とアライメント	橈骨手根関節，手根中央関節の脱臼はない．
B	骨	舟状骨に骨折がある（側面像では骨折線はわからない）．
C	軟骨	関節内骨折なので関節表面の軟骨損傷はあるかもしれない．
D	変形と骨濃度	舟状骨の輪郭に途絶がある．
S	軟部組織	軟部組織陰影の増強はよくわからない．

画像所見の描写と診断

舟状骨に骨折線があるため，**舟状骨骨折**と診断できる．

> **Memo　舟状骨の骨折と画像診断**
>
> 舟状骨の形態は約40°橈屈かつ約30°掌屈しているバナナ状の骨であり，表面の8割が関節軟骨に覆われている．そのため，舟状骨撮影（scaphoid view）は，"拳を握った"状態で手関節を尺屈することで，舟状骨をカセッテに平行に写すことが可能な撮影肢位となる．診察の時点で舟状骨骨折を強く疑わない場合でも，手関節尺屈位撮影をすると見逃しを防ぐことができる．舟状骨骨折は手根骨骨折のなかで最も頻度が多く約7割を占め，隣接関節の脱臼・骨折を合併することもあるため，注意深い画像検査・読影が必要である[1]．

症例2

- 70代女性
- 2カ月前に自転車で転倒して手のひらをついた．すぐに近くの整形外科クリニックを受診したがX線検査で異常を指摘されず，打撲の診断で経過を診ていた．しかし，受傷から1カ月経っても，手を動かした時の痛みが続くため受診した

前医受診時の撮影オーダー ▶▶▶ 手関節4方向（正面像・側面像・内旋斜位像・外旋斜位像）（図2）

当院受診時の撮影オーダー ▶▶▶ 手関節尺骨位（正面像）（図3）

正面像

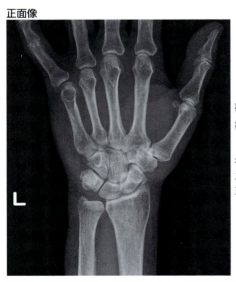
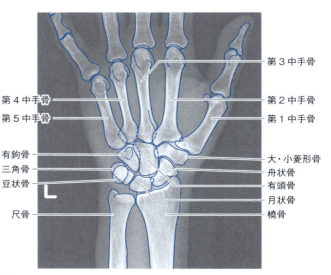

図2● 単純X線像：手関節4方向（前医受診時）
（次頁に続く）．

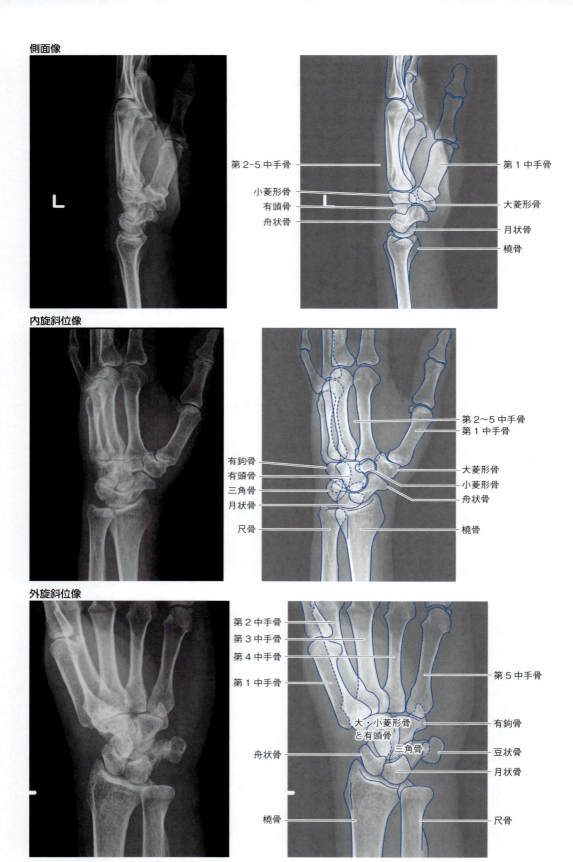

図2 単純X線像：手関節4方向（前医受診時）
（前頁の続き）．

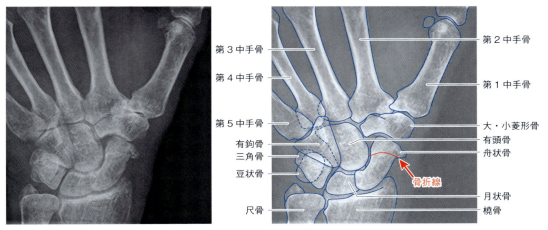

図3 ● 単純X線像：手関節尺骨位（正面像，受傷2カ月後）

画像所見

A	適切性とアライメント	橈骨手根関節，手根中央関節の脱臼はない．
B	骨	舟状骨は，前医初診時のX線4方向撮影で輪郭は保たれており骨折線はわからなかった．受傷2カ月後の手関節尺屈位撮影では橈側の輪郭に不整が見られ骨折線がある．
C	軟骨	関節内骨折なので関節表面の軟骨損傷はあるかもしれない．
D	変形と骨濃度	受傷後2カ月後のX線では舟状骨の輪郭に途絶がある．
S	軟部組織	軟部組織陰影の増強はよくわからない．

画像所見の描写と診断

舟状骨橈側の輪郭に不整が見られ，**舟状骨骨折**と診断する．

> **Memo 舟状骨の不顕性骨折**
>
> 舟状骨骨折は，X線検査ではわからない不顕性骨折が存在する．そのため，X線検査で所見がなくともsnuff box（図4）の圧痛などの身体所見で骨折を否定できない場合は，局所の安静も含めて，ギプスやシーネによる外固定を行ったほうが安全である．1週間後も痛みの改善がない場合は，CTやMRI撮像による精査を行う．

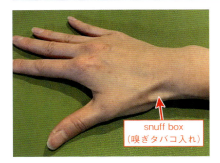

図4 ● snuff box
橈骨形状突起と長母指伸筋腱，短母指伸筋腱で囲まれた三角形の窪み．

解　説

1）受傷機転

手関節背屈位で手掌に強い衝撃を受けることで受傷する．そのため転倒して手のひらをつく，球技で手掌に強くボールを受けるなどの動作での受傷が多い．

2）症状と身体所見

母指球周囲～手関節の痛みを訴えることが多い．教科書的にはsnuff box（嗅ぎタバコ入れ）に圧痛がある．運動時痛はあっても安静時痛はないことが多い．腫脹は，健側と比較してわずかに腫れている程度で，よく観察することが必要である．

3）X線のオーダー

▶手関節4方向

可能であれば，手関節尺屈位または握り拳で尺屈するscaphoid viewでの撮影をする．

◆X線の撮影オーダーはいつもの骨折と一緒？

身体所見からどの手根骨の骨折が疑わしいか絞れない場合は，できるだけ見逃しを防ぐために，**通常の手関節X線検査の正面・側面の2方向撮影に加えて内外旋斜位像の撮影を**実施することを勧める．身体所見から骨折を疑う手根骨が絞られたならば，例えば舟状骨骨折が疑われたならばscaphoid viewなど，その手根骨に合わせた特殊撮影をオーダーする．

◆舟状骨骨折でのCT撮影は必要？

今や必須の検査である．手根骨は複雑な形状をしているため，多方向撮影でもX線検査では見逃すことがある．また，骨折の存在はわかっても，骨折線の正確な形状の把握は難しい．そのためCTを撮影すると，骨折の有無および骨折型の把握，さらに隣接関節や骨の損傷の診断も可能である（**図5**）．

なお，MRIでは炎症，靱帯損傷，軟骨損傷，骨壊死（≒骨内の血流）の評価が可能である．舟状骨骨折においてはMRI所見によって手術方法が変わることもある（**図6**）．

140　レジデントのための骨折の撮影オーダーと画像診断

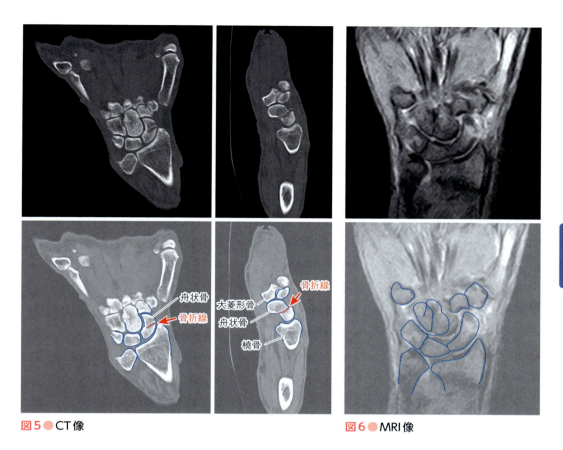

図5 ● CT像

図6 ● MRI像

引用文献

1) 「Green's Operative Hand Surgery 7th Edition」(Scott WW, et al, eds), Elsevier, 2016

第4章 手・手関節・指

基本編 | 症例編

7 有鉤骨骨折（鉤骨折）

佐々木　源

- ◆ **典型的な受傷機転** …… 野球，テニス，ゴルフなどでグリップエンドが強く当たることによって発症する
- ◆ **症状と身体所見** …… 小指球部痛がある．皮下出血や腫脹ははっきりしないことが多い
- ◆ **X線撮影のオーダー** … 手関節3方向
- ◆ **ポイント** …………… 単純X線正面像・側面像だけでは判断が難しい．受傷機転や疼痛部位から診断を推測し，"手根管撮影"を追加する

症例1
- 10代男性
- 1週間前に野球のバットを振ったときに手を痛めた

↳ **撮影オーダー ▶▶▶ 手関節3方向（正面像・側面像・手根管撮影像）**（図1）

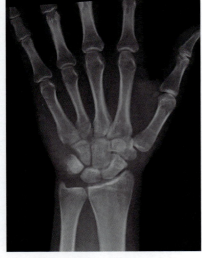
正面像

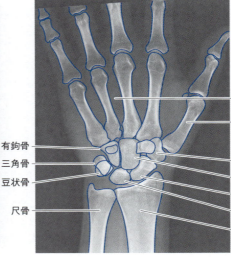

第2-5中手骨
第1中手骨
有鉤骨
三角骨
豆状骨
尺骨
大・小菱形骨
有頭骨
舟状骨
月状骨
橈骨

図1● 単純X線像：手関節3方向
　　（次頁に続く）．

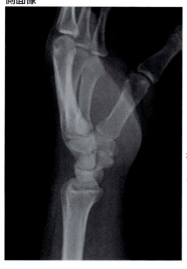
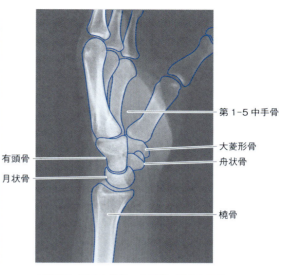
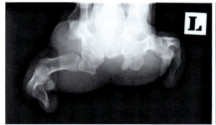
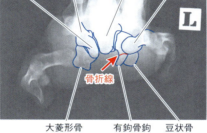

図1 ● 単純X線像：手関節3方向
（前頁の続き）．

画像所見

A	適切性とアライメント	手根骨のアライメントは正常で，手根骨間の脱臼はない．
B	骨	正面像・側面像では骨折線はわからない．手根管撮影像でのみ，有鉤骨鉤基部に骨折線が見られる．
C	軟骨	関節脱臼はなく，軟骨損傷もなさそうである．
D	変形と骨濃度	手根管撮影で有鉤骨鉤基部の骨皮質の連続性が断れていて，有鉤骨鉤骨折が疑われる．
S	軟部組織	軟部組織陰影の増強はよくわからない．

画像所見の描写と診断

手根管撮影にのみ骨折を疑う所見があり，**有鉤骨鉤骨折**と診断する．

> **Memo 有鉤骨鉤骨折の受傷エピソードと症状**
>
> 大部分はグリップ（握り込み）の動作のあるスポーツ選手に生じる．野球やゴルフでは非利き手に，テニスでは利き手に起こりやすい．このエピソードだけで，有鉤骨鉤骨折を疑って検査を進める．有鉤骨鉤突起のすぐ横を尺骨神経が通るため，環指・小指の異常感覚を訴える人もいる．有鉤骨鉤は手内筋や横手根靱帯の一部が付着するため，力の入れにくさを訴える人もいる[1]．

症例2

- 仕事中にバランスを崩して，机の角に手小指球をぶつけた
- 作業のときに同部位の痛みが続いているため受診した

↳ 撮影オーダー ▶▶▶ 手関節3方向（正面像・側面像・手根管撮影像）（図2）

正面像

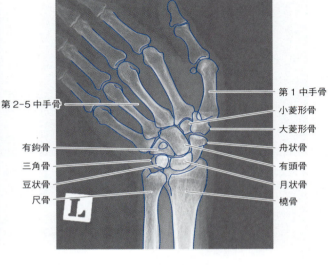

側面像

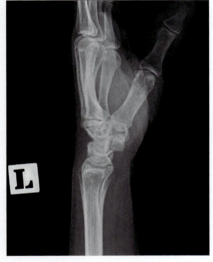

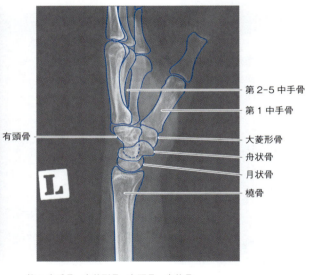

手根管撮影像

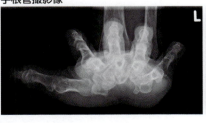

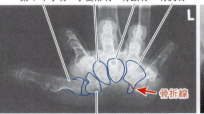

図2 ● 単純X線像：手関節3方向

↳ 画像所見

A 適切性とアライメント	手根骨のアライメントは正常で，手根関節の脱臼はない．	
B 骨	正面像・側面像では骨の異常所見は指摘できない．手根管撮影で有鉤骨鉤突起の橈側基部から尺側先端に向かって骨透亮像がある．	
C 軟骨	関節の損傷は見られず，軟骨損傷はなさそうである．	
D 変形と骨濃度	有鉤骨鉤突起の輪郭には連続性があるが，内部に骨透亮像がある．	
S 軟部組織	軟部組織陰影の増強はよくわからない．	

↳ 画像所見の描写と診断

有鉤骨鉤突起に骨折線を疑う骨透亮像があり，**有鉤骨鉤突起骨折**を疑う．

（疑った場合は，後日でもよいのでCTを予定する）

> **Memo　CTは撮像すべきか？**
>
> 手根管撮影であっても，撮影角度によってはX線検査ではわからない不顕性骨折が存在する．そのため，X線検査で明らかな骨折の所見がなくても，受傷起点や小指球部の圧痛など身体所見で骨折を否定できない場合は，CTによる精査を行う．

解　説

1）受傷機転

大部分はグリップの動作のあるスポーツ選手に生じる．グリップエンドの直達外力により生じ，野球やゴルフでは非利き手に，テニスでは利き手に起こりやすい．

2）症状と身体所見

小指球周囲～手関節掌尺側の痛みを訴えることが多い．運動時痛はあるが，安静時痛はないことが多い．尺骨神経領域の感覚障害，力の入りにくさを訴えることもある．腫脹は，健側と比較してわずかに腫れている程度である．

3）X線のオーダー

> **▶ 手関節3方向**
>
> 正面像と側面像ではわからないことがほとんどである．手根管撮影は診断に大いに役に立つ．その他に前腕を45°回外位での撮影方法もある[2]．

◆X線の撮影オーダーはいつもの骨折と一緒？

身体所見からどの手根骨の骨折が疑われるのか絞れない場合は，できるだけ見逃しを防ぐために，通常の手関節X線検査の正面像・側面像の2方向撮影に加えて内外旋斜位像の撮影を勧める．身体所見で骨折が疑われる手根骨が絞られたならば，例えば有鉤骨鉤突起骨折が疑われたならば手根管撮影など，その手根骨に合わせた特殊撮影をオーダーする．

◆ 有鉤骨鉤突起骨折でのCT撮影は必要？

今や必須の検査である．手根骨は複雑な形状をしているため，多方向撮影でもX線検査では見逃すことがある．また，骨折の存在はわかっても，X線だけでは骨折線の正確な形状の把握は難しい．そのためCTを撮影すると，骨折の有無および骨折型の把握，さらに隣接関節や骨の損傷の診断も可能である（図3）．

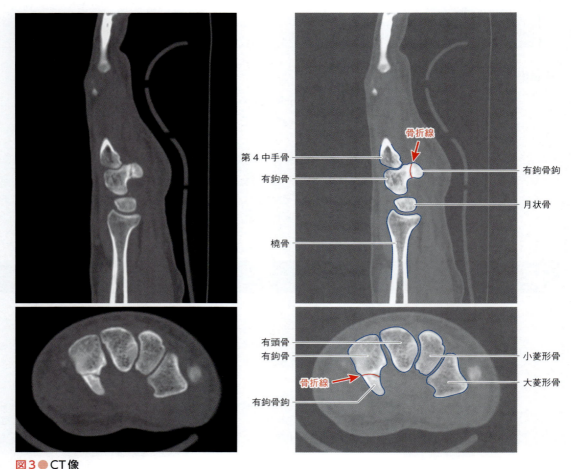

図3● CT像
CTでは，有鉤骨鉤突起基部の骨折は明らかである．骨折線辺縁が骨硬化しており，陳旧性の骨折が示唆される．

引用文献
1）「Green's Operative Hand Surgery 7th Edition」（Scott WW, et al, eds），Elsevier, 2016
2）髙松俊介，他：有鉤骨鉤基部撮影における撮影体位の検討．日本放射線技術学会雑誌，70：549-555，2014

第4章 手・手関節・指

基本編 | **症例編**

8 その他の手根骨骨折
三角骨骨折

佐々木 源

- ◆ **典型的な受傷機転** …… 三角骨骨折：手関節掌屈または背屈による裂離骨折
- ◆ **症状と身体所見** ……… 手関節尺側・背側の疼痛
- ◆ **X線撮影のオーダー** … 手関節2方向
- ◆ **ポイント** ……………… 受傷機転と受傷肢位から，どこの骨折が疑わしいか推測する．過掌屈または過背屈の受傷で，尺骨頭のすぐ遠位に腫脹と圧痛があれば，三角骨骨折を疑う．三角骨骨折だけを疑うなら手関節2方向でよいが，**骨折部がわからない場合や他の骨折の合併も疑うのであれば，斜位を含めた4方向撮影をする**

症例1

・犬の散歩中に引っ張られて前方に転倒し，手を開いた状態で手のひらをついて受傷した

 撮影オーダー ▶▶▶ 手関節4方向（正面・側面・内外旋斜位）
（図1，本例では代表2方向を提示する）

正面像

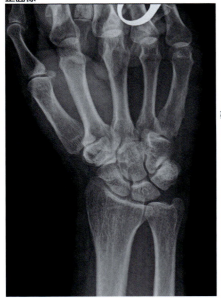
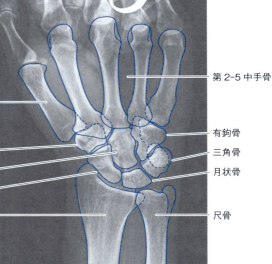

第2-5中手骨
第1中手骨
大菱形骨
有頭骨
舟状骨
橈骨
有鉤骨
三角骨
月状骨
尺骨

図1 ● 単純X線像：手関節4方向のうち代表2方向
正面像（次項に続く）．

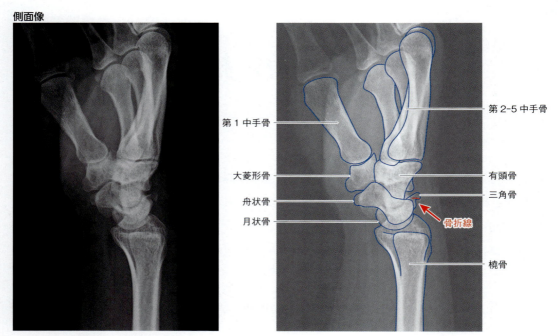

図1● 単純X線像：手関節4方向のうち代表2方向
側面像（前頁の続き）．

画像所見

A	適切性とアライメント	撮影2方向ともにアライメントは問題なく，関節の脱臼はない．
B	骨	側面像で近位手根列背側に小骨片がある．
C	軟骨	手根骨間のアライメントは正常で，軟骨損傷はなさそうである．
D	変形と骨濃度	骨の変形ははっきりしないが，手根骨背側に小骨片がある．
S	軟部組織	手根骨背側の軟部組織陰影が軽度増強している（健側比較）．

画像所見の描写と診断

側面像で近位手根骨背側に裂離した小骨片がある．側面像では三角骨・月状骨・舟状骨が重なって見えるため，どの骨の骨片か判断は難しく，CT検査も行うことをお勧めする．しかし，後述する解剖学的構造から，近位手根列で背側の裂離骨折を起こすのはほぼ三角骨と考えてよい．

> **Memo　三角骨骨折の分類**
>
> 三角骨骨折は，背側皮質骨折，体部骨折，掌側皮質骨折に分類される．最も多いのが背側皮質骨折で，過掌屈＋橈屈により背側橈骨三角靱帯と舟状三角靱帯に牽引されて裂離骨折を生じるパターンと，過背屈＋尺屈により尺骨茎状突起があたかも骨ノミのように作用して三角骨背側皮質を削り取るようにして生じるパターンがある[1]．

解 説[1]

1) 受傷機転

三角骨骨折は過掌屈＋橈屈により裂離骨折を生じるパターンと，過背屈＋尺屈により三角骨背側皮質が削り取られて骨折を生じるパターンがある．

手根骨骨折の総論として，**手をついて受傷したエピソードがあれば常に手根骨骨折を念頭に置く**．橈骨遠位端骨折と合併することもよくある．高エネルギー外傷では受傷機転・体位が不明なこともよくあるため，見逃さないように注意が必要である．

2) 症状と身体所見

三角骨骨折では，手関節尺側の痛みを訴えることが多い．腫脹は，健側と比較してわずかに腫れている程度で，尺骨形状突起のすぐ遠位に圧痛が見られる．

手根骨は狭い範囲に複雑な形状の骨が密集しており，身体所見がよくわからないことが多い．表面解剖をよく理解し，個々の手根骨の圧痛を丁寧に診察する．また，受傷時の外力が大きいと，複数の手根骨の骨折や脱臼を伴うことがある．

3) X線のオーダー

> ▶ **必ず手関節4方向（正面・側面・内外旋斜位）を撮影する**

◆ X線の撮影オーダーの部位は「手部」？「手関節」？

手部撮影≒中手骨中心，手関節撮影≒橈骨手根関節中心のことが多い．手根骨はその間にある骨なので判断に迷いそうだが，電子カルテのX線オーダーに「手部」か「手関節」しかない場合は「手関節」を選択する．手の外科医のいる施設では「手根骨」「舟状骨」といった専用撮影法をオーダーセットに入れていることが多いので，所属する施設の放射線技師に確認する，またはX線オーダー時に"どの骨を検査したいか"をコメントに記載するとよい．

◆ 三角骨骨折でのCT撮影は必要？

三角骨に限らず，手根部の複雑な構造ゆえに手根骨骨折は見逃されることが多い．複数の骨折や脱臼を伴うことも頻繁にあり，手関節4方向での撮影が必須であるが，可能であればCT撮影を追加して行う方が，より詳細な評価ができて見逃しを防ぐことができる（図2）．

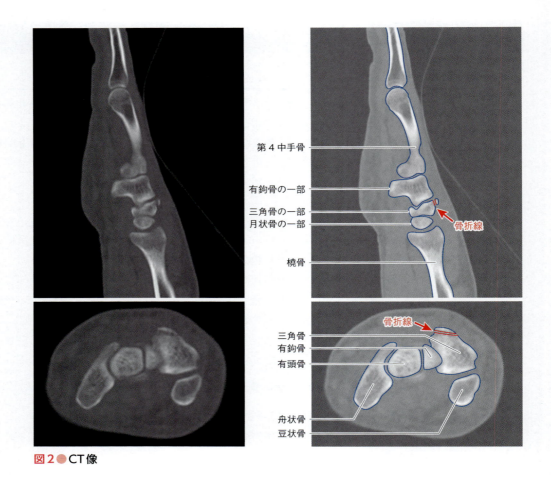

図2 ● CT像

引用文献

1) 「Green's Operative Hand Surgery 7th Edition」(Scott WW, et al, eds), Elsevier, 2016

第4章 手・手関節・指

基本編 | 症例編

9 中手骨骨折

佐藤寿充

1 中手骨骨幹部骨折

- ◆ **典型的な受傷機転** …… スポーツ（ボクシングなど），手を使う労働作業
- ◆ **症状と身体所見** …… 腫脹，皮下出血，圧痛，手指変形（回旋異常，cross finger）
- ◆ **X線撮影のオーダー** … 手部（正面像・内旋斜位像・外旋斜位像・側面像）
- ◆ **ポイント** …………… 身体所見で疑われる中手骨を中心にオーダーする．「他の中手骨と重ならないように撮影してください」とオーダーするとよい

症例1

・サッカープレー中に転倒し，左手をついて受傷

↳ **撮影オーダー ▶▶▶ 手部2方向（正面像・斜位像）**（図1）

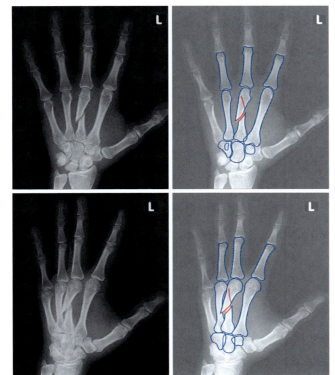

図1 ● 単純X線像：手部2方向
正面像（上），斜位像（下）．

151

画像所見

A 適切性とアライメント	骨折部は他の指と重なることなく撮影できている．
B 骨	第2中手骨骨幹部に骨折線がある．骨折型は斜骨折である．遠位骨片にも骨折線がある．
C 軟骨	骨幹部骨折であり，関節周囲に異常はない．
D 変形と骨濃度	中手骨遠位骨片はやや橈屈しているが，全体のアライメントは保たれている．骨濃度に異常はない．
S 軟部組織	軟部陰影に異常はない．

画像所見の描写と診断

軟部組織の腫脹は軽度かほとんどない．第2中手骨骨幹部に骨折線があり，**第2中手骨骨幹部骨折**と診断できる．骨折型は斜骨折である．遠位骨片に骨折線があることも見逃してはならない．

症例2

・喧嘩で相手を殴り受傷

撮影オーダー ▶▶▶ 手部2方向（正面像・内旋斜位像）（図2）

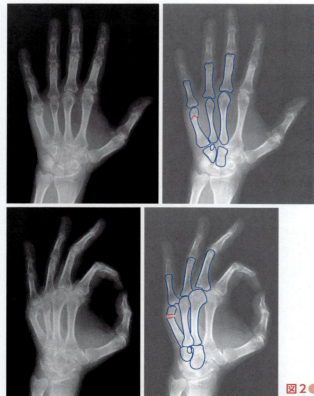

図2● 単純X線像：手部2方向
正面像（上），内旋斜位像（下）．

画像所見

A	適切性とアライメント	骨折部が他の指と重なることなく撮影できており，診断・評価をすることに十分適している．遠位骨片が掌側に転位し，第5中手骨のアライメントは屈曲変形している．
B	骨	第5中手骨頚部に骨折がある．
C	軟骨	関節内に骨折はなく，軟骨損傷はない．
D	変形と骨濃度	骨の概形には変化がない．骨濃度にも異常はない．
S	軟部組織	軟部陰影に異常はない．

画像所見の描写と診断

軟部組織の腫脹は軽度かほとんどない．第5中手骨頚部に骨折があり，**第5中手骨骨折**と診断できる．骨折に伴い，中手骨は屈曲変形している．

2 中手骨基部骨折

- ◆ **典型的な受傷機転** …… 転倒し手をつく，バイク事故，殴る
- ◆ **症状と身体所見** ……… CM関節の腫脹，疼痛，変形
- ◆ **X線撮影のオーダー** … 中手骨（正面像・側面像）
- ◆ **ポイント** ……………… 身体所見で疑われる手指・関節を中心にオーダーする．例えば，母指基部（CM関節）の損傷が疑われる場合は「母指CM関節を中心に，他の中手骨と重ならないように撮影してください」とオーダーする

症例3

・バイク走行中に転倒．手に腫脹と疼痛があり受診

↳撮影オーダー ▶▶▶ 母指CM関節2方向（正面像・側面像）（図3）

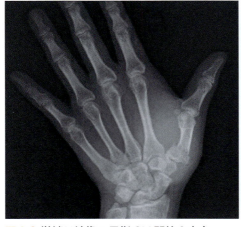
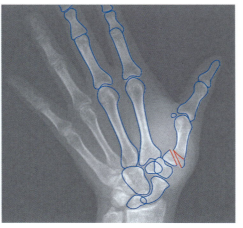

図3 ● 単純X線像：母指CM関節2方向
正面像（次頁に続く）．

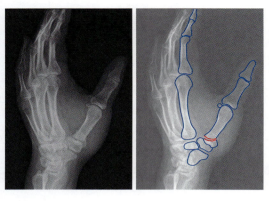

図3 ● 単純X線像：母指CM関節2方向
側面像（前頁の続き）．

画像所見

A	適切性とアライメント	正面像ではCM関節がはっきり見えており，診断と評価をする画像としては問題ない．
B	骨	母指中手骨基部に骨折線がある．CM関節に脱臼はない．
C	軟骨	基部骨折であり，関節面まで骨折線が至っている可能性があるが，単純X線画像のみでは評価はできない．
D	変形と骨濃度	中手骨は短縮している．骨濃度に異常はない．
S	軟部組織	軟部陰影に異常はない．

画像所見の描写と診断

軟部組織の腫脹は軽度かほとんどない．単純X線でわかるほどの母指CM関節の脱臼はない．中手骨基部に骨折があり，**母指中手骨基部骨折**と診断できる．骨折に伴い，中手骨は短縮している．

症例4

・登り棒を登っているときに母指がひっかかり受傷し，母指が変形したため受診

撮影オーダー ▶▶▶ 母指CM関節1方向（正面像），手部1方向（斜位像）（図4）

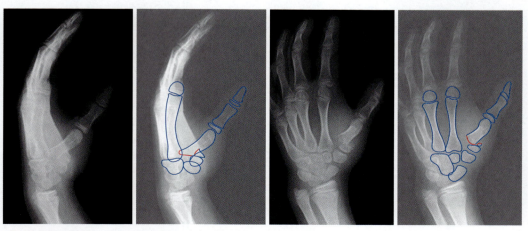

図4 ● 単純X線像：母指CM関節1方向（正面像，左），手部1方向（斜位像，右）

154　レジデントのための骨折の撮影オーダーと画像診断

画像所見

A 適切性とアライメント	CM関節に対する側面像を撮れるのであればよいが，診断と転位方向の把握には斜位で問題ない．母指に変形があり，アライメントは不整である．
B 骨	第1中手骨近位に骨折がある．
C 軟骨	中手骨近位に骨折がある．骨折線は骨端線にかかり，骨端線の損傷がある．
D 変形と骨濃度	母指は橈屈し変形している．骨濃度に異常はない．
S 軟部組織	軟部陰影の腫大はない．

画像所見の描写と診断

軟部組織の腫脹は軽度かほとんどない．第1中手骨近位部で骨折がある．橈側皮質骨から，骨端線に抜けるように骨折線があり，**第1中手骨近位骨端線損傷**と診断できる．骨折に伴い，橈屈している．

解 説

1）受傷機転

◆ 第1CM関節脱臼骨折

CM関節が軽度屈曲位の状態で，第1中手骨からCM関節に向かって軸圧が加わることで生じるBennett骨折やRoland骨折では，骨片が筋肉に引っ張られ転位し，CM関節が脱臼位となる[1]．

◆ 第1中手骨骨端線損傷

直達外力，回旋・軸圧外力により第1中手骨骨折が生じる．スキーやバイクの事故，野球のキャッチャー，サッカーのゴールキーパーの捕球時に起こりやすい．母指に内転の力が加わると，CM関節や第1中手骨基部骨折を生じやすい[2]．

◆ 中手骨骨折

スポーツ，労働時の受傷が多い．スポーツ時の受傷では，回旋外力による受傷が多く，斜骨折やらせん骨折となる[2]．労働時の受傷では，機械に挟まれたなど挟撃外傷による受傷が多く，時に開放骨折となる．

2）症状と身体所見

中手骨の骨折では局所の自発痛と可動時痛，手部の腫脹がある．転位が大きい場合は，変形を主訴とすることもある．四肢長管骨と異なり，第1-5中手骨は近接しているため，どの中手骨のどの位置（遠位・骨幹部・近位）に骨折が疑わしいのか，中手骨1本1本の圧痛を確認する必要がある．手指の回旋変形やcross fingerも見逃してはならない．

3）X線のオーダー

> ▶ **第1中手骨の骨折が疑わしい場合**
> 母指第1中手骨に対しての正面像と斜位像（あるいは側面像）をオーダーする（図5）．

> ▶ **第2-5中手骨の骨折が疑わしい場合**
> 手部の正面像と斜位像をオーダーする．必要に応じて側面像を追加する．

◆ 第1-5中手骨の位置関係

母指は他の指と対立位をとり，つまみ動作を可能としている．第1中手骨は第2-5中手骨に対して内旋位になっているため，手部正面像を撮影すると第2-5中手骨は正面であっても，第1中手骨は内旋位での撮影となる（図6）．よって上記のように，第1中手骨と第2-5中手骨に対する撮影オーダーは別にしなくてはならない．

◆ 手部側面と斜位

第2-5中手骨は，おおむね同じ平面に位置している．そのため，手部側面を撮影すると中手骨同士は重なり合う（図7）．重なり合わないためには，斜位での撮影が必要である．

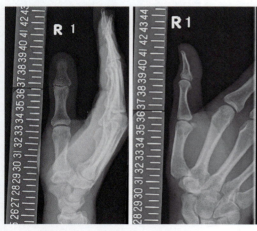

図5 ● 母指2方向（正面像・側面像）

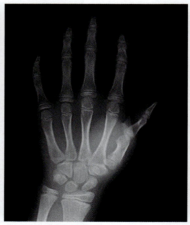

図6 ● 手部正面像
手部正面像では，第1CM関節の評価ができない．

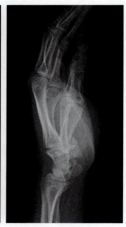

図7 ● 手部側面像

◆ 内旋斜位と外旋斜位

手部を内旋させると，第2-3中手骨は掌側に，第4-5中手骨は背側に移動する．内旋位でX線写真を撮影すると，第2-3中手骨付近では掌側皮質が，第4-5中手骨付近では背側皮質が他の指と重ならずに見ることができる．外旋するとその反対となる．

中手骨のX線検査をオーダーする場合は，どの中手骨を撮影したいかにより撮影条件を使い分ける必要がある．

引用文献

1) 「整形外科 SURGICAL TECHNIQUE BOOKS ⑥ 手・手指外傷の診断・保存的治療・手術」（面川庄平/編），MCメディカ出版，2021
2) 「Rockwood and Green's Fractures in Adults 9th Edition」（Tornetta P, et al, eds），Wolters Kluwer Health, 2019

第4章 手・手関節・指

基本編 | 症例編

10 手指骨骨折・脱臼

佐藤寿充

1 骨性マレット

- ◆ **典型的な受傷機転** …… スポーツ等による突き指
- ◆ **症状と身体所見** …… 手指DIP関節の疼痛，DIP関節の自動伸展制限
- ◆ **X線撮影のオーダー** … 手指DIP関節2方向（正面像・側面像）
- ◆ **ポイント** …………… 身体所見で疑われる手指・関節を中心にオーダーする．「DIP関節を中心に重ならないように撮影してください」とオーダーするとよい

症例1

・バレーボールプレー中にボールに突き指し，受傷

↳ 撮影オーダー ▶▶▶ 小指DIP関節2方向（正面像・側面像）（図1）

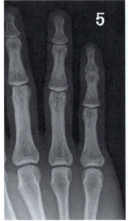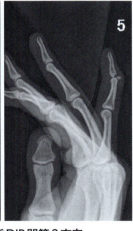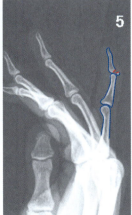

図1 ● 単純X線像：小指DIP関節2方向
正面像（左），側面像（中央・右）．

↳ 画像所見

A	適切性とアライメント	正面像・側面像ともにDIP関節の関節面がきれいに見えており，適切な単純X線写真である．アライメントに大きな問題はない．
B	骨	末節骨基部背側に骨折があり，骨片は転位している．骨片の大きさは関節面の1/2程度である．
C	軟骨	関節内骨折であり，軟骨損傷があると考えられる．

157

D 変形と骨濃度	骨の概形には変化はない．骨濃度に異常はない．
S 軟部組織	軟部陰影に異常はない．

↳ 画像所見の描写と診断

軟部組織の腫脹は軽度かほとんどない．末節骨基部背側，終止腱付着部に骨折があり**骨性マレット**と診断できる．DIP関節の亜脱臼はないが，骨片は関節面の1/2程度を占める大きさである．

2 指節関節脱臼

症例2
・歩行中に縁石につまずき転倒し，手をついて受傷

↳ 撮影オーダー ▶▶▶ 中指・環指2方向（正面像・側面像）（図2）

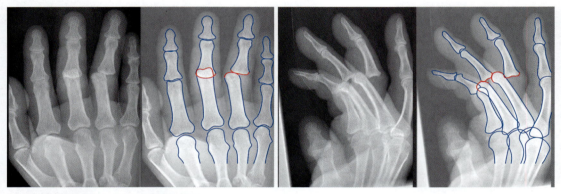

図2 ● 単純X線像：中指・環指2方向
正面像（左），側面像（右）．

↳ 画像所見

A 適切性とアライメント	正面像・側面像ともに中指・環指PIP中心で撮影されている．側面では中指と示指が重なっているため，もう少し示指を屈曲させて重ならないように撮影できていればなおよい． 中指・環指ともに，PIP関節で中節骨が背側に転位し脱臼している．
B 骨	明らかな骨折はない．
C 軟骨	明らかな軟骨損傷を疑う所見はない．
D 変形と骨濃度	骨に変形はない．骨濃度に異常はない．
S 軟部組織	軟部陰影の腫大はない．

↳ 画像所見の描写と診断

軟部組織の腫脹は軽度かほとんどない．中指・環指のPIP関節で中節骨が背側に転位し，脱臼していることから，**中指・環指PIP関節脱臼（背側脱臼）**と診断できる．

3 基節骨骨折

- ◆ **典型的な受傷機転** …… スポーツから労働災害まで多岐にわたる
- ◆ **症状と身体所見** …… 手指の腫脹，疼痛，変形（回旋変形，cross finger）
- ◆ **X線撮影のオーダー** … 手指2方向（正面像・側面像）※基部骨折を疑う場合は斜位像
- ◆ **ポイント** …… 身体所見で疑われる手指・関節を中心にオーダーする．基節骨基部骨折は側面像では他の指と重なり評価困難であるため，斜位像もオーダーする

症例3
・パンのミキサーに巻き込まれて受傷

撮影オーダー ▶▶▶ 中指・環指2方向（正面像・側面像）（図3）

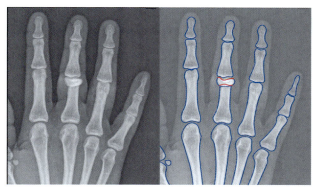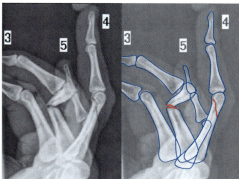

図3 単純X線像：中指・環指2方向
正面像（左），側面像（右）．

画像所見

A	適切性とアライメント	多数指が一度のX線画像で撮影されている．側面像は多数指が重ならないようになっている．かつ指に番号が振られており，指の判別がしやすい．中指基節骨のアライメントは不整である．その他の手指のアライメントに異常はない．
B	骨	中指基節骨に骨折があり，横骨折である．環指基節骨も側面像で骨折があることがわかる．骨折型は斜骨折である．
C	軟骨	明らかな損傷はない．
D	変形と骨濃度	中指は伸展変形している．環指に変形はない．骨濃度に異常はない．
S	軟部組織	軟部陰影に異常はない．

画像所見の描写と診断

軟部組織の腫脹は軽度かほとんどない．中指基節骨と環指基節骨に骨折線があり，**中指基節骨骨折・環指基節骨骨折**と診断できる．中指基節骨骨折は横骨折であり，伸展変形している．

症例4

- 工場で作業中に金属裁断機に巻き込まれて受傷
- 左手全体に腫脹があり，多数の指に疼痛がある

↳ 撮影オーダー ▶▶▶ 手部2方向（正面像・回内斜位像）（図4）

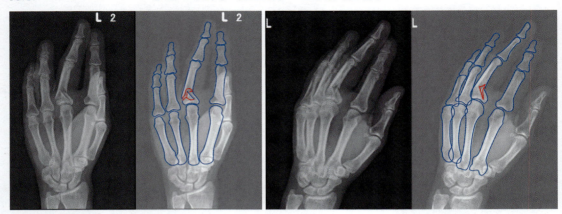

図4 ● 単純X線像：手部2方向
正面像（左），回内斜位像（右）．

↳ 画像所見

A	適切性とアライメント	手部正面と斜位で撮影している．中指基節骨基部は他の指と重なることなく撮影できている．診断するうえで問題のない単純X線写真と思われる．
B	骨	中指基節骨基部に骨折がある．橈側に小骨片がある．
C	軟骨	明らかな軟骨損傷を疑う所見はない．
D	変形と骨濃度	中指が橈屈している．骨濃度に異常はない．
S	軟部組織	軟部陰影の腫大はない．

↳ 画像所見の描写と診断

軟部組織の腫脹は軽度かほとんどない．中指基節骨に骨折があり，**中指基節骨骨折**と診断できる．第3骨片を伴う骨折であり，中指が橈屈変形している．

解説

1）受傷機転

◆ 骨性マレット

突き指などにより軸圧がかかることで受傷することが多い[1]．

◆ 指節関節脱臼

- MP関節脱臼は，過伸展または高エネルギーの軸圧損傷で生じる[2]．
- PIP，DIP関節脱臼は背側脱臼・掌側脱臼・外側脱臼に分類される．最も多い背側脱臼は，過伸展および縦方向の圧迫により生じる[2]．

◆ 基節骨骨折

スポーツ関連から労働事故まで多岐にわたる．高齢者では転倒などの低エネルギー外傷によることもある．中指と環指は回旋力が加わり骨折することが多い[3]．

2）症状と身体所見

腫脹，疼痛，変形がある．疼痛があり手指を動かせないこともよくある．回旋変形とcross fingerには注意が必要である．しかし，疼痛のため手指を動かすことができず，回旋変形を評価することが困難な場合がある．その場合は指ブロックを行い除痛してから評価する場合もある．

また，手指の変形，圧痛，自動・他動運動制限が見られる．骨性マレットの場合はDIP関節の他動伸展は可能であるが，自動伸展はできない状態（伸展ラグ）が見られる[1]．

3）X線のオーダー

▶ 手指正面像と側面像と斜位像をオーダーする

他の指と重ならないように撮影するようにオーダーにコメントを書いておくとよい．基節骨基部骨折の場合は気をつけていても他の指と重なることがあるので，斜位像も撮影した方が無難だろう．手の外傷において多数指や手部全体に疼痛がある場合，手指末梢まで写るように手部全体をさまざまな方向（正面，側面，回内・回外斜位）で撮影し，見逃しのないようにする．骨折箇所を把握してから，各手指の正面と側面を撮り直してもよい．

Point 骨性マレットの check point

骨性マレットでは，骨片の大きさ（関節面に占める割合）とDIP関節の亜脱臼の有無を評価する．骨片が関節面の1/3以上を占める場合，DIP関節の掌側脱臼のリスクがある．また，DIP関節の掌側脱臼がある症例は手術適応となる[1]．

引用文献

1）「整形外科 SURGICAL TECHNIQUE BOOKS⑥　手・手指外傷の診断・保存的治療・手術」（面川庄平／編），MCメディカ出版，2021

2）Taqi M & Collins A：Finger Dislocation. In: StatPearls（Updated 2022年11月20日）
https://www.ncbi.nlm.nih.gov/books/NBK551508/（2025年2月閲覧）

3）「Rockwood and Green's Fractures in Adults 9th Edition」（Tornetta P, et al, eds），Wolters Kluwer Health, 2019

第5章 脊椎・肋骨

1 胸腰椎移行部の撮影肢位と正常解剖

基本編　症例編

森　剛

1 胸腰椎移行部正面撮影

撮影方法と肢位　仰臥位で撮影．腰椎が側屈している場合もあるので，患者の腸骨翼周辺を持って足側へ軽く引っ張る．腰椎の生理的弯曲による画像の幾何学的半影の軽減のため，膝関節を屈曲させる（ⓐ，ⓑ）．Jacoby line（ヤコビー線：両側腸骨稜上端を結んだ線）より5 cm上のラインを通り，正中矢状線との交点にX線を垂直に入射する（ⓒ）．受傷部位として胸腰椎移行部が損傷しやすいため，体軸方向は17インチの受光体を使用し，画像はトリミングしないことが望ましい．側面から外力が加わり横突起を損傷している場合，骨盤腔内の臓器を損傷しているリスクがあるため，照射野の横方向は股関節まで含まれていることが望ましい．

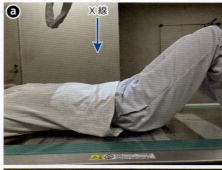
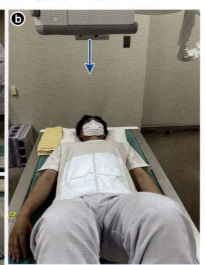
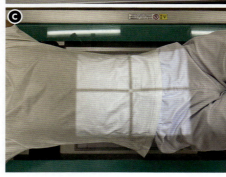

プライマリケアと救急を中心とした総合誌

レジデントノート

年間定期購読のご案内 2025年版

先輩たちも読んでいる！
継続的に幅広く学ぶ習慣が，
確かな臨床力の
土台をつくる！

期間限定！プレゼント

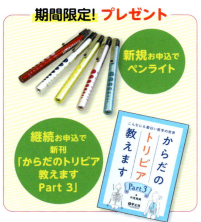

新規お申込で
ペンライト

継続お申込で
新刊
「からだのトリビア
教えます
Part 3」

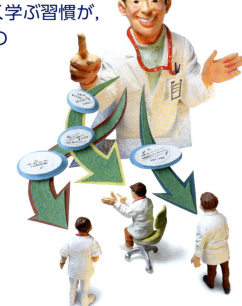

羊土社　www.yodosha.co.jp/rnote/

レジデントノートの定期購読で効率よく学ぼう！

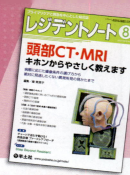

定期購読,オススメの理由

追加料金なしで,スマホ/PCでも読める！
WEB版サービス※1

- ご契約期間の通常号（月刊）が誌面と同じレイアウトのまま,スマホ・タブレット・PCでも読める！ 最新号も読めちゃいます！
- 手元に冊子がない"スキマ時間"を活用できる！
- 便利な検索機能付き！

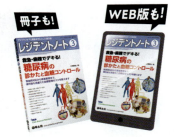

バランスよく学べる！

- 初期研修医から寄せられた声をもとに,幅広いテーマを取り上げます．どの号も研修期間中に必ず役立つ！
- 毎号続けて読むことで,確かな臨床力が偏りなく身につく！
- （非専門領域の学び直しにも最適!）

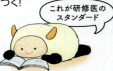

これが研修医のスタンダード

発行後すぐ届く！
送料無料※2

定期購読者の声

- レジデントノートは"研修医がわからない所"をわかってる．かゆいところに手が届く！
- 特集のテーマがさまざまで,知りたいことが出てきたときに対応する号を手に取りやすい！
- 定期購読で,自分の興味の有無に関係なく,網羅的に学べる！

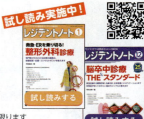

試し読み実施中！

※1 WEB版サービスのご利用は原則としてご契約いただいた羊土社会員の個人の方に限ります
※2 海外からのご購読は送料実費となります

2025年度のラインナップ

月刊 レジデントノート

実用的！　気軽に読める！　連載も充実！

B5判　毎月1日発行　定価 2,530円（本体2,300円＋税10%）

4月号 (Vol.27-No.1)
病棟の輸液
「何となく」が自信に変わる考え方（仮題）
編集／永井友基

5月号 (Vol.27-No.3)
救急画像
最適なモダリティ選択と画像オーダー（仮題）
編集／金井信恭

6月号 (Vol.27-No.4)
誰も教えてくれなかった病棟回診（仮題）
編集／官澤洋平

以下続刊…

連載

〔新連載〕
- グラム染色で決める抗菌薬治療（仮題）

〔新連載〕
- 日常業務がうまくまわる！医師と看護師のすてきな指示簿
  診療看護師からひとこと

- 実践！画像診断Q&A
- よく使う日常治療薬の正しい使い方
- こんなにも面白い医学の世界
  からだのトリビア教えます

一部の連載は
レジデントノートHPでも読めます！
https://www.yodosha.co.jp/rnote/

増刊 レジデントノート

1テーマを深堀り！　自分を高める！　保存版！

B5判　年6冊　定価 5,170円（本体4,700円＋税10%）

4月発行 (Vol.27-No.2)
改訂版　同効薬、納得の使い分け　Update
編集／片岡仁美, 生野真嗣

6月発行 (Vol.27-No.5)
糖尿病薬・インスリン治療
知りたい、基本と使い分け　改訂第3版（仮題）
編集／弘世貴久

8月発行 (Vol.27-No.8)
救急で困らない
整形外科疾患の対応に強くなる（仮題）
編集／黒住健人

以下続刊…

定期購読キャンペーン実施中

新規お申込で
「ペンライト」をプレゼント！
2025年6月30日まで

センパイたちからも大好評！

※デザイン・色は変更になる可能性がございます。

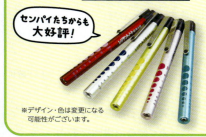

継続お申込で
【書籍】こんなにも面白い医学の世界
からだのトリビア教えますPart 3
を進呈！

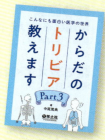

※2025年末までのご契約者様対象

年間定期購読プラン
購読したい通常号より開始できます！

購読プランは2種類から　　**支払いプランは2通りから選べます**

購読プラン	年間購読（一括払い）	毎号払い
通常号 （月刊12冊）	年間30,360円 （本体27,000円+税10%）	毎月2,530円 （本体2,300円+税10%）
通常号+増刊 （月刊12冊+増刊6冊）	年間61,380円 （本体55,800円+税10%）	毎月2,530円 増刊発行月は+5,170円 （本体4,700円+税10%）

※価格は改定される場合があります

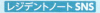 residentnote　 @Yodosha_RN　 rnote_yodosha

---

ご注文・お問い合わせ先　**羊土社**
〒101-0052　東京都千代田区神田小川町2-5-1
TEL ▶ 03-5282-1211　FAX ▶ 03-5282-1212　E-mail ▶ eigyo@yodosha.co.jp
URL ▶ http://www.yodosha.co.jp/

[2025.1]

画像の見え方

　各椎体は上縁下縁ともに観察されるが，第5腰椎は椎体水平軸がX線入射軸と合っていないため，上下辺縁は判別しにくい．ただし，高齢者などは下部腰椎椎体が判別しにくいことがある．正中線上に棘突起が直線状に並び，各椎体の側壁に接するように椎弓根を描出し，その外側に横突起が観察される．椎弓根は下位になるにしたがって左右それぞれにわずかに広がりながら，直線状に配列している．高齢者に多い椎体の圧迫骨折では，椎弓根間距離が他椎体と比べ側方に広がっていて，椎体の高さも縮小して観察される．腸骨翼は左右幅が等しく，上縁は第5腰椎上縁の高さにある．仙腸関節は下部に確認され，仙骨孔は左右に観察される．

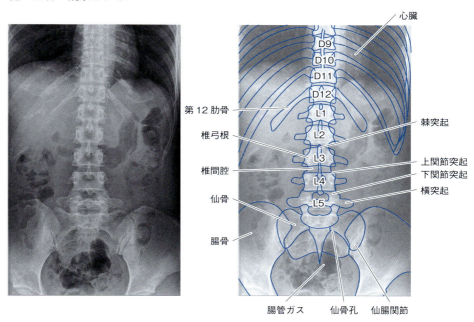

2 胸腰椎移行部側面撮影

撮影方法と肢位

　寝台上で側臥位にし，安定するよう両膝を屈曲させて撮影（ⓐ，ⓑ）．側臥位にできない場合は，クロステーブルで撮影．側臥位にしたら患者の脊椎の高さに目線を合わせ，胸椎～腰椎の棘突起が寝台に平行となっていることを確認する（ⓒ）．水平になっていなければ，低い方にタオルなどを敷いて，水平になるようにする．側面の向きはRL方向でもLR方向でも構わないが，側弯がある患者の場合はX線がファンビームであることを考慮して，外側に椎体が張り出している方を下側とした側臥位とする．また，側面から外力を受けて受傷している患者の場合，外力を受けた方を上側とした側臥位とする．ただし，画像を表示させる向きはCTやMRIのsagittal像と同一の向きとする．

　17インチのパネルを使用し，X線は腸骨上縁から5～7 cm上へ垂直に入射する（ⓓ）．照射野の長軸方向はトリミングせず，横軸後面は背中の皮膚面までとし，特に女性の患者の場合，乳腺を含めないようにX線をコリメートする．

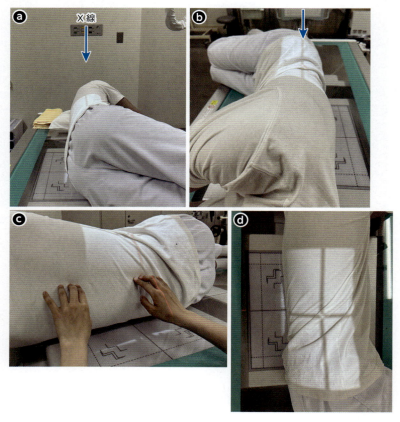

> **画像の見え方**

椎体はやや横幅が広い四角形を呈し、椎体の前面および後面ラインは緩やかな曲線を描いている．それぞれの椎間腔は広く観察され，腸骨上縁は第4～5腰椎椎体上にある．椎体後方の上関節突起および下関節突起が連続して位置し，その後方に棘突起が観察される．

棘突起および肺野内椎体が画像濃度過多となり観察しにくくなることがあるため，明瞭に観察できるようラチチュードを少し広めに設定し，ダイナミックレンジ圧縮処理およびマルチ周波数処理を行い，高濃度領域を抑えるようにする．

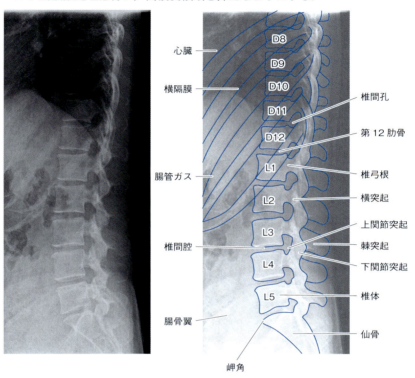

参考文献

1) 「ポケット解剖アトラス 第2版」（益田 栄/著），文光堂，1978
2) 「チェックポイント X線撮影と画像評価」（辺見 弘，倉本憲明/監，谷崎 洋，大棒秀一/編著），医療科学社，2007
3) 「新・図説 単純X線撮影法」（小川敬壽/編），金原出版，2012
4) 「診療画像検査法 X線撮影法」（中村 實/監，松波英一，他/指導），医療科学社，1998
5) 「クラーク X線撮影技術学」（Whitley AS, 他/著，島本佳寿広，他/監訳），西村書店，2009
6) 「診療放射線技術学大系 専門技術学系 9 放射線検査学（X線）」（日本放射線技術学会/編，山下一也，他/著），通商産業研究社，1983

第5章 脊椎・肋骨 基本編 症例編

2 頚椎の撮影肢位と正常解剖

森 剛

1 頚椎正面撮影

撮影方法と肢位

立位または座位で撮影．顎を引いた状態からオトガイと後頭隆起を結んだ線が15°（ⓐ）となるよう顎を挙上し，X線は尾頭方向15°にてAP方向で（ⓑ），中心点を甲状軟骨として撮影する（ⓒ）．

患者が上肢の痺れを訴えている場合，その要因として頚肋，茎状突起過長症，胸郭出口症候群（鎖骨の角度），パンコースト腫瘍などがあるため，それらが観察できるよう，照射野の横方向は鎖骨近位2/3辺りまでやや広めにし，下縁は気管分岐部よりやや下までとする．顎より上部は情報がきわめて乏しいため，照射野上縁は耳介上縁辺りまでとする．

頚椎固定等をして顎の挙上ができない場合，X線の入射角を少し強め（＋5〜10°）にする．

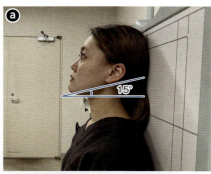
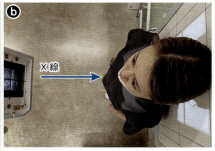
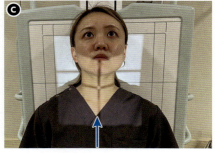

画像の見え方

正面像での上位頚椎は，頭蓋骨および下顎によって観察できない．正常であれば，正中線上に棘突起が一直線上に配列されている．途中でその角度が大きく変わっている場合は脱臼等を考慮しなければならない．椎体の上部左右に鉤状突起があり，上部椎体との間にルシュカ関節が観察できる．このルシュカ関節に退行性変性として骨棘が形成されている場合も少なくない．また，稀に第7頚椎外側から肋骨が遺残した頚肋が観察されることもある．

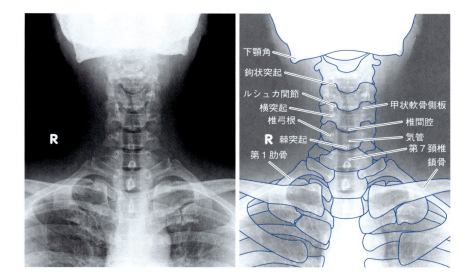

2 頚椎側面撮影

撮影方法と肢位

立位または座位で撮影．X線の入射方向はRL方向，LR方向どちらでも構わない．肩の力を抜かせ，できるだけ肩を落とす（ⓐ，ⓑ）．下顎角が上位頚椎の椎体に重なってしまうため，可能であれば顎をわずかながら前方へ引き出す．ただし，頚髄損傷を疑う場合はそのまま撮影する．

照射野上縁は耳介上縁まで，横方向は眼球（水晶体）を含まないようにX線を絞り，甲状軟骨の高さで頚部の中心に垂直に入射する（ⓒ）．

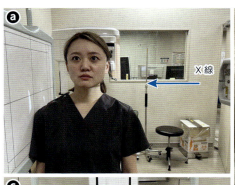
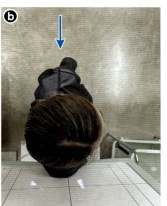
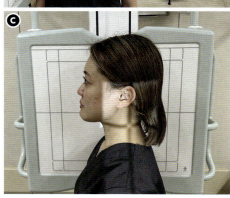

| 画像の見え方 | 頚椎側面像では生理的弯曲として後弯しているが，弯曲せず真っ直ぐな状態の患者も少なくない．歯突起は第2頚椎椎体に対し垂直もしくは若干後傾しているので，やや前傾している場合，歯突起が骨折している可能性がある．第3〜7頚椎は，椎体前壁の高さと後壁の高さがほぼ等しい．第1〜7頚椎まで，椎体の前面および後面，棘突起前面および先端とそれぞれ曲線（または直線）で描くことができる（ただし，棘突起先端を結んだ線に第1頚椎棘突起は含まれない）．環椎歯突起間距離（atlanto-dental interval：ADI）は，成人の場合通常3mm以下，小児の場合5mm以下であり，第2〜3頚椎椎体前面と気管までの距離は7mm以下，下位頚椎椎体前面と気管までの距離は21mm以下となっている．

中年以降は棘突起先端より後方に項靱帯の石灰化を生じている患者もいるので，棘突起の骨折と間違えないようにしなければならない．

側面像は第1胸椎椎体上部まで観察できることが望ましいが，患者によっては中位頚椎までしか観察できないこともある．

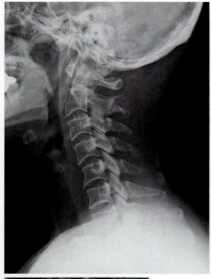

枠で囲んだ部分の拡大図を左下に示す．

3 頚椎開口位撮影

撮影方法と肢位

立位または座位で撮影．前歯と乳様突起を結んだ線（またはフランス水平線：前鼻棘と外耳孔を結んだ線）を受光面に対して垂直にし，可能な限り大きく開口する（ⓐ）．フランス水平線は別名 acanthiomeatal line（AM Line），前鼻棘外耳孔線とも呼ばれている．左右の曲がりに気をつけて，口角の位置で正中線上にX線を入射する（ⓑ，ⓒ）．歯は障害陰影となるため，前歯を目的とする上位頚椎からより遠ざける技法として近接撮影があるが，近接撮影は水晶体の被曝増加や患者への圧迫感を与えるというデメリットもある．

フィラディルフィアカラーなどで頚椎固定をしている場合，医師の指示がなければ放射線技師の判断で外すことはできない．そのため，必ず頚椎固定具の on・off の指示を行う．ただし，固定具を装着したままでの開口位の撮影は難しいため，代替撮影が必要となる．

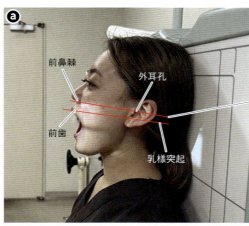
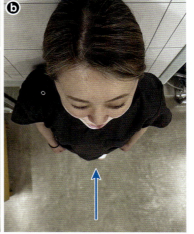
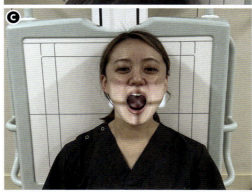

画像の見え方

正面像では観察できない上位頸椎が口腔内に投影される．通常であれば，第1頸椎の外側塊の辺縁と第2頸椎の外側縁は一直線上にある．歯突起と第1頸椎外側塊までの距離は左右で等しく，また歯突起は真っ直ぐに立っている．環軸関節は斜めに走行し，間隔は左右ともに等しい．

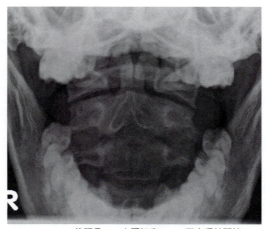

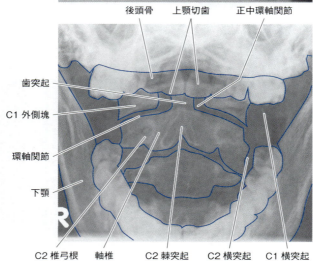

参考文献

1) 「ポケット解剖アトラス 第2版」（益田 栄/著），文光堂，1978
2) 「チェックポイント X線撮影と画像評価」（辺見 弘，倉本憲明/監，谷崎 洋，大棒秀一/編著），医療科学社，2007
3) 「新・図説 単純X線撮影法」（小川敬壽/編），金原出版，2012
4) 「診療画像検査法 X線撮影法」（中村 實/監，松波英一，他/指導），医療科学社，1998
5) 「クラーク X線撮影技術学」（Whitley AS，他/著，島本佳寿広，他/監訳），西村書店，2009
6) 「診療放射線技術学大系 専門技術学系 9 放射線検査学（X線）」（日本放射線技術学会/編，山下一也，他/著），通商産業研究社，1983

第5章 脊椎・肋骨

基本編 | 症例編

3 肋骨の撮影肢位と正常解剖

森 剛

1 肋骨正面撮影

撮影方法と肢位　立位または座位で撮影．受傷部位が前胸部の場合は後前方向，後背部の場合は前後方向で胸部へ垂直にX線を入射する（ⓐ，ⓑ）．また，受傷部位が上部〜中部肋骨の場合は吸気，下部肋骨の場合は呼気で撮影する．

　肋骨を受傷した場合，患者が疼痛を訴えている部位と骨折等がある部位が異なっていることがある．そのため，疼痛がある部位を含め広く撮影することが望ましい（ⓒ）．

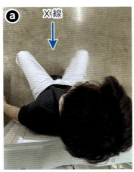
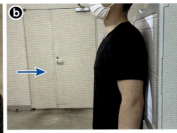
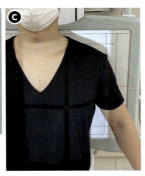

画像の見え方　肋骨X線像は胸部X線像よりもコントラストが高いため，骨陰影が目立っている．前部および背部の肋骨は骨の辺縁を追うことができるが，高齢者の場合は骨の辺縁を追うことが難しいことがある．側面部の肋骨は接線状に投影される．肺尖部には肋骨随伴陰影やapical cap（肺尖部胸壁に沿った平滑ないし波状の辺縁を有する帯状陰影）が観察されることがあり，病変と間違えやすい．

　画像処理は肺野領域肋骨，腹部領域肋骨の両方とも観察しやすいようにラチチュードを少し広めに設定し，ダイナミック圧縮レンジ処理およびマルチ周波数処理を行い，高濃度領域および低濃度領域を抑えるようにする．

　また，施設によってはエネルギーサブトラクション機能が備わっている装置もある．エネルギーサブトラクション機能にて骨領域と軟部領域を識別し，骨領域のみの画像処理を行うことによって肋骨の観察がしやすくなる（次ページⓒ）．

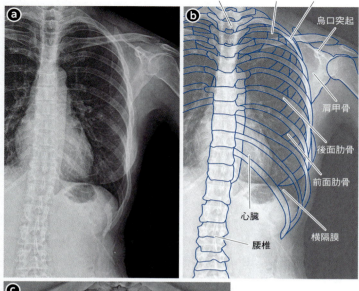
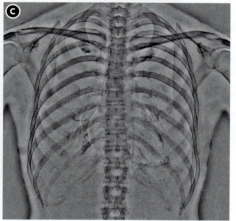

2 肋骨斜位撮影

撮影方法と肢位

　立位または座位で撮影．受傷部位が前胸部の場合は後前方向，後背部の場合は前後方向とする．冠状面が受光面に対して45°となるように斜位をとり，垂直にX線を入射する（ⓐ～ⓒ）．検側の上肢は自然下垂させると上腕の軟部陰影が肋骨陰影と重なる場合があるので，30～40°外転または挙上させる．また，受傷部位が上部～中部肋骨の場合は吸気，下部肋骨の場合は呼気にて撮影する．

　女性で乳房の大きな方は寝台にて仰臥位斜位にすると，乳房による障害陰影を軽減することができる．ただし，寝台上にて仰臥位斜位にすることによって患者の疼痛が増強する場合があるので，注意が必要である．

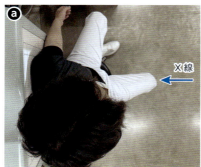 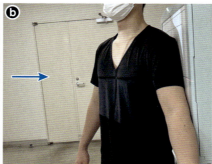 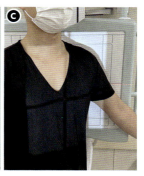

画像の見え方

　背部肋骨および正面像で接線状となっていた側面部肋骨が広く観察できる．前胸部肋骨は接線状となり，短縮されて投影される．左肋骨の斜位像の場合，肺野内に心臓が大きく投影され，肺紋理や血管陰影が障害陰影となる．また，乳房の大きな女性の場合，非検側乳房が障害陰影となることもある．

　画像処理は肺野領域肋骨，腹部領域肋骨の両方とも観察しやすいようにラチチュードを少し広めに設定し，ダイナミック圧縮レンジ処理およびマルチ周波集処理を行い，高濃度領域および低濃度領域を抑えるようにする．

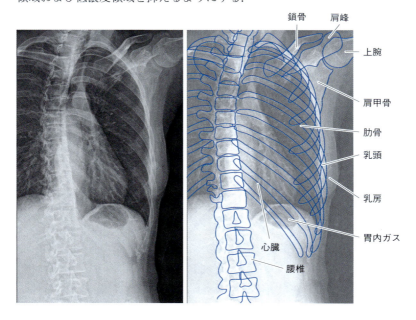

参考文献

1) 「ポケット解剖アトラス 第2版」（益田 栄/著），文光堂，1978
2) 「チェックポイント X線撮影と画像評価」（辺見 弘，倉本憲明/監，谷崎 洋，大棒秀一/編著），医療科学社，2007
3) 「新・図説 単純X線撮影法」（小川敬壽/編），金原出版，2012
4) 「診療画像検査法 X線撮影法」（中村 實/監，松波英一，他/指導），医療科学社，1998
5) 「クラーク X線撮影技術学」（Whitley AS，他/著，島本佳寿広，他/監訳），西村書店，2009
6) 「レジデントノート増刊 Vol.24 No.5 読影力がグッと上がる！胸部X線写真・CTの読み方、考え方」（室田真希子/編），羊土社，2022

第5章 脊椎・肋骨

基本編 | 症例編

4 頚椎骨折

石井桂輔

- ◆ **典型的な受傷機転** …… 屈曲強制，伸展強制，軸圧
- ◆ **症状と身体所見** …… 後頚部痛，四肢の神経障害
- ◆ **X線撮影のオーダー** … 頚椎2方向＋開口位，場合によってCTやMRIを追加する
- ◆ **ポイント** …………… 頚椎骨折はX線撮影だけでは骨折がないとは言えない．詳細な判断が必要な場合は，必ずCTをオーダーする．高位頚椎損傷や頚椎椎間関節脱臼が疑われたら，椎骨動脈損傷を鑑別するためにCT血管造影もしくはMRAを撮像する．神経障害があればMRIを撮像する

1 頚椎椎間関節脱臼骨折

症例1

- スポーツ中に高所から墜落し，頭部を地面に強打し頚椎が屈曲強制され，直後から四肢完全麻痺となった

↳ **撮影オーダー** ▶ ▶ ▶ 頚椎X線2方向（図1），頚椎CT（図2），頚椎MRI（図3）

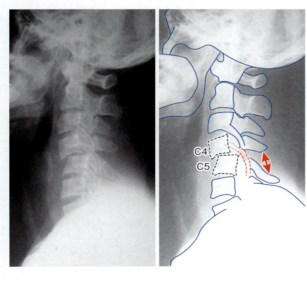

図1● 単純X線像：頚椎2方向
正面像（次頁に続く）．

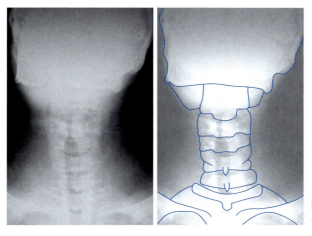

図1● 単純X線像:頚椎2方向
側面像(前頁の続き).

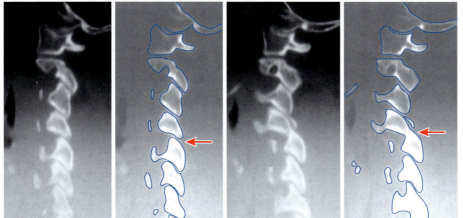

図2● 頚椎CT像
C4/C5 右椎間関節(左), C4/C5 左椎間関節(右).

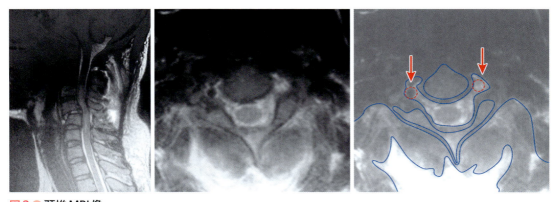

図3● 頚椎MRI像
矢状断T2強調像(左), 軸位断T2強調像(中央・右).

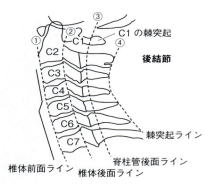
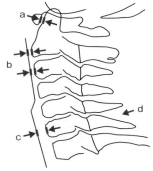

図4 ● 頚椎アライメントのライン

頚椎アライメントの4つのライン（椎体前面ライン，椎体後面ライン，脊柱管後面ライン，棘突起ライン）．
文献1，p177より転載．

図5 ● 軟部組織の距離

軟部組織の4つの距離〔a：環椎歯突起間距離（成人正常3 mm以下，小児正常5 mm以下），b：後咽頭腔幅（正常7 mm以下），c：気管後腔幅（正常22 mm以下），d：棘突起間の開き〕．
※頚椎軟部組織の距離（成人）の覚え方：「さんしちにじゅういち」〔頭側から3→7→22（21）〕．
文献1，p178より転載．

> **Memo** 図4，5について
> 単純X線頚椎側面像は情報量が多く重要な検査だが，全身検査で頚椎CTを撮像するような場合は省略してもよい．また，仰臥位で側面像を撮影する際は，両上肢を徒手的に尾側に牽引し両肩を引き下げて，第6および第7頚椎が肩に隠れないように努める．

↳ 画像所見

A 適切性とアライメント	X線開口位が撮影されていない．さらに，側面像で第7頚椎が肩に隠れており不適切であるが，CTを撮像するので再撮影はしていない．側面像で頚椎アライメントの4つのラインがC4/C5間で乱れている．さらに軟部組織の4つの距離のうち，棘突起間の開きがC4/C5間で見られる（図1，↔）．
B 骨	C4/C5椎間関節が適合せず，ズレている．椎体，棘突起の輪郭に異常はない．
C 軟骨	C4/C5間の椎間板腔は狭小化し，同高位の両側椎間関節が脱臼している．
D 変形と骨濃度	椎体の変形や骨濃度の変化はない．
S 軟部組織	C4/C5の棘突起間の開きがある．環椎歯突起間距離，後咽頭腔幅，気管後腔幅の拡大はない．

画像所見の描写と診断

単純X線で，C4がC5に対して前方に変位し，同高位の両側椎間関節が脱臼している．CTでは，右椎間関節は亜脱臼，左椎間関節は脱臼しinterlockingしている（**図2**, ➡）．MRI矢状断T2強調像で，脊髄はC2高位からC5高位まで広範囲に高信号変化を呈し**脊髄損傷**と診断される．また，椎体前方に少量の血腫が見られる．C3/C4間に椎間板ヘルニアは見られない．C3/C4棘突起後方に高信号域があり，棘突起間の軟部組織損傷が示唆される．C3/C4高位の軸位断T2強調像で右椎骨動脈はflow voidで無信号であるが，左椎骨動脈は高信号像を呈しており血流の停滞が示唆され，左椎骨動脈損傷が疑われる（**図3**, ➡）．さらに頸部血管造影検査の実施を検討すべきである．本来，頸椎椎間関節脱臼を認識した時点でCT血管造影をオーダーし，椎骨動脈および内頸動脈に損傷がないか評価すべきであった．

2 高位頸椎損傷

症例2

・自転車走行中に転倒し，頭頂部をガードレールに強打し頸部痛が生じた．神経障害はない

撮影オーダー ▶▶▶ 頸椎X線2方向（図6）＋開口位（図7），頸椎CT（図7, 8）

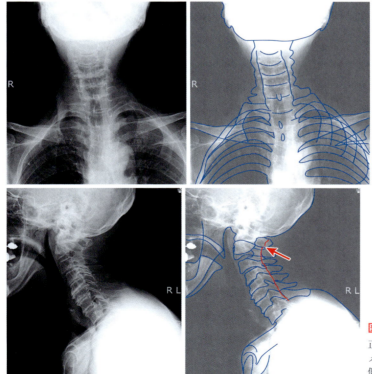

図6 ● 単純X線像：頸椎2方向
正面像（上）．頸椎X線正面像ではアライメントおよび椎体の輪郭に異常はない．
側面像（下）．脊柱管後面ラインが乱れている（➡）．

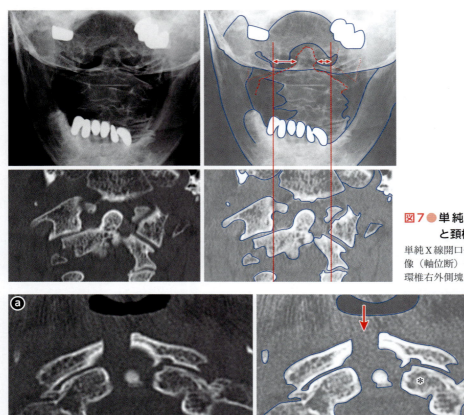

図7● 単純X線像（開口位）と頚椎CT像
単純X線開口位像（上），頚椎CT像（軸位断）（下）．
環椎右外側塊の側方転位がある．

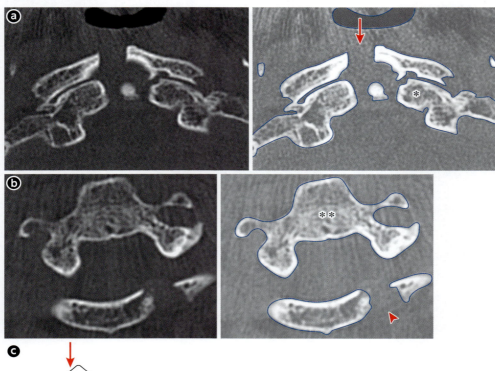

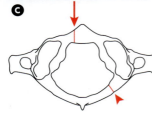

図8● 頚椎CT像（軸位断）
ⓐ環椎前弓骨折（→），ⓑ後弓骨折（▶），ⓒ環椎破裂骨折シェーマ（前弓骨折および後弓骨折）．
＊：頭蓋骨，＊＊：軸椎．

Memo

CT像で，環椎が図8のように1枚のスライスにおさまらずに，図7下のように斜めの断面となり複数枚のスライスとなることが多い．環椎を詳細に観察する場合は，環椎に対して水平な断面を撮影するように放射線技師に依頼する．

↳ 画像所見

A	適切性とアライメント	頚椎アライメントの4つのラインで「脊柱管後面ライン」がC1/C2間でわずかに乱れている．環椎後弓は左右で大きく高さが異なる．4つの距離に異常はない．C1/2関節面が歯牙と重ならずに撮像され，適切である．環椎外側塊と軸椎上関節面の適合性が不良でアライメント異常が見られる．
B	骨	椎体，椎間関節，棘突起の輪郭に異常はない．
C	軟骨	椎間板腔と椎間関節裂隙に異常はない．
D	変形と骨濃度	椎体の変形や骨濃度の変化はない．
S	軟部組織	環椎歯突起間距離，後咽頭腔幅，気管後腔幅の拡大はない．棘突起間の拡大もない．

↳ 画像所見の描写と診断

頚椎X線側面像で「脊柱管後面ライン」がC1/C2間で乱れており，開口位像でC1/C2関節面の適合性不良があり，環椎破裂骨折（Jefferson骨折）が疑われる．頚椎CTは，環椎全体が含まれる軸位断がなく，見にくい画像であるが，環椎の前弓と後弓に骨折があり，**環椎破裂骨折**と診断される．

Memo 鑑別診断

高齢者の転倒による高位頚椎損傷として，環椎破裂骨折の他にも軸椎歯突起骨折（図9）や軸椎関節突起間骨折（ハングマン骨折，図10）がしばしば見られる．

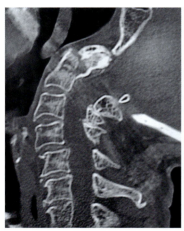 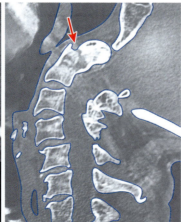

図9 ● 軸椎歯突起骨折の頚椎CT像（矢状断）
歯突起骨折で転位が見られる．

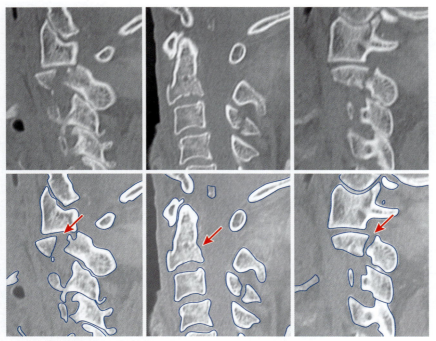

図10 ● 軸椎関節突起間骨折（ハングマン骨折）の頚椎CT像（矢状断）
左関節面の骨折（左），椎体後方の骨折（中央），右関節突起間の骨折（右）．

解　説

1）受傷機転

　頚椎骨折は，交通事故や高所墜落などの高リスク受傷機転で生じることが多いが，スノーボードなどのスポーツ，高齢者では転倒などの低い外力でも生じる．頭頂部へ垂直方向の圧迫力，高所から頭部を下に落下した際の頚椎屈曲強制，前方への転倒で前額部強打による頚椎伸展強制などが代表的な受傷機転である．外力の大きさ，患者の年齢などにより重症度はさまざまである．

2）症状と身体所見

　後頚部痛，頚椎可動域制限，四肢の感覚障害や運動障害があれば頚椎骨折を疑う．頚椎骨折を見逃し初期診療が遅れると，神経障害が生じたり，あるいは増悪し，重篤な後遺障害をきたす可能性があるため注意を要する．AIS（ASIA impairment scale）の評価で用いる10種の関節運動評価[2]とキーポイントによる感覚障害評価[3]が重要である．これらに異常があればもちろんだが，簡易的に離握手が不能あるいは仰臥位で立て膝が不能であれば頚髄損傷を疑い，頚椎CTや頚椎MRIをオーダーする．

3) 画像撮像オーダー

▶ 一般外来および一次救急の場合

はじめはX線をオーダーするが，その際必ず2方向のみではなく開口位もオーダーする．開口位でなければ環椎破裂骨折や軸椎歯突起骨折の評価はできない．高齢者では転倒などの低い外力による受傷で，いわゆるwalk-inで外来受診する高位頚椎損傷例がしばしば見られるため注意を要する．X線で頚椎損傷が疑われたら，頚椎CTも追加でオーダーする．

▶ 二次救急の場合

受傷機転や身体所見から，頚椎損傷を疑わないか，あるいは小さい損傷を初期に見逃してもよい場合はX線のみオーダーする．そうでない場合は頚椎CTをオーダーする．

▶ 三次救急の場合

高リスク受傷機転であることが多く，全脊椎CTが全身評価の一環として撮像される．CTで頚椎椎間関節脱臼，高位頚椎損傷あるいは横突孔骨折があれば，椎骨動脈損傷を疑いCT血管造影検査を実施する[4]．頚髄損傷で完全麻痺の場合も同様にCT血管造影検査を考慮する[4]．

引用文献

1) 「改訂第6版 外傷初期診療ガイドライン JATEC」（日本外傷学会，日本救急医学会/監，日本外傷学会外傷初期診療ガイドライン改訂第6版編集委員会/編），pp177-178，へるす出版，2021

2) The American Spinal Injury Association：International Standards for the Classification of Spinal Cord Injury, 2020
https://asia-spinalinjury.org/wp-content/uploads/2016/02/Motor_Exam_Guide.pdf

3) The American Spinal Injury Association：International Standards for the Classification of Spinal Cord Injury, 2008
https://asia-spinalinjury.org/wp-content/uploads/2016/02/Key_Sensory_Points.pdf

4) Harrigan MR, et al：Management of vertebral artery injuries following non-penetrating cervical trauma. Neurosurgery, 72 Suppl 2：234-243, 2013

第5章 脊椎・肋骨

基本編 | 症例編

5 胸腰椎骨折

石井桂輔

- ◆ **典型的な受傷機転** ...... 屈曲強制, 伸展強制, 軸圧
- ◆ **症状と身体所見** ...... 腰背部痛, 下肢の神経障害
- ◆ **X線撮影のオーダー** ... 疼痛部位によって胸腰椎移行部2方向（正面像・側面像）あるいは腰椎2方向, 場合によっては立位X線あるいはCTやMRI
- ◆ **ポイント** ...... 疼痛部位に応じて撮影部位を胸腰椎移行部もしくは腰椎とする. 高齢者の骨粗鬆性椎体骨折では陳旧性か新鮮例かの鑑別に立位X線をオーダーする. 骨折があるか詳細な判断が必要な場合は, 必ずCTをオーダーする. 神経障害があればMRIを撮像する

1 Chance骨折

症例1

・スノーボードでジャンプして胸背部から落下して受傷
・胸腰椎移行部の強い背部痛を訴えている
・神経障害はない

↪ **撮影オーダー** ▶ ▶ ▶ 胸腰椎移行部X線2方向（図1）, 腰椎CT（図2）

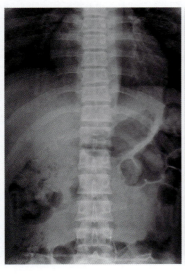
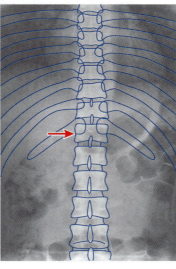

図1● 単純X線像：胸腰椎移行部2方向
正面像（次項に続く）.

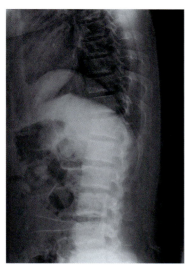
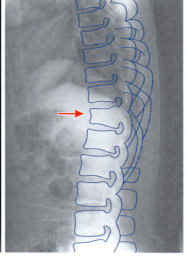

図1●単純X線像：胸腰椎移行部2方向
側面像（前頁の続き）．
第12胸椎（→）．

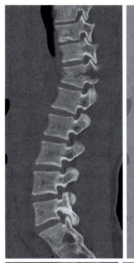
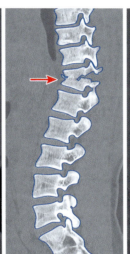
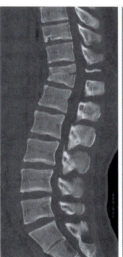
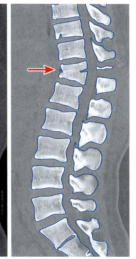
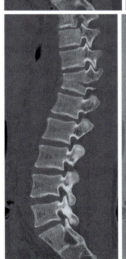
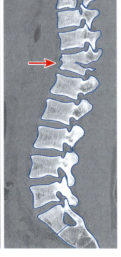

図2●腰椎CT像（矢状断）
右（上段左），正中（上段右），左（下段）．
第12胸椎（→）．

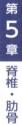

第5章 脊椎・肋骨

画像所見

A	適切性とアライメント	胸腰椎移行部が中心となっており，撮像範囲は適切である．側面は椎体後面のラインが二重になっており，正確な側面像とは言えない．胸腰椎移行部に局所後弯が見られ，アライメント異常がある．
B	骨	X線側面像で第12胸椎の楔状変形がある．CTで第12胸椎椎体前方は圧壊し，椎体後方から両側椎弓根さらに棘突起に及ぶ骨折が見られ，頭尾側に転位している．
C	軟骨	椎間板腔に異常はない．
D	変形と骨濃度	側面像で第12胸椎の楔状変形がある．椎体の濃度変化はわからない．
S	軟部組織	側面像で棘突起間の拡大は不鮮明である．正面像で腸腰筋陰影に異常はない．

画像所見の描写と診断

第12胸椎椎体の前方は圧壊変形し，後方要素は頭尾側に転位している．屈曲伸延型損傷であり，いわゆるChance骨折と診断した．

2 骨粗鬆症性椎体骨折

症例2

- 高齢女性が尻もちをついて，胸腰椎移行部に強い背部痛を訴えている
- 神経障害はない

撮影オーダー ▶▶▶ 臥位X線胸腰椎移行部側面像（図3），立位X線胸腰椎移行部側面像（図4），胸腰椎MRI（図5）

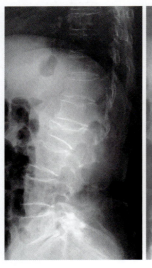
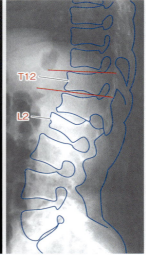

図3 ● 臥位単純X線像：
胸腰椎移行部（側面像）

第12胸椎（T12）および第2腰椎（L2）の楔状変形が見られる．臥位では，上終板と下終板のなす角は小さく，楔状変形は軽度である．

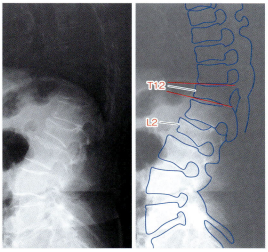

図4　立位単純X線像：胸腰椎移行部（側面像）
第12胸椎の楔状変形は立位となることで悪化しているが，第2腰椎の変形は変わっていない．第12胸椎が新鮮骨折で第2腰椎は陳旧性骨折の可能性が高い．
立位では，臥位と比べて上終板と下終板のなす角は大きく，楔状変形は悪化している．

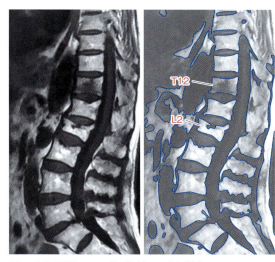

図5　胸腰椎MRI（矢状断T1強調像）
第12胸椎椎体内に低信号領域がある．第2腰椎椎体内の信号変化は乏しい．

↳ 画像所見

A	適切性とアライメント	胸腰椎移行部が含まれているのは適切であるが，立位像が側面像のみで正面像がない．胸腰椎移行部で後弯が強く，腰椎部では前弯が強くなっている．
B	骨	臥位側面像で第2腰椎椎体，立位側面像で第12胸椎椎体に椎体の変形が見られる．
C	軟骨	椎間板腔に異常はない．
D	変形と骨濃度	第12胸椎と第2腰椎で椎体の変形が見られる．
S	軟部組織	側面像で棘突起間の拡大はない．正面像で腸腰筋陰影に異常はない．

↳ 画像所見の描写と診断

　　　　第12胸椎は，単純X線側面像の臥位と立位で変形の増大があり，さらにMRIで椎体内の信号変化も見られ**新鮮骨折**と診断した．一方，第2腰椎は立位単純X線で変形の増大はなく，MRIで椎体内の信号変化も乏しかったので**陳旧性骨折**と診断した．

解 説

1) 受傷機転

　　胸腰椎骨折は，高所からの墜落や交通事故などの高エネルギー受傷機転で生じることが多いが，骨粗鬆症の高齢者では転倒や重量物の挙上といった軽微な外力でも受傷する．Chance骨折はシートベルトを装着して自動車乗車中に衝突などで急減速した際に生じることが多いが，スポーツなどでジャンプした際にバランスを崩して背部から地面に落下した際にも生じる．

2) 症状と身体所見

　　胸腰椎移行部に生じることが多く，受傷部の激しい痛みのために立位不能となる．骨折の転位のために脊髄や馬尾が損傷すると，両下肢にさまざまな程度の運動および感覚障害，排尿および排便障害を生じる．高エネルギー受傷機転では頭部外傷や胸腹部臓器損傷，骨盤骨折などの多発外傷となることも多く，全身検索を要する．Chance骨折では約1/3の症例で腹部臓器損傷を合併するので注意を要する[1]．また，屈曲伸延損傷で棘上棘間靱帯損傷があると棘突起間に陥凹を触知する．高齢者の軽微な外力による受傷の際は，受傷部位を大まかに判定するために背部中央の叩打痛を確認する．

3) 画像撮像オーダー

▶ 高エネルギー受傷機転の場合

　　全身CT検査を行う．CTで全脊椎を評価するので，X線撮影は必ずしも要さない．

▶ 高エネルギー受傷機転でない場合

　　脊椎2方向のX線撮影をオーダーするが，疼痛部位が含まれるように，胸腰椎移行部あるいは腰椎，稀に胸椎をオーダーする．

▶ 骨粗鬆性椎体骨折を疑う高齢者の場合

　　臥位と立位（あるいは座位）のX線撮影をオーダーする．臥位像と立位像を比較し，立位像で変形が増大していれば新鮮骨折を疑う[2]．

引用文献

1) Tyroch AH, et al：The association between Chance fractures and intra-abdominal injuries revisited: a multicenter review. Am Surg, 71：434-438, 2005

2) Toyone T, et al：Changes in vertebral wedging rate between supine and standing position and its association with back pain: a prospective study in patients with osteoporotic vertebral compression fractures. Spine（Phila Pa 1976）, 31：2963-2966, 2006

第5章 脊椎・肋骨

基本編 | 症例編

6 肋骨骨折と外傷性気胸

尾島広野

- ◆ **典型的な受傷機転** …… 交通事故や高所からの転落などの高エネルギー外傷，高齢者の転倒など
- ◆ **症状と身体所見** …… 側胸部痛や呼吸時の疼痛増強，皮下血腫
- ◆ **X線撮影のオーダー** …… 胸部，肋骨2方向（正面像・斜位像）
- ◆ **ポイント** …… 転位のない肋骨骨折や軽微な気胸・血胸は単純X線では診断できないことがあるため，単純CTで評価する

症例1

- 63歳男性．バイク走行中に右側に転倒して受傷
- 右肩から側胸部に疼痛がある

画像検査❶

↳ **撮影オーダー ▶▶▶ 胸部，右肋骨2方向（正面像・斜位像）**（図1）

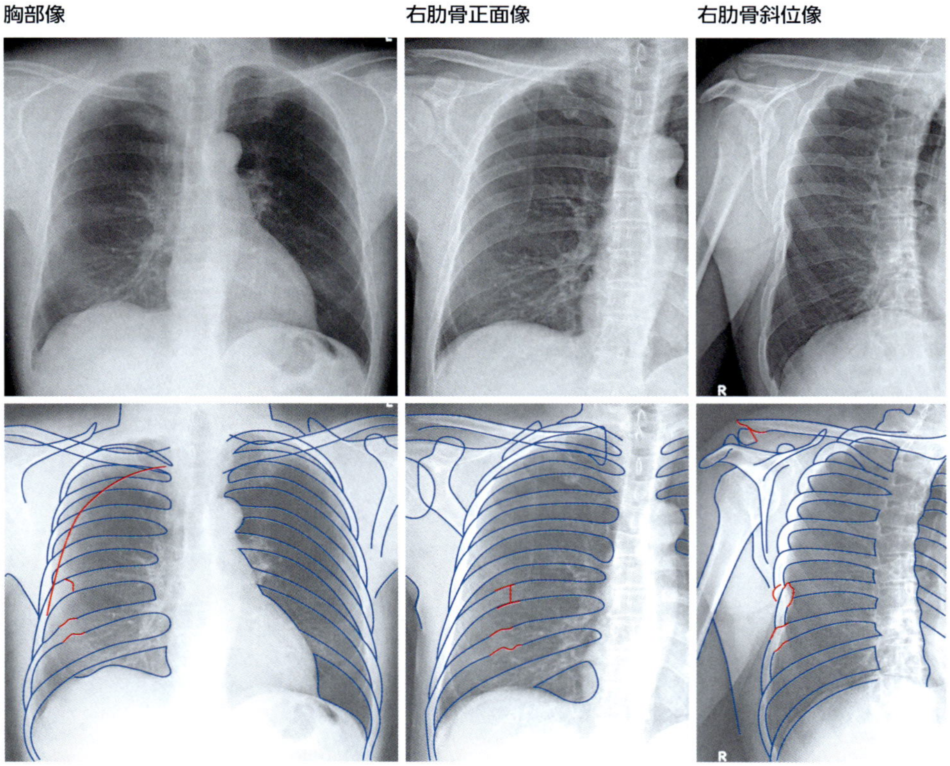

胸部像　　　　　右肋骨正面像　　　　　右肋骨斜位像

図1 ● 単純X線像：胸部，右肋骨2方向（正面像・斜位像）

画像所見

A 適切性とアライメント	胸部は肺野全体が含まれ，肋骨も正面と斜位の2方向で全体が撮影できており適切な画像である．
B 骨	第8肋骨に骨折線があり，斜位像で転位がある．第9肋骨の皮質に凹凸があり骨折がある． 右鎖骨遠位端に骨折があり転位している．
C 軟骨	胸肋関節の脱臼を示唆する所見はない．
D 変形と骨濃度	第8肋骨の輪郭に途絶・段差がある．骨内にも透亮像があり，明らかな骨折線である．骨濃度に異常はない．
S 軟部組織	右胸郭内に肺の外縁があり，気胸の所見である．皮下気腫はない．

画像所見の描写と診断

第8，9肋骨の骨折線と気胸があり，また撮影範囲内に鎖骨骨折もある．**第8，9肋骨骨折と外傷性気胸，右鎖骨遠位端骨折**の診断である．

胸部単純CTで，気胸の詳細な評価と単純X線ではわからない肋骨骨折の評価が必要である．また，鎖骨骨折に対して鎖骨2方向での評価も必要である．

画像検査❷（追加検査）

撮影オーダー ▶▶▶ 胸部単純CT，鎖骨2方向（正面像・軸斜像）（図2，3）

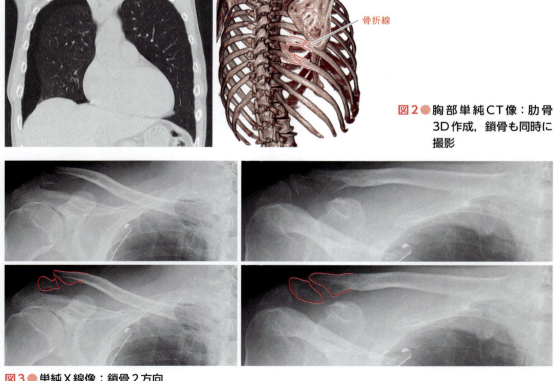

図2● 胸部単純CT像：肋骨3D作成，鎖骨も同時に撮影

図3● 単純X線像：鎖骨2方向
正面像（左），軸斜像（右）．

画像所見

A	適切性とアライメント	胸部単純CTで肺野とすべての肋骨，単純X線で鎖骨全体の2方向を撮影できており，適切な画像である．
B	骨	第8，9肋骨と右鎖骨遠位端に骨折がある．
C	軟骨	胸肋関節・胸鎖関節の脱臼を示唆する所見はない．
D	変形と骨濃度	鎖骨骨折部の近位が頭側に転位している．骨濃度に異常はない．
S	軟部組織	気胸がある．肺挫傷や血胸，皮下気腫はない．

画像所見の描写と診断

診断は画像検査①と同様である．第9肋骨は単純CTでは明らかな骨折線がある．
胸部単純CTで，気胸の程度と肺挫傷や血胸がないことを確認できた．

症例2

・69歳男性．高さ4mのはしごから転落し，受傷
・左側胸部から背部に疼痛がある

画像検査①

撮影オーダー ▶▶▶ 胸部（図4）．高エネルギー受傷であり検査時間短縮のため，肋骨2方向撮影は行わなかった．

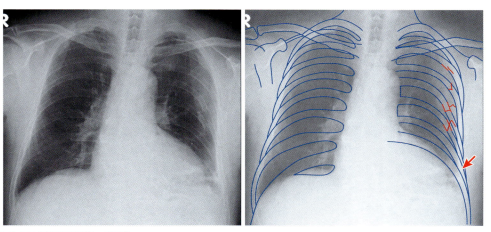

図4 単純X線像：胸部

画像所見

A	適切性とアライメント	胸部は肺野全体が含まれており，適切な画像である．
B	骨	第3-6肋骨に骨折線があり，第5，6肋骨は転位している．
C	軟骨	胸肋関節の脱臼を示唆する所見はない．
D	変形と骨濃度	第3-6肋骨の輪郭に途絶・段差がある．骨内にも透亮像があり，明らかな骨折線である．骨濃度に異常はない．
S	軟部組織	左肋骨横隔膜角が鈍で，下肺野の透過性が一部低下しており胸腔内に液体貯留がある（→）．

↳ 画像所見の描写と診断

左第3-6肋骨に骨折があり，下肺野に液体貯留があることから，**左第3-6肋骨骨折と外傷性血胸**の診断である．症例1と同様に，胸部単純CTで胸腔内と肋骨骨折の評価が必要である．

画像検査❷（追加検査）

↳ 撮影オーダー ▶▶▶ 胸部単純CT （図5）

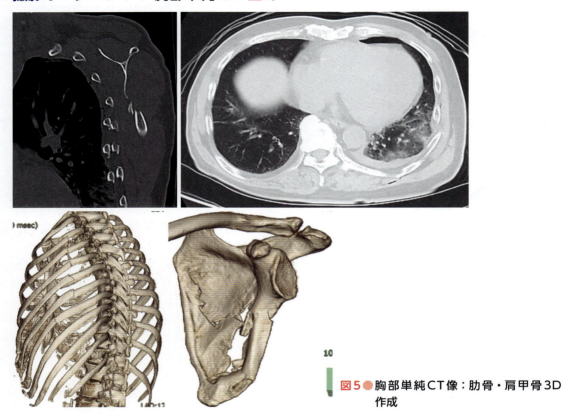

図5 ● 胸部単純CT像：肋骨・肩甲骨3D作成

↳ 画像所見

A	適切性とアライメント	胸腔，肋骨全体が含まれており適切な画像である．
B	骨	左3-9肋骨と肩甲骨体部に骨折線がある．左3-8肋骨と肩甲骨体部は骨折部で転位している．
C	軟骨	胸肋関節・胸鎖関節の脱臼を示唆する所見はない．
D	変形と骨濃度	左3-9肋骨と肩甲骨体部の皮質に段差があり，明らかな骨折線である．骨濃度に異常はない．
S	軟部組織	気胸，肺挫傷，血胸，皮下気腫がある．

↳ 画像所見の描写と診断

胸部単純X線像では明らかでなかった，左第7-9肋骨骨折，気胸，左肩甲骨体部骨折がある．**左第3-9肋骨骨折，外傷性血気胸・肺挫傷，左肩甲骨体部骨折**の診断である．

解 説

1）受傷機転

肋骨骨折は，交通事故や高所からの転落など高エネルギーの多発外傷や，低エネルギーの高齢者の転倒などで受傷する．

2）症状と身体所見[1]

肋骨骨折では，骨折部周囲の自発痛や圧痛，皮下血腫が見られる．呼吸時の胸郭の動きにより疼痛が増強することがある．気胸や血胸，肺挫傷を合併することがあるため，必ずバイタルサインと呼吸状態の確認（呼吸数，胸郭の動き，聴診など），皮下気腫の有無を確認する．特に，緊張性気胸（ショックを呈する気胸）やフレイルチェスト（2カ所以上の肋骨・肋軟骨骨折が上下連続して複数本存在し，胸壁が吸気時に陥没し呼気時に膨隆する胸郭運動），大量血胸では，緊急での治療介入が必要となるため注意を要する．

3）X線のオーダー[1]

▶「胸部と肋骨2方向（正面像・斜位像）」をオーダーする

胸部では，気胸，血胸，多発肋骨骨折の有無を評価する．肋骨の正面像・斜位像では，より肋骨の輪郭を評価しやすくなるが，肺野の陰影や他の肋骨，臓器と重なり見えにくいこともあるため，診断に迷ったら躊躇せずに胸部CTを撮影する．

また，鎖骨，肩甲骨，上腕骨骨折の合併損傷も少なくないため，疼痛部位に合わせて適宜撮影部位を追加する．

◆ 肋骨骨折では，気胸・血胸の出現や増悪がないか，胸部X線でのフォローを要する（図6）
- 気胸：全気胸のうち20～35％は胸部X線で診断できず，CTで診断できる[2, 3]
- 血胸：胸部X線（仰臥位）では200～300 mLの血液貯留がないと診断が難しい[3]

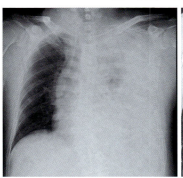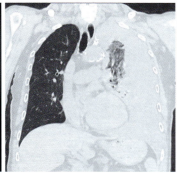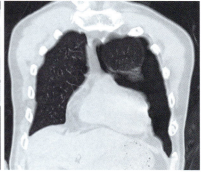

図6 症例2の受傷後6日時点の胸部単純X線像と単純CT像
血気胸の増悪があり，この後胸腔ドレーンを留置された．

引用文献

1) 「改訂第6版 外傷初期診療ガイドラインJATEC」（日本外傷学会，日本救急医学会/監，日本外傷学会外傷初期診療ガイドライン改訂第6版編集委員会/編），へるす出版，2021
2) Rhea JT, et al：The frequency and significance of thoracic injuries detected on abdominal CT scans of multiple trauma patients. J Trauma, 29：502-505, 1989
3) Livingston DH & Hauser CJ：Chest wall and lung.「Trauma, 6th ed」（Feliciano DV, Mattox KL, Moore EE），pp525-552, McGraw-Hill, 2008

第6章 骨盤

基本編 症例編

1 骨盤の撮影肢位と正常解剖

森 剛

1 骨盤正面撮影

撮影方法と肢位　寝台上にて仰臥位で撮影（ⓐ）．患者の体軸を真っ直ぐにし，骨盤の傾きがないよう両上前腸骨棘が寝台に対し平行になるようにする．ただし，骨盤骨折の可能性がある患者では足部を持って足方へ引っ張らず，愛護的に真っ直ぐにする．下肢は膝蓋骨が真上を向くようにして伸展位とする（ⓑ）．X線は骨盤中央へ垂直に入射する（ⓒ）．受傷時の撮影では腰椎および大腿骨骨折の可能性もあるため，受光体が17インチ×17インチであれば第3腰椎から大腿骨中央あたりまで照射野に含め，トリミングしない．17インチ×14インチであれば，横長にして使用する．

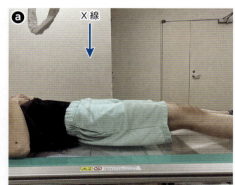

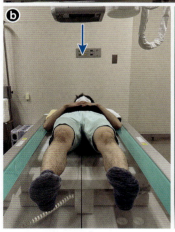
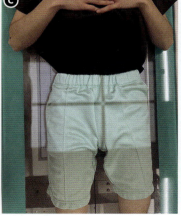

| 画像の見え方 | 骨盤の中央に小骨盤腔があり，骨盤輪が観察される．腸骨，閉鎖孔が左右対称に投影される．腸骨上縁は第5腰椎上縁に位置している．正中線上に下部腰椎の棘突起，正中仙骨稜，尾骨が直線状に並び，尾骨の先に恥骨結合が位置している．仙腸関節下部および仙骨孔は，正中を挟んで対照的に位置している．ただし，仙骨孔は腸管内ガスや骨盤腔内に貯留した血液など（骨盤骨折時）によって左右対称に観察できないことがある．大腿骨も大腿骨頭，大腿骨頚部，大転子，小転子が左右対称に投影される．

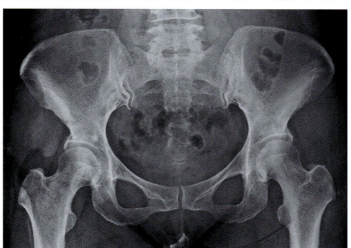

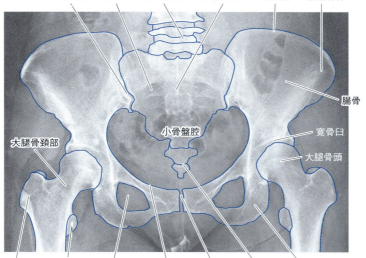

2 骨盤 inlet view 撮影

撮影方法と肢位

寝台上にて仰臥位で撮影（ⓐ）．患者の体軸を真っ直ぐにし，骨盤の傾きがないよう両上前腸骨棘が寝台に対し平行になるようにする．下肢は膝蓋骨が真上を向くようにして伸展位とする（ⓑ）．X線は頭尾方向30°で入射する（ⓒ）．膝を伸展できない場合，骨盤が後傾している可能性があるので，正面像を見てX線入射角を強くする．受光体が17インチ×17インチの場合，像が欠けてしまうことが多々ある．腸骨上縁を触り，手の影（ⓓ，◀）が受光体上縁から3〜5 cm程度の距離になるようにする．

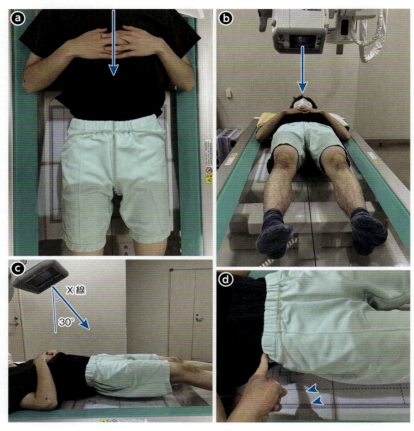

| 画像の見え方 | 骨盤輪が正円状に近い形で投影され，小骨盤腔が広く観察され，腸骨が左右対称に投影される．正中線上に下部腰椎の棘突起，正中仙骨稜，尾骨が直線状に並んで投影される．寛骨臼が前壁後壁ともに観察される．骨盤骨折があった場合，骨盤後方部および恥骨の前後方向の転位が明瞭に観察される．大腿骨においては，大転子上縁および転子窩が広く観察できる． |

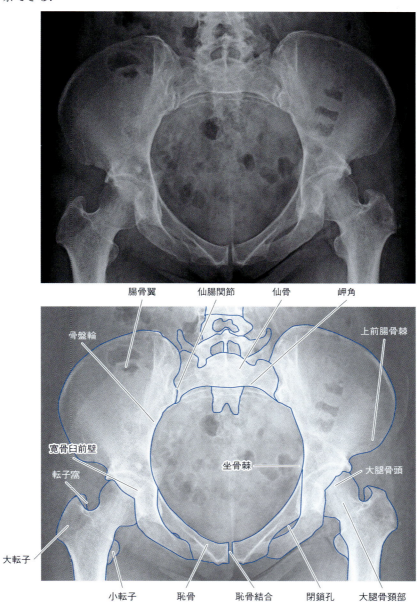

3 骨盤 outlet view 撮影

撮影方法と肢位

寝台上にて仰臥位で撮影（ⓐ）．患者の体軸を真っ直ぐにし，骨盤の傾きがないよう両上前腸骨棘が寝台に対し平行になるようにする．下肢は膝蓋骨が真上を向くようにして伸展位とする（ⓑ）．X線は尾頭方向30°で入射する（ⓒ）．膝を伸展できない場合，骨盤が後傾している可能性があるので，正面像を見てX線入射角を弱くする．受光体が17インチ×17インチの場合，像が欠けてしまうことが多々ある．腸骨上縁を触り，手の影（ⓓ，◀）が受光体上縁から3〜5cm程度の距離になるようにする．

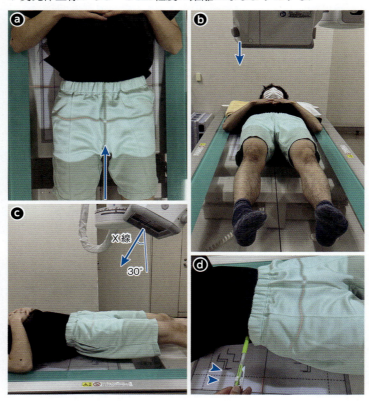

| 画像の見え方 | 閉鎖孔および恥骨，坐骨が広く観察される．仙骨も広く観察されるが，下部仙骨は恥骨と重なって投影されることがある．正中線上に下部腰椎の棘突起，正中仙骨稜，尾骨が直線状に並び，正中仙骨稜上に恥骨結合が位置している．寛骨臼の前壁後壁が広く観察される．骨盤骨折があった場合，骨盤後方部および恥骨坐骨の上下方向の転位が明瞭に観察できる．大腿骨では頚部および小転子が広く観察できる．

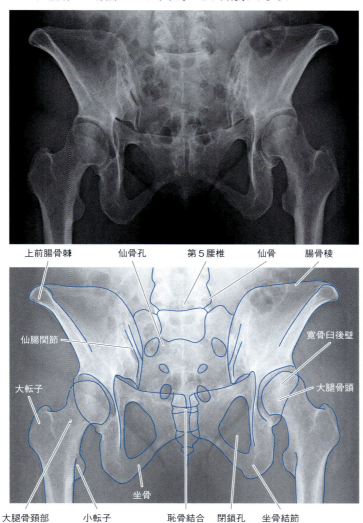

4 骨盤 Judet view（斜位）撮影

撮影方法と肢位　腸骨の正面撮影となる．患者は寝台上で仰臥位から非検側の下肢を膝立たせる（ⓐ）．非検側の腸骨および肩を45°持ち上げ，検側の股関節および膝関節を屈曲させ，膝（大腿外側面）を寝台に付ける（ⓑ）．斜位にする際，患者が殿部を後方へ引くことがあるので注意が必要である．X線は正中線上で腸骨から坐骨まで入るようにし，また両柱骨折では特徴的な spur sign（腸骨下端外板の棘状陰影）が描出されることがあるので，非検側の腸骨まで入るようにする（ⓒ）．

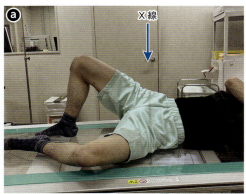

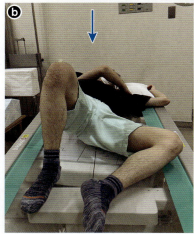
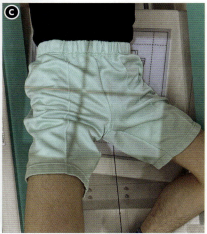

| 画像の見え方 | 検側では腸骨翼，寛骨臼前壁，骨盤後柱辺縁および大腿骨頭が広く観察される．また，股関節前方脱臼の場合，正面像では判別しにくいことがあるが，斜位像では明瞭に観察できる．非検側では閉鎖孔，坐骨，寛骨臼後壁，骨盤前柱辺縁および大腿骨頭，大腿骨頸部などが広く観察され，腸骨は軸位状に投影される．下部腰椎の椎弓，椎弓根，上関節突起，下関節突起などが観察できる．|

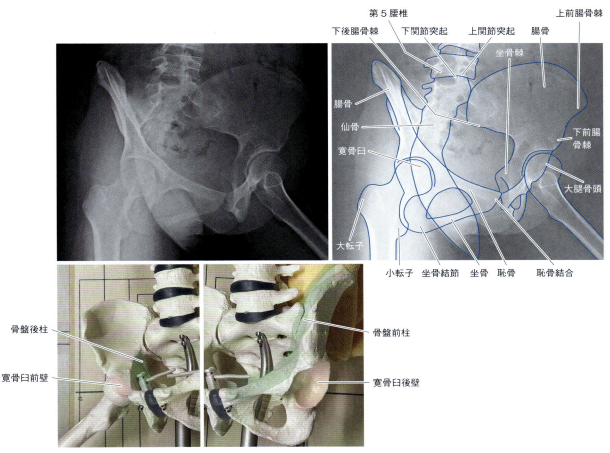

参考文献

1) 「ポケット解剖アトラス 第2版」（益田 栄/著），文光堂，1978
2) 「チェックポイント X線撮影と画像評価」（辺見 弘，倉本憲明/監，谷崎 洋，大棒秀一/編著），医療科学社，2007
3) 「新・図説 単純X線撮影法」（小川敬壽/編），金原出版，2012
4) 「診療画像検査法 X線撮影法」（中村 實/監，松波英一，他/指導），医療科学社，1998
5) 「クラーク X線撮影技術学」（Whitley AS，他/著，島本佳寿広，他/監訳），西村書店，2009
6) 「診療放射線技術学大系 専門技術学系 9放射線検査学（X線）」（日本放射線技術学会/編，山下一也，他/著），通商産業研究社，1983
7) 「骨折・脱臼 改訂4版」（冨士川恭輔，鳥巣岳彦/編），pp1074-1109，南江堂，2018

第6章 骨盤

2 骨盤輪骨折

中山雄平

- ◆ **典型的な受傷機転** …… 交通事故，高所からの墜落，転倒（高齢者の場合）など
- ◆ **症状と身体所見** ……… 高エネルギー外傷の場合は出血性ショック，激しい疼痛，下肢の脚長差など
  低エネルギー外傷の場合は歩行困難，腰痛，股関節や殿部痛など
- ◆ **X線撮影のオーダー** … 骨盤正面（primary survey での撮影）
  バイタルサインが安定している場合は inlet と outlet を追加
- ◆ **ポイント** ……………… 骨盤はリング状構造をしているので，1カ所骨折を見つけたら他にもう1
  カ所骨折がないかを探す

症例1

・バイク事故で受傷し，病院搬入時はショックバイタル

↳ **撮影オーダー ▶▶▶ 骨盤正面**（図1）

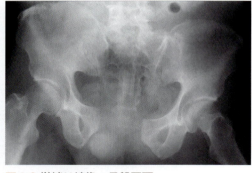 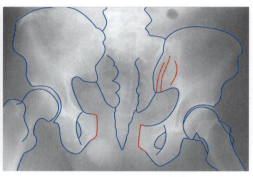

図1 ● 単純X線像：骨盤正面

↳ **画像所見**

A	適切性とアライメント	ショックバイタルであり，必要最低限の骨盤正面像のみ撮影．第5腰椎棘突起はやや左側に偏位しており，また仙骨の見え方も左右非対称であるため，正確な正面像とは言い難い．
B	骨	恥骨結合が開大している．また，仙腸関節の見え方に左右差があり，左仙腸関節は右仙腸関節よりも開大している．
C	軟骨	股関節の関節内骨折を示唆する所見はない．
D	変形と骨濃度	骨は変形していない．
S	軟部組織	軟部組織の陰影の増強はよくわからない．

画像所見の描写と診断

前方は恥骨結合離開があり，後方は左仙腸関節離開があるため，**骨盤輪損傷**と診断できる．

症例2

・高齢者が転倒後に左殿部痛のため歩行困難となり，救急搬送された

画像検査❶

撮影オーダー ▶▶▶ 骨盤正面（図2），**inlet**（図3），**outlet**（図4）

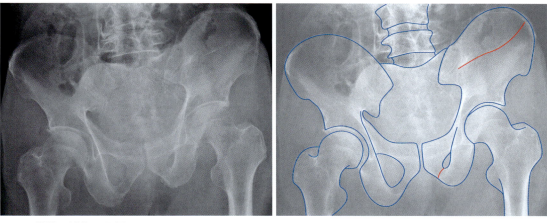

図2 ● 単純X線像：骨盤正面

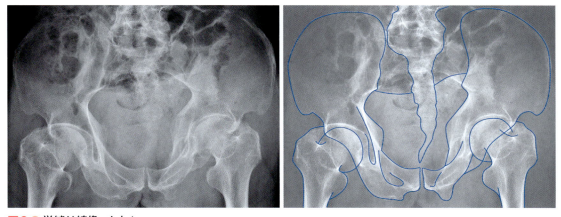

図3 ● 単純X線像：inlet

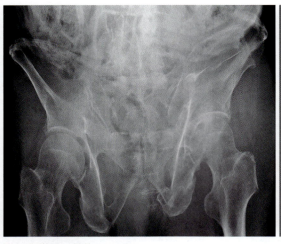
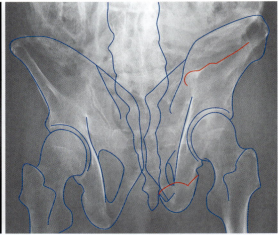

図4 ● 単純X線像：outlet

画像所見

A 適切性とアライメント	すべての画像において，腰椎棘突起が正中に見えるので，真正面から撮影された画像と言える．正面像とoutletでは，閉鎖孔の大きさに左右差がある．Inletにおいては，左の弓状線が内側に突出して不整に見える．
B 骨	正面像において，骨盤輪のリング状構造は大きな偏位がなく保たれて見える．Outletでは左坐骨の骨折線が明瞭である．左腸骨も変形しており，また骨折線のようなものが見えるが，これが何なのかよくわからない．Inletでも骨折線はよくわからない．
C 軟骨	股関節の関節内骨折を示唆する所見はない．
D 変形と骨濃度	正面像とoutletでは，左右の腸骨の見え方が異なり，左腸骨は変形して見える．
S 軟部組織	軟部組織の陰影の増強はよくわからない．腸管ガスが重なり，骨盤輪の後方成分の評価が困難である．

画像所見の描写と診断

左坐骨の骨折線は明瞭である．左腸骨も骨折しているように見えるが不明瞭であり，CTを追加して詳細な評価を行う．

画像検査❷（追加検査）

↳ 撮影オーダー ▶▶▶ 骨盤CT（MPRと3DCTの再構成も依頼する）（図5）

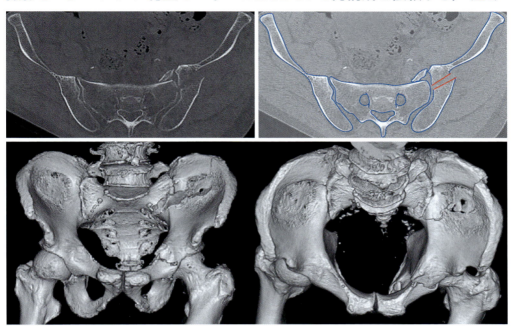

図5 ● 骨盤CT像

↳ 画像所見の描写と診断

左腸骨，左恥骨上枝，左坐骨に骨折線がある．これらの所見より，自信をもって高齢者の転倒による**脆弱性骨盤輪骨折**と診断できる．

解 説

1）受傷機転

交通事故や墜落などの高エネルギー外傷によるものと，高齢者の転倒などの低エネルギー外傷によるものが多い[1]．近年は高齢化に伴って，後者の割合が増加傾向である．

2）症状と身体所見

高エネルギー外傷によるものは，症例1のようにショックバイタルで搬送されることも少なくない．骨盤動揺性が明らかなこともあるが，用手的動揺性検査は骨折部を再転位させ出血を助長するため推奨されない．症例2のような高齢者の転倒の場合は，転倒後の腰痛や殿部・股関節痛などの主訴で受診することが多いが，訴えと圧痛部位が異なる場合や患者自身もどこが痛いのか認識できていないこともある．必ず丁寧に身体所見をとって圧痛部位を確認し，ある程度どこから来る痛みなのかを判断してから画像検査をオーダーすることが重要である．

3) X線のオーダー

▶ 重症外傷例

外傷初期診療のルーチン検査として，胸部X線と骨盤正面像をオーダーする．

▶ 低エネルギー外傷症例や，バイタルサインを気にしなくてもよい状況

骨盤正面像に加えてinlet，outletを追加する．Inletは前後方向の転位がわかりやすく，outletは頭尾側方向の転位がわかりやすい．

ただし，この3方向だけでも骨盤輪骨折を正確に診断することは簡単ではなく，恥骨骨折のみと診断された症例に全例CTを追加したところ，後方骨盤輪損傷が96.8％合併していたという報告もある[2]．少なくとも，単純X線画像検査で，前方骨盤輪損傷（恥坐骨骨折および恥骨結合離開）があれば，CTを追加する．

引用文献

1) 「Rockwood and Green's Fractures in Adults 9th Edition」（Tornetta P, et al, eds），Wolters Kluwer Health, 2019
2) Scheyerer MJ, et al：Detection of posterior pelvic injuries in fractures of the pubic rami. Injury, 43：1326-1329, 2012

第6章 骨盤

基本編 | 症例編

3 寛骨臼骨折

中山雄平

◆ **典型的な受傷機転** ……… 交通事故（ダッシュボード損傷），高所からの墜落や転落，転倒など，骨盤輪骨折（第6章-2「骨盤輪骨折」）と同様の受傷機転，もしくはそれよりもやや低エネルギーの受傷機転であることが多い

◆ **症状と身体所見** ……… 歩行困難，股関節痛，殿部痛，患肢の短縮や肢位の異常など

◆ **X線撮影のオーダー** …… 股関節を含めた骨盤正面（primary surveyでの撮影）
バイタルサインが安定している場合はJudetの両斜位（閉鎖孔斜位，腸骨斜位）を追加

◆ **ポイント** ……………… 寛骨臼骨折は腸骨骨折を伴う場合に，骨盤輪骨折と混同しやすいので注意（ただし，両者の合併骨折もある）

症例1

・高所から墜落して救急搬送された

画像検査①

↳ 撮影オーダー ▶▶▶ 骨盤正面（図1）

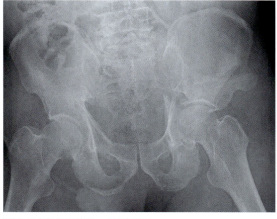
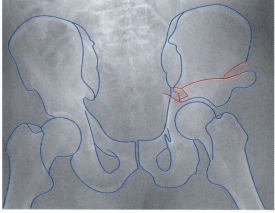

図1 ● 単純X線像：骨盤正面

画像所見

A	適切性とアライメント	腰椎棘突起が正中にあり，真正面から撮影されている．
B	骨	左側のiliopectineal lineとilioischial lineが途絶している．腸骨にも骨折線があり，転位して見える．
C	軟骨	左寛骨臼蓋の荷重部中央の軟骨下骨の陰影が途絶しており，左大腿骨頭が内方化して見える．
D	変形と骨濃度	左股関節の内側が，骨盤腔内に突出して見える． 骨濃度の変化はよくわからない．
S	軟部組織	軟部陰影の増強はよくわからない．

画像所見の描写と診断

　左iliopectineal lineとilioischial lineが途絶し，左腸骨〜股関節に骨折線があり，左股関節内側の関節面の陰影が途絶しているため，左寛骨臼骨折を最も疑う．
　正確な分類と診断のために，Judetの両斜位（閉鎖孔斜位，腸骨斜位）を追加する．

画像検査❷（追加検査）

↳撮影オーダー ▶▶▶ Judetの両斜位（閉鎖孔斜位，腸骨斜位）（図2, 3）

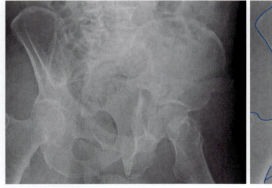

図2● 単純X線像：閉鎖孔斜位

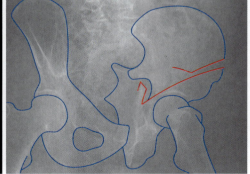

図3● 単純X線像：腸骨斜位

画像所見

A 適切性とアライメント	閉鎖孔斜位では閉鎖孔が大きく，腸骨斜位では腸骨が大きく撮影されており，適切な撮影と言える．
B 骨	閉鎖孔斜位では，転位を伴う前柱成分の骨折線がよくわかる．腸骨斜位では，腸骨の骨折線と転位がよくわかる．
C 軟骨	閉鎖孔斜位では，左寛骨臼蓋の荷重部中央の軟骨下骨の陰影の途絶が前柱成分の骨折線と連続しているのがわかる．
D 変形と骨濃度	変形や骨濃度の変化はよくわからない．
S 軟部組織	軟部陰影の増強はよくわからない．

画像所見の描写と診断

閉鎖孔斜位で前柱成分と左寛骨臼蓋の骨折線が明確であり，**左寛骨臼骨折**であることがわかる（詳しい分類および分類方法は成書に譲る）．

さらにCTを追加して，詳細に評価を行う．

画像検査❸（追加検査）

撮影オーダー ▶▶▶ 骨盤CT（MPRと3DCTの再構成も依頼する）（図4）

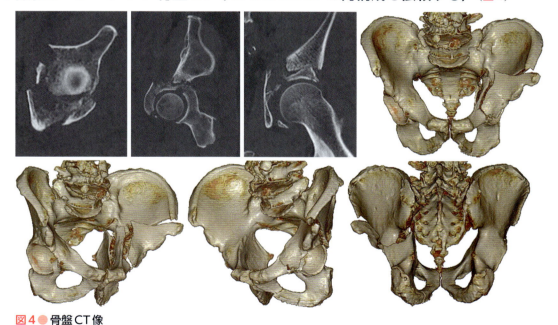

図4● 骨盤CT像

画像所見の描写と診断

左寛骨臼蓋荷重部に骨折線を有し，腸骨まで骨折線が伸びている**左寛骨臼骨折**であることが自信をもって診断できる．また，腸骨斜位で見えた腸骨の骨折線も，3DCTでは明瞭に判断できる．単純X線写真では判断しにくい関節面の骨折や頭の中ではイメージしにくい部分が，CTでは立体的に視覚的に理解しやすく，寛骨臼骨折においては必須の画像検査である．

症例2

・交通事故で受傷．右下肢が短縮している

画像検査❶

↳ 撮影オーダー ▶▶▶ 骨盤正面（図5）

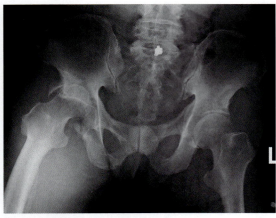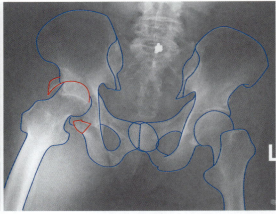

図5 単純X線像：骨盤正面

↳ 画像所見

A	適切性とアライメント	腰椎棘突起が正中にあり，また両側閉鎖孔の大きさや見え方も同等であり真正面から撮影されている． 右大腿骨が上方化して短縮している． 仙骨正中に金属製のズボンのファスナーと思われるものが写っている．
B	骨	右大腿骨頭が腸骨に重なって見え，その外側に小さな骨片がある．右大腿骨頭の下方にも骨片のようなものが見える．Iliopectineal line および ilioischial line の途絶はわからない．
C	軟骨	右股関節の関節裂隙が消失し，大腿骨頭と寛骨臼蓋の陰影が重なって見える．
D	変形と骨濃度	変形と骨濃度の変化はよくわからない．
S	軟部組織	軟部陰影の増強もよくわからない．

↳ 画像所見の描写と診断

右大腿骨頭が寛骨臼蓋関節面よりも近位に位置している．また，右大腿骨頭の下方にも骨片が見える．右大腿骨頭骨折および右寛骨臼後壁骨折を伴う右股関節後方脱臼と考える．股関節脱臼に対して徒手整復を行い，整復後に精査目的でCTを追加する．

画像検査❷（追加検査）

↳撮影オーダー ▶▶▶ 骨盤CT（MPRと3DCTの再構成も依頼する）（図6）

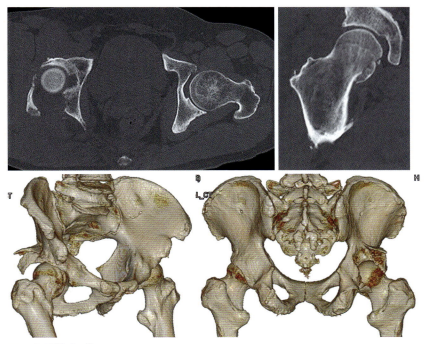

図6 ● 骨盤CT像

↳画像所見の描写と診断

右大腿骨頭は骨頭内側から下方に骨折線があり，**右大腿骨骨頭骨折**と診断できる．また，右寛骨臼後壁はめくれ上がるように転位しており，後方から見ると骨頭が丸見えになっている．**右寛骨臼後壁骨折**を合併していることがわかる．

解説

1）受傷機転

骨盤輪骨折と同様に，交通事故や墜落などの高エネルギー外傷によるものと，転倒などの低エネルギー外傷によるものがある．

2）症状と身体所見

骨盤輪骨折と同様であるが，症例2のように股関節脱臼を伴う場合は特徴的な肢位になることがある（例：股関節後方脱臼を合併している場合に，患肢股関節は屈曲，内旋，内転位となる）．

3) X線のオーダー

　重症外傷例では，ルーチン検査として骨盤正面像をオーダーする．

　全身状態が安定していれば，Judetの両斜位を追加し，寛骨臼のどの部分が骨折しているのかを評価する．寛骨臼骨折は，Judet-Letournel分類によって一般的にelementary骨折5型，associated骨折5型の合計10型に分類される[1]．単純X線写真だけを頼りに，骨折を立体的に理解するのはその道の達人でもかなりの労力を要する．単純X線の読影に慣れない間は，CT（特にMPRと3DCT）と見比べながら入念にイメージトレーニングを行うことが大切である．

引用文献

1) 「Rockwood and Green's Fractures in Adults 9th Edition」（Tornetta P, et al, eds），Wolters Kluwer Health, 2019

第6章 骨盤

基本編 | **症例編**

4 仙骨骨折

中山雄平

- ◆ **典型的な受傷機転** …… 交通事故，高所からの墜落，転倒など
- ◆ **症状と身体所見** …… 殿部痛，仙骨後面の叩打痛
  仙骨領域の神経症状（膀胱直腸障害など）を合併することがある
- ◆ **X線撮影のオーダー** … 骨盤正面像（primary surveyでの撮影）
  バイタルサインが安定している場合は仙骨側面像を追加
- ◆ **ポイント** …… 骨盤輪骨折の一部として仙骨骨折を合併していることもあるが，仙骨骨折単独の場合はしりもちなどの比較的低エネルギー外傷によるものが多い

症例1
・2階から墜落して救急搬送された

画像検査❶

↳ 撮影オーダー ▶▶▶ 骨盤正面（図1）

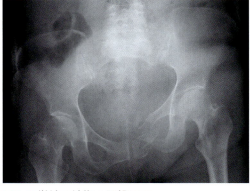
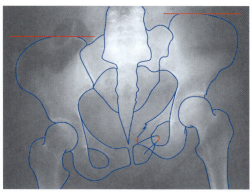

図1 ● 単純X線像：骨盤正面

↳ 画像所見

A 適切性とアライメント	腰椎棘突起が正中にあり，真正面から撮影されている．
B 骨	腸骨翼の高さに左右差があり，左腸骨が近位側に転位しているように見える．左恥坐骨骨折があり転位している．仙骨も左右差があるように見えるが，骨折線はよくわからない．
C 軟骨	股関節の損傷はよくわからない．
D 変形と骨濃度	変形や骨濃度の変化はよくわからない．
S 軟部組織	軟部陰影の増強はよくわからない．

↪ **画像所見の描写と診断**

　　　　左恥坐骨骨折があり，左腸骨が近位側へ転位しているため，垂直剪断型の骨盤輪骨折と考える．高エネルギー外傷であり，trauma pan scan の CT 情報を再構成して詳細な評価を行う．

画像検査❷（追加検査）

↪ **撮影オーダー** ▶▶▶ **骨盤 CT（MPR と 3DCT の再構成も依頼する）**（図2）

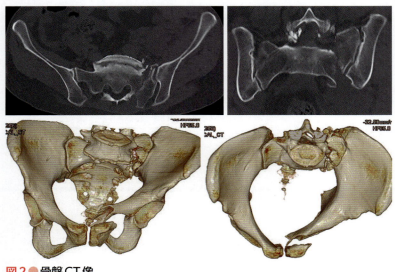

図2● 骨盤 CT 像

↪ **画像所見の描写と診断**

　　　　左仙骨翼から仙骨孔にかけて縦走する骨折線がある．これは，後述する Denis 分類 Zone 2 に相当する．CT では垂直方向だけではなく後方にも転位していることがわかる．左恥骨坐骨にも骨折線があり，左骨盤全体が近位側に転位しており，**垂直剪断型の骨盤輪骨折**と診断できる．

解 説

1) 受傷機転

交通事故や墜落などの高エネルギー外傷によるものと，転倒などの低エネルギー外傷によるものが多い．

2) 症状と身体所見

骨盤輪骨折の一部としての仙骨骨折は，骨盤輪骨折と同様である．骨盤の他の部位の骨折を伴わない仙骨骨折単独の場合は，局所の疼痛や叩打痛が身体所見となる．また，仙骨骨折に仙髄損傷を伴う場合は，膀胱直腸障害の出現に注意を要する．

3) 分類

仙骨骨折の分類は複数あり，一般的によく使用されるものを列挙する（以下の図はすべて文献1より引用）．

◆ Denis 分類

骨折線の入る部位によって，Zone 1～3 まで分類される．

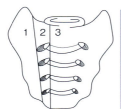

Zone 1	骨折線が仙骨翼のみの骨折．ただし，仙骨孔や脊柱管に骨折線は及ばないもの．
Zone 2	骨折線が1つ以上の仙骨孔を通る骨折．ただし，脊柱管に骨折線が及ばないもの．
Zone 3	骨折線が脊柱管内に及ぶもの．

◆ The Modified Roy-Camille 分類

上位仙骨の横骨折を，矢状面の変形をもとに4型に分類したもの．

1型	2型	3型	4型
単純な屈曲型骨折で前屈変形を伴う	後方に転位を伴う屈曲型骨折	伸展型骨折前方転位を伴う骨折	粉砕を伴う横骨折

◆AO分類

Denis 分類や The Modified Roy-Camille 分類も包含された包括的な分類となっている.

Type A	A1	尾骨/仙骨圧迫骨折か靭帯剥離骨折のいずれかである.
	A2	仙腸関節より尾側の転位のない横骨折.
	A3	仙腸関節より尾側の転位を伴う横骨折.
Type B	B1	仙骨の縦方向の骨折線が脊柱管に及ぶ. Denis Zone 3 損傷に相当する.
	B2	仙骨翼骨折で Denis Zone 1 損傷に相当する.

Type B	B3	仙骨の縦方向の骨折線が仙骨孔に及ぶ．Denis Zone 2損傷に相当する．
Type C	C0	転位のない仙骨U型骨折で，典型的には低エネルギー損傷で生じる．
	C1	同側のL5-S1関節の骨折を伴う片側B型骨折．このタイプは脊椎〜骨盤の不安定性に影響する可能性があり，C骨折に分類される．
	C2	横骨折成分をもたない両側B型骨折．
	C3	転位を伴う仙骨U型骨折．

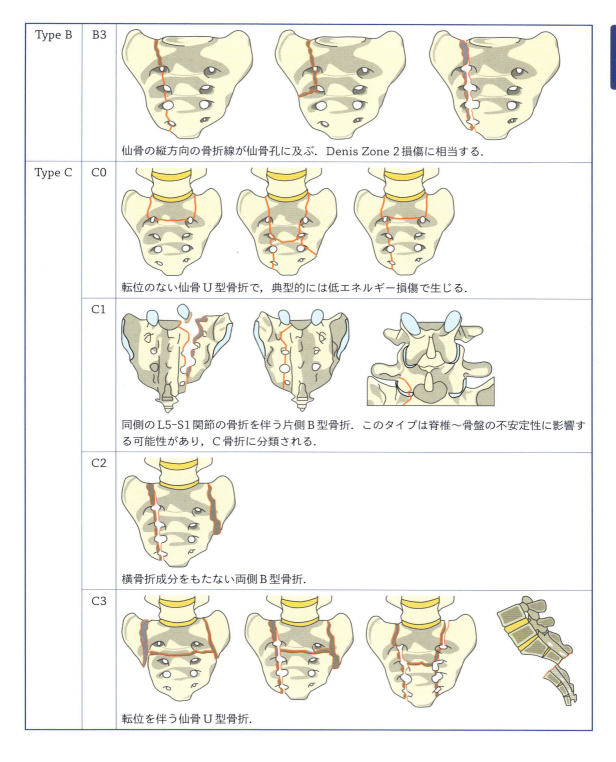

引用文献

1) Gutierrez-Gomez S, et al：Sacral fractures: An updated and comprehensive review. Injury, 52：366-375, 2021

第6章 骨盤

基本編 | 症例編

5 股関節脱臼

中山雄平

- ◆ **典型的な受傷機転** …… 交通事故（ダッシュボード損傷など），高所からの墜落，転倒など
- ◆ **症状と身体所見** ……… 股関節痛および患側肢位の異常
  股関節後方脱臼の場合は，股関節内旋・内転・屈曲
- ◆ **X線撮影のオーダー** … 骨盤正面像もしくは股関節正面像
  バイタルサインが安定している場合は股関節軸位像
- ◆ **ポイント** ……………… 股関節脱臼整復は受傷後6〜12時間以内がゴールデンアワーと言われているので，診断がつけば可及的早期に整復する必要がある

症例1

・階段から転倒して受傷．歩行困難で救急搬送された

↳ 撮影オーダー ▶▶▶ 両側股関節正面（図1）

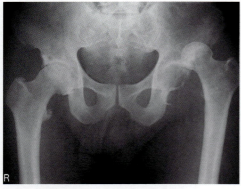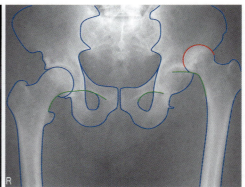

図1 ● 単純X線像：両側股関節正面

↳ 画像所見

A	適切性とアライメント	腰椎棘突起は椎体の正中に位置し，閉鎖孔の大きさに左右差はなく，正面から適切に撮影された画像と判断できる．両側腸骨の近位側は写っておらず，右股関節の中心が画像中央の高さにあり，股関節中心の画像である．
B	骨	左股関節の寛骨臼蓋遠位側に，骨片のようなものが見える．
C	軟骨	左大腿骨頭が左寛骨臼蓋よりも近位外側にある．
D	変形と骨濃度	変形や骨濃度の変化はよくわからない．
S	軟部組織	軟部陰影の増強はよくわからない．

画像所見の描写と診断

左大腿骨頭が近位外側へ脱臼して，Shenton線（—）が破綻している．左大腿骨頭の大きさは，右大腿骨よりも小さく見えるため，左大腿骨頭は右に比してX線の管球から遠くに位置していると考えられる．また，左大腿骨小転子の大きさも右大腿骨よりも小さく見えることから，内旋を強制されていると考えられ，**左股関節後方脱臼**であることが推測される．

Memo
Shenton線は，閉鎖孔の上縁と大腿骨頚部の内縁によって形成される[1]．

症例2
・荷物を持ったまま転倒し，開脚を強制される肢位になった
・疼痛と歩行困難で救急搬送された

撮影オーダー ▶▶▶ 両側股関節正面（図2）

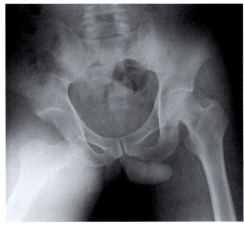
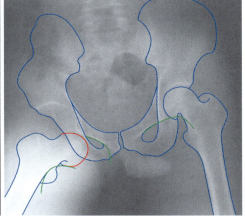

図2 単純X線像：両側股関節正面

画像所見

A	適切性とアライメント	両側腸骨は撮影範囲からはみ出て全部写っていない．左股関節の中心は画像の中央の高さにあり，股関節を中心に撮影された画像である．閉鎖孔の大きさに左右差があり，やや斜位で撮影された画像である．
B	骨	骨折はよくわからない．
C	軟骨	右大腿骨頭は閉鎖孔付近に脱臼している．
D	変形と骨濃度	変形や骨濃度の変化はよくわからない．
S	軟部組織	軟部陰影の増強はよくわからない．

画像所見の描写と診断

右大腿骨頭が閉鎖孔付近にあり，Shenton線（—）は破綻している．**右股関節前方脱臼（閉鎖孔脱臼）**と診断できる．

解 説

1) 受傷機転

交通事故などの高エネルギー外傷によるものと，スポーツ中の転倒などの低エネルギー外傷によるものがある．

2) 症状と身体所見

強い疼痛を伴い，股関節自動運動が困難となる．大腿骨頭の脱臼する方向によって，後方脱臼と前方脱臼に分けられ，そのほとんどが後方脱臼（約90％）である．前方脱臼は閉鎖孔脱臼と恥骨上脱臼に分けられる．後方脱臼では，患肢は短縮し股関節は屈曲，内旋，内転位の肢位となる．前方脱臼の場合は，閉鎖孔脱臼では股関節は屈曲，外旋，外転位となるが，恥骨上脱臼では股関節は伸展，外旋位となる．脱臼に伴い，坐骨神経麻痺が生じることもある．

3) X線のオーダー

▶ 股関節正面像または骨盤正面像をオーダーする

単純X線画像の股関節正面像もしくは骨盤正面像で，大腿骨頭が寛骨臼蓋縁との適合性を失い，Shenton線が破綻しているため診断は容易である．

▶ 合併骨折と整復の注意点

寛骨臼骨折（特に後壁），大腿骨骨頭骨折や大腿骨頸部骨折を伴うことがある．骨折の転位や骨片の陥入によって整復困難となる可能性があり，特に非転位型の頸部骨折を伴う場合は，整復の際に骨片の転位を増大させる可能性があるため注意を要する[2]．大腿骨頸部骨折の可能性を排除するためには，整復前にCTで評価しておく必要がある．大腿骨頸部骨折が明らかな場合には，股関節の閉鎖的整復を試みる前に頸部の内固定が必要な場合もある．整復後は，合併している骨折を評価するために適宜Judetの両斜位，股関節軸位などの単純X線画像検査およびCT撮影を追加する．CTでは，関節内に小骨片などが迷入していないかどうかを確認する．

引用文献

1) Jones DH：Shenton's line. J Bone Joint Surg Br, 92：1312–1315, 2010
2)「Rockwood and Green's Fractures in Adults 9th Edition」（Tornetta P, et al, eds），Wolters Kluwer Health, 2019

第6章 骨盤　基本編 症例編

6 大腿骨骨頭骨折

大田聡美

- ◆ **典型的な受傷機転** …… 交通事故による高エネルギー外傷
- ◆ **症状と身体所見** ……… 強い股関節痛のため歩行できず，股関節の自動運動が困難
- ◆ **X線撮影のオーダー** … 股関節2方向（正面像・軸位像）
- ◆ **ポイント** ……………… 健側も比較するため，正面像では両股関節が入るように撮影する

症例1

・運転中に車と接触し，膝を強打した
・強い右股関節痛があり，股関節に腫脹がある

↳ 撮影オーダー ▶▶▶ **右股関節2方向（正面像・軸位像），股関節CT**（図1，2）

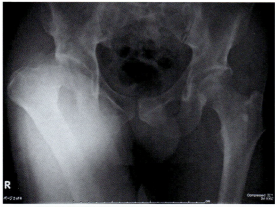
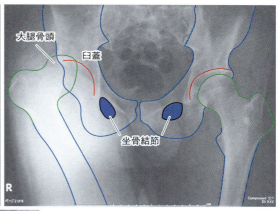
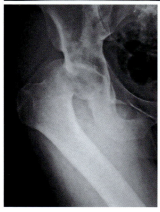
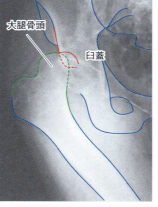

図1 ● 単純X線像：右股関節2方向
正面像（上），軸位像（下）．

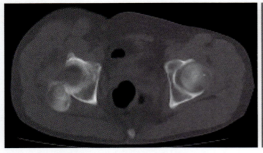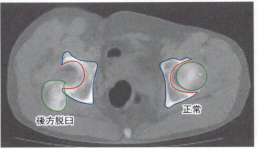

図2● 股関節CT像（骨条件・冠状断）
右大腿骨頭が臼蓋よりも後方にあり，脱臼している．

↳ 画像所見

A	適切性とアライメント	両側の股関節・大腿骨近位部が撮影範囲にあり，両側の坐骨結節がおおむね同じ形状をしており，両股関節が撮影範囲内にある適切な画像と言える．
B	骨	右臼蓋と右大腿骨近位部が重なっており，骨折ははっきりしない．
C	軟骨	骨頭の損傷がある可能性があり，軟骨損傷は否定できない．
D	変形と骨濃度	右大腿骨近位部が近位に転位しており，臼蓋と接触している．臼蓋に大腿骨頭がおさまっていない． 大腿骨頭内側の形状ははっきりと観察できない．
S	軟部組織	右大腿近位部の軟部組織陰影の増強がある．

骨折の状況をより詳細に評価するため，脱臼整復後のX線とCTを追加で撮影する（**図3，4**）．

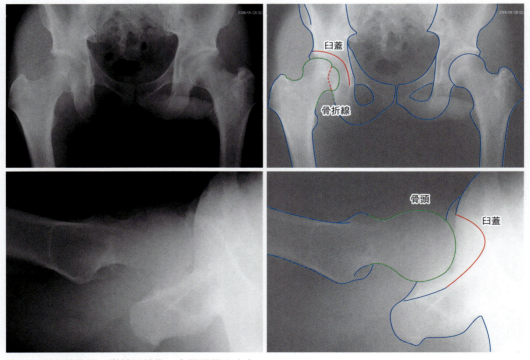

図3● 脱臼整復後の単純X線像：右股関節2方向
正面像（上），軸位像（下）．

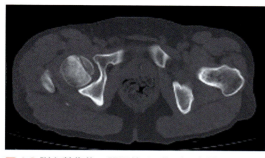
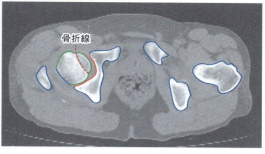

骨折線

図4● 脱臼整復後の股関節CT像（骨条件・冠状断）
骨頭は臼蓋内におさまっているが，骨頭に骨折があるのがわかる．

↳ 画像所見（脱臼整復後）

A 適切性とアライメント	両股関節と大腿骨近位部が撮影範囲にあり，両側の大腿骨は適切に内旋し撮影されている．
B 骨	右大腿骨頭に骨折線がある．
C 軟骨	大腿骨頭骨折があり，軟骨損傷が疑われる．
D 変形と骨濃度	骨折部での転位はほとんどない．骨濃度の変化はない．
S 軟部組織	右大腿近位部の軟部組織陰影増強があり，大腿近位部の腫脹が疑われる．

↳ 画像所見の描写と診断

右大腿骨骨頭骨折と股関節脱臼があり，**右股関節脱臼骨折**と診断できる．

症例2

- バイク事故で転倒し受傷した
- 左股関節は強い疼痛のため運動不能である

撮影オーダー ▶▶▶ 左股関節2方向（正面像・軸位像）（図5）

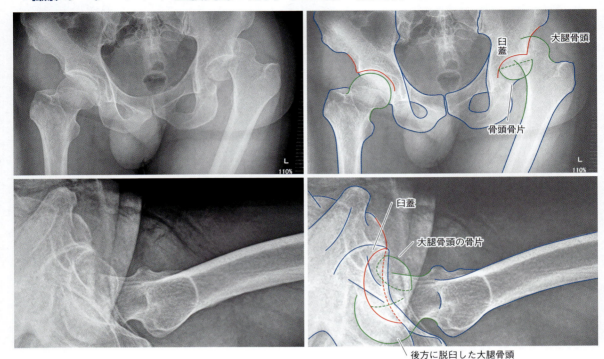

図5 ● 単純X線像：左股関節2方向
正面像（上），軸位像（下）．

画像所見

A	適切性とアライメント	両股関節正面像については，両股関節が撮影範囲内にあるが，坐骨結節の大きさに左右差があり，正確な正面ではなく，斜位となっている． 軸位像は，臼蓋・大腿骨近位部が撮影範囲にあり，正しい軸位撮影となっている．
B	骨	左大腿骨頭が骨折し，転位している．
C	軟骨	骨頭軟骨の損傷がある可能性がある．
D	変形と骨濃度	左大腿骨頭が近位・後方に脱臼し，臼蓋外側に突き刺さっている．骨濃度の変化ははっきりしない．
S	軟部組織	左大腿近位部の軟部組織濃度上昇があり，股関節が屈曲したままの撮影であることが予想される．

画像所見の描写と診断

左大腿骨骨頭骨折と股関節脱臼があり，**左股関節脱臼骨折**と診断できる．

解　説

1）受傷機転

　　大腿骨頭が骨折するには相当の力が必要であり，大多数は交通事故によるもので，骨頭
骨折単独ということはほとんどなく，股関節脱臼を伴っている．また，高エネルギー外傷
のため大腿骨頚部骨折や寛骨臼骨折など，他部位の損傷を合併していることが多い[1]．

　　大腿骨骨頭骨折＋股関節後方脱臼のケースは，交通外傷で，股関節と膝を屈曲した状態
で車のダッシュボードで膝を強打し前方から股関節に軸圧が加わる，いわゆるダッシュボー
ド損傷が典型的な受傷機転である．

2）症状と身体所見

　　脱臼している場合，患肢は短縮し，かなり外旋（前方脱臼），もしくは内旋（後方脱臼）
している．腹部や大腿近位部・膝周囲などに広範囲の皮下出血斑が見られる．股関節の強
い痛みを訴える．

　　後方脱臼では，坐骨神経麻痺が起こることもある．また，膝の関連損傷も多い．

3）X線のオーダー

▶ 股関節2方向（両股関節正面像，患側の軸位像）

　　大腿骨頭の陥没や骨折の程度を評価するには，股関節CTが必要である（整復の状
況，関節内遊離体の有無，臼蓋の評価が可能）．

◆ なぜ上記のようなオーダーとなるのか

　　股関節の2方向撮影には，両股関節正面像＋軸位像と，両股関節正面像＋ラウエンシュ
タイン像がある．ラウエンシュタイン像では患側の股関節を屈曲し外転せねばならず，股
関節周囲の骨折時には疼痛のため，撮影肢位をとることが困難である．そのため，股関節
周囲の外傷を疑うときには，患側股関節を軽度内旋し健側股関節を屈曲して撮影する，軸
位像が適切である．

引用文献

1）Pipkin G：Treatment of grade IV fracture-dislocation of the hip. J Bone Joint Surg Am, 39-A：1027-42 passim, 1957

第7章 股関節・大腿骨

基本編 症例編

1 股関節の撮影肢位と正常解剖

森 剛

1 股関節正面撮影

撮影方法と肢位　寝台上にて仰臥位で撮影（ⓐ）．下肢は伸展させ，膝蓋骨正面位にする（ⓑ）．大腿骨近位部骨折があり人工骨頭置換術やTHA（人工股関節全置換術）を行う場合，大腿骨オフセットが重要になるため，両腸骨を触り左右の傾きがないようにすることが重要である．受傷による疼痛のため上記体位がとれない場合でも，可能な限り整位を行う努力が必要である．X線は，両大腿骨頭を結んだ線の中心に垂直に入射する（ⓒ）．ステムのテンプレーティングのために，照射野は大腿骨中央くらいまで含んでおくことが望ましい．

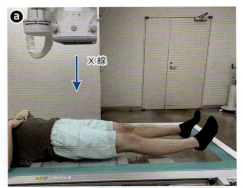

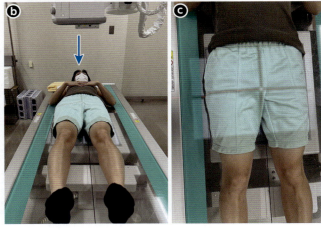

画像の見え方

　腸骨翼および閉鎖孔は左右等しく投影され，第5腰椎棘突起，尾骨，恥骨結合が一直線上に並んでいる．閉鎖孔外側上縁に涙痕先端が位置している．大転子は広く観察され，小転子はわずかに観察される程度である．整位において下肢を軽度内旋した場合，大腿骨頚部および小転子ともに広く観察される．大腿骨頚部には圧縮骨梁，副圧縮骨梁，引っ張り骨梁などが観察されることがある．

　大腿骨近位部骨折があり下肢短縮が起こっている場合，左右の涙痕から両小転子を結んだ線までの垂線距離に左右差が生じる．

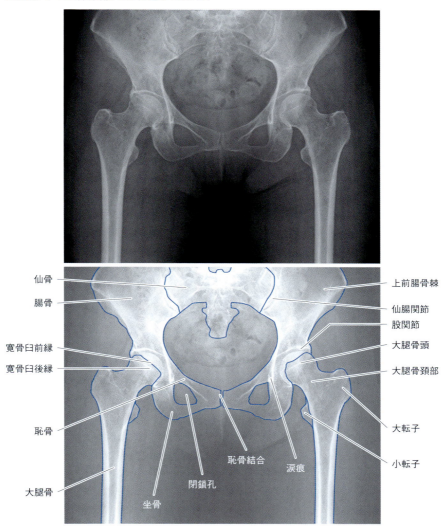

2 股関節軸位撮影

撮影方法と肢位

寝台上にて仰臥位で撮影．非検側の下肢は股関節および膝関節をともに90°屈曲し，検側下肢は伸展させ膝蓋骨正面位にする（ⓐ, ⓑ, ⓒ）．疼痛が激しい場合，可能な限り正しい肢位にする．X線入射角は一般的に，検側の上前腸骨棘と恥骨結合を結んだ線の中心点から外側へ垂直に7 cmの点（ⓓ，●）を通り，上前腸骨棘と恥骨結合を結んだ線に平行に入射する．しかし，股関節の頚体角は内反股または外反股の患者もいるため，X線の入射角度は股関節正面像を見て股関節頚部に垂直になるよう入射するようにするとよい．**大腿骨近位部骨折を疑う場合には，患側の軸位は撮影しない．**

患者がオムツをしている場合がある．オムツの中に排泄物がある場合，そのまま軸位撮影を行うと，オムツ内のポリマーがゼリー状となり大腿骨近位部が不明瞭になる．オムツに排泄物があることが確認できた場合，オムツを交換して軸位撮影を行った方がよい．

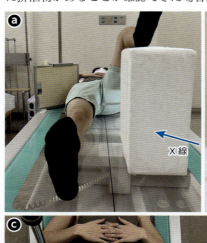
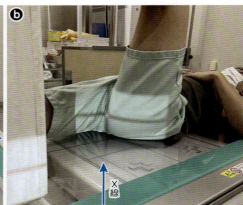
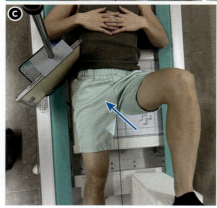
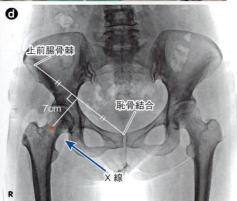

| 画像の見え方 | 大腿骨頭および大腿骨頚部の側面像として広く観察される．大腿骨頚部の下には坐骨結節が観察される．大腿骨頭から頚部，大腿骨と明瞭に投影される．小転子は大転子よりやや遠位側，大腿骨下縁の骨皮質よりやや下部に投影される．撮影時に下肢をやや内旋させて撮影した場合，大転子と小転子がほぼ重なり，骨頭，頚部，大腿骨が一直線上に投影される．

非検側の股関節屈曲が足りない場合やX線入射角が鈍角の場合，また大腿部の軟部組織の厚い患者などは検側大腿骨頭に非検側の大腿軟部陰影が投影され，画像濃度が十分でないことがある．

オムツ内に排泄物がある場合，ポリマーがゼリー状となり，関心領域に障害陰影として投影される．

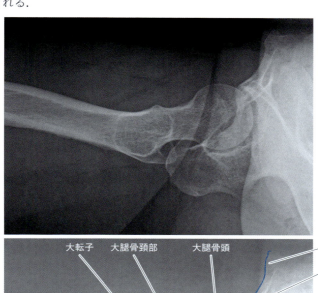

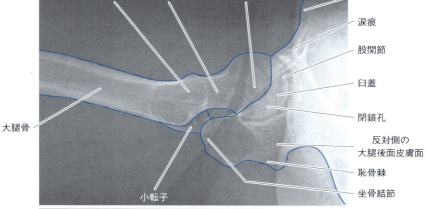

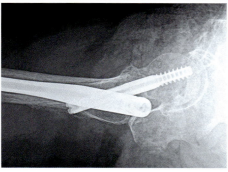

オムツ内の排泄物がゼリー状となって骨頭および大腿骨頚部付近に障害陰影となって投影される．

3 股関節ラウエンシュタイン撮影

撮影方法と肢位

寝台上で仰臥位から検側へ45°斜位にし，非検側下肢は膝を屈曲し立たせる（ⓐ）．検側下肢は膝を屈曲させ，大転子部から膝にかけて大腿側面を寝台に密着させる（ⓑ）．X線は上前腸骨棘と恥骨結合を結んだ線の中点から外側へ垂直方向4cmの点（●）へ，垂直に入射する（ⓒ，ⓓ）．

大腿骨近位部骨折を疑う場合には，患側の側面像は軸位像を用い，健側は軸位像もラウエンシュタイン像も撮影しない．

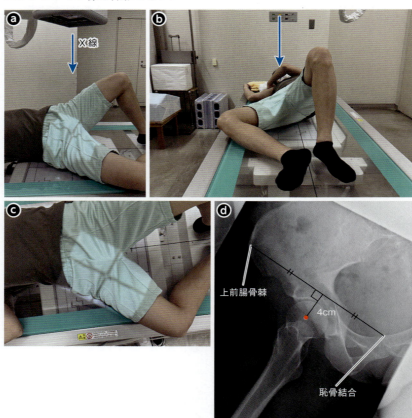

| 画像の見え方 | 腸骨が正面像として投影される．上前腸骨棘および下前腸骨棘が明瞭に観察される．臼蓋および大腿骨頭，大腿骨は側面像として明瞭に観察されるが，大腿骨頚部は大転子と重なって投影されるため，情報は乏しい．そのため頚部骨折が疑われる場合，ラウエンシュタイン位では患者の疼痛も増大し頚部が不明瞭のため，受傷時においては軸位撮影が選択される． |

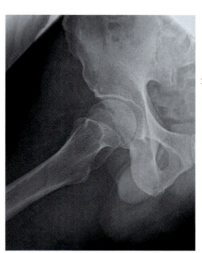 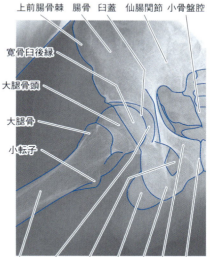

参考文献

1) 「ポケット解剖アトラス 第2版」（益田 栄/著），文光堂，1978
2) 「チェックポイント X線撮影と画像評価」（辺見 弘，倉本憲明/監，谷崎 洋，大棒秀一/編著），医療科学社，2007
3) 「新・図説 単純X線撮影法」（小川敬壽/編），金原出版，2012
4) 「診療画像検査法 X線撮影法」（中村 實/監，松波英一，他/指導），医療科学社，1998
5) 「クラーク X線撮影技術学」（Whitley AS，他/著，島本佳寿広，他/監訳），西村書店，2009
6) 「診療放射線技術学大系 専門技術学系 9 放射線検査学（X線）」（日本放射線技術学会/編，山下一也，他/著），通商産業研究社，1983

第7章 股関節・大腿骨

基本編　症例編

2 大腿骨の撮影肢位と正常解剖

森 剛

1 大腿正面撮影

撮影方法と肢位　寝台上にて仰臥位で撮影（ⓐ）．下肢を伸展させ，膝蓋骨正面位で撮影．受光体は対角線上に使用する（ⓑ）．恥骨結合と上前腸骨棘を結んだ線の中点から外側へ向け垂直に約5 cmの点（●）が大腿骨頭中心となる．X線は大腿骨の中央部に向け，垂直に入射する（ⓒ，ⓓ）．なお，X線管球のターゲット角によってヒール効果が大きく異なり，光照射野は投影されていてもX線は陽極側で減弱されていることがあるので注意が必要である．

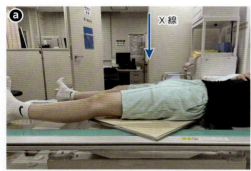

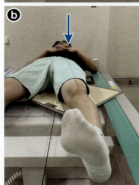
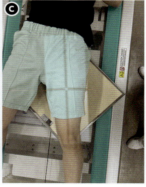
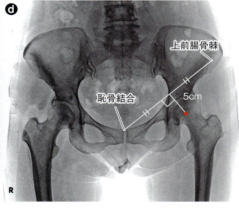

画像の見え方　大腿骨の骨頭，頸部，大転子などが広く観察でき，大腿骨外側は大転子下から顆部上まで，内側はアダムス弓から顆部上にかけて骨皮質の肥厚が見られる．膝蓋骨は大腿骨遠位顆部中央に位置している．画像には股関節から膝関節まで含まれていることが望ましいが，大腿骨が受光体対角線上に入りきらない場合，必ずどちらかの関節面まで含める．

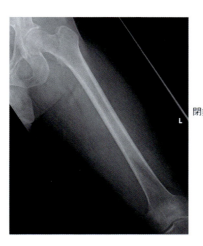 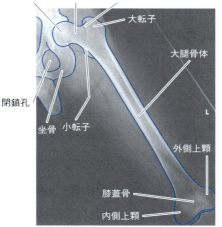

2 大腿側面撮影

撮影方法と肢位　寝台上で仰臥位から検側へ45°斜位にし，非検側下肢は膝を屈曲し立たせる（ⓐ）．検側下肢は膝を屈曲させ，大転子部から膝にかけて大腿側面を受光面に密着させる（ⓑ）．この時，検側の足関節部にタオルや発泡スチロール等で7〜8cm程度挙上させると，大腿骨は側面になりやすい．目安として大腿骨頭は恥骨結合の約5cm外側，5cm上方に位置しているので受光体の角隅になるよう整位し，膝関節部を対角線の角隅になるようにする．X線は大腿骨の中央に向け垂直に入射する（ⓒ）．

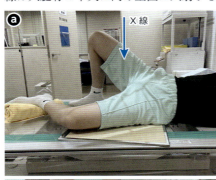 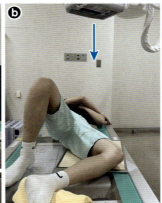

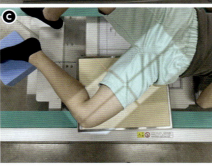

画像の見え方

骨頭は恥骨結合のすぐ外側上方に位置している．近位部は骨頭が臼蓋と重なり，頚部は大転子と重なる．遠位部は大腿骨内顆と外顆が重なる．骨幹部は骨皮質の肥厚が見られる．大腿骨骨幹部の後面に粗線が骨膜反応のように見える場合があるため，鑑別が必要である．また，大腿骨中央辺りに血管孔（▶）が観察されることもある．骨折線と間違わないようにしなければならない．

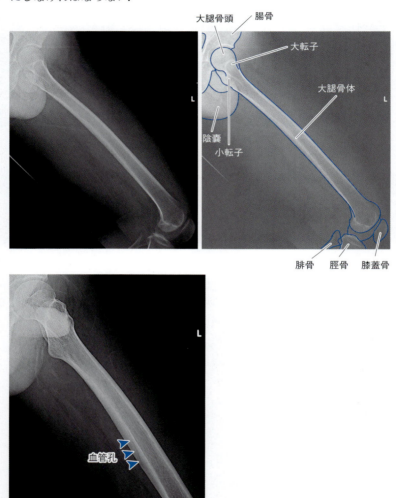

参考文献

1) 「ポケット解剖アトラス 第2版」（益田 栄/著），文光堂，1978
2) 「チェックポイント X線撮影と画像評価」（辺見 弘，倉本憲明/監，谷崎 洋，大棒秀一/編著），医療科学社，2007
3) 「新・図説 単純X線撮影法」（小川敬壽/編），金原出版，2012
4) 「診療画像検査法 X線撮影法」（中村 實/監，松波英一，他/指導），医療科学社，1998
5) 「クラーク X線撮影技術学」（Whitley AS，他/著，島本佳寿広，他/監訳），西村書店，2009
6) 「診療放射線技術学大系 専門技術学系 9 放射線検査学（X線）」（日本放射線技術学会/編，山下一也，他/著），通商産業研究社，1983

第7章 股関節・大腿骨

基本編 **症例編**

3 大腿骨頚部骨折

徳重智仁

- ◆ **典型的な受傷機転** …… 高齢者の転倒，ベッドからの転落など
- ◆ **症状と身体所見** …… 股関節痛，股関節外旋・短縮
- ◆ **X線撮影のオーダー** … 両股関節正面像＋患側軸位像
- ◆ **ポイント** …………… 非転位型の大腿骨頚部骨折は，X線だけで診断がつかないoccult fractureであることがある

症例1
- 90代女性
- 施設内での転倒で受傷．右股関節に疼痛があり，体動困難

↳撮影オーダー ▶▶▶ 両股関節正面像＋患側軸位像（図1）

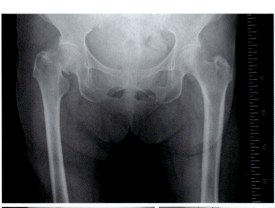
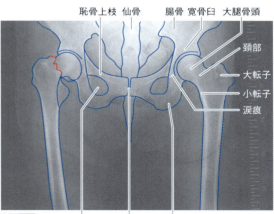
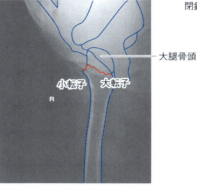

図1 単純X線像：両股関節正面像（上）・患側軸位像（下）

画像所見

A	適切性とアライメント	患側は疼痛のため，十分な内旋位がとれていない． 臼蓋に対する骨頭のアライメントは生理的である．
B	骨	大腿骨頸部に骨折線がある．転位型の大腿骨頸部骨折である． 骨頭に対し，遠位骨片は上方へ転位している．
C	軟骨	患側の股関節は関節面にＸ線がきれいに入らず，関節裂隙が狭小化して見える．
D	変形と骨濃度	大腿骨頸部の輪郭の連続性が途絶しており，段差がある．
S	軟部組織	軟部陰影の増強は判然としない．

画像所見の描写と診断

軟部組織の腫脹は軽度か，ほとんどない．

大腿骨頸部に骨折線があり，大腿骨頭は転位している．**転位型の大腿骨頸部骨折**である．

症例 2

・50代男性．通勤途中の自転車事故で受傷
・股関節痛があり，自力で歩いて仕事に行ったが疼痛が続くため受診した

撮影オーダー ▶▶▶ 両股関節正面像＋患側軸位像（図2）

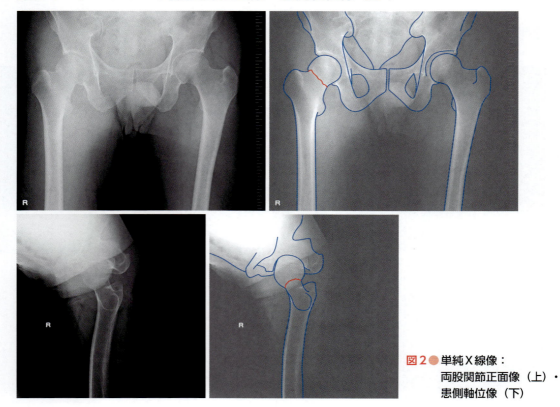

図2● 単純Ｘ線像：
両股関節正面像（上）・
患側軸位像（下）

↳ 画像所見

A 適切性とアライメント	患側は疼痛のため，十分な内旋位がとれていない． 右大腿骨軸に対して骨頭は軽度外反になっている．
B 骨	大腿骨頚部に骨折線がある．転位はほとんどなく，外反嵌入型の大腿骨頚部骨折である．
C 軟骨	患側の股関節は関節面にX線がきれいに入らず，関節裂隙が狭小化して見える．
D 変形と骨濃度	骨折部では骨濃度が上昇している．
S 軟部組織	大腿内側を中心に軟部陰影が増強している．

↳ 画像所見の描写と診断

大腿内側を中心に軟部陰影の増強が見られる．大腿骨頚部に骨折線があり，骨濃度は上昇，骨頭は外反嵌入している．**非転位型の大腿骨頚部骨折**である．

解　説

1）受傷機転

高齢者の転倒・転落後の股関節痛に伴う体動困難というエピソードが典型的である．

2）症状と身体所見

股関節痛に伴う体動困難で救急搬送される症例がほとんどである．

搬送時の肢位は股関節外旋位＋患肢短縮が典型的である．

身体所見としては，scarpa 三角に圧痛があり，自力でのSLR（straight leg raising）が不能であることが多い．

しかし，症例2のように非転位型で外反嵌入して骨折部が安定している場合は，自力で歩いて外来受診するパターンもあるので注意が必要である．この場合はSLRが可能なことがあるので，SLRができるからといって鑑別から除外してはならない．

3）X線のオーダー

▶「両股関節正面＋患側軸位」でオーダーする

軸位骨頭と頚部の前後面での傾きや転位の程度および，頚部後方の粉砕の程度を評価するのに有用である．

術前計画用のテンプレートのためにメジャー入り・股関節内旋位のコメントを入れておく（後述）．

◆ 大腿骨頚部骨折の occult fracture（図3）

　Occult fracture（不顕性骨折）とは，初診時X線検査で診断できなかった骨折のことを指す．大腿骨近位部の occult fracture は3～6.5％あると報告されている[1]．

　そのため，高齢者の転倒＋股関節痛＋体動困難の症例では，X線で明らかな骨折がなくても occult fracture の可能性を考慮し，CT・MRI の検査を追加する必要がある．

　MRI 検査は，大腿骨頚部骨折に対して感度・特異度ともにほぼ100％であり[2]，occult fracture を疑った場合は MRI でほぼ確定診断できる．しかし，MRI は夜間や病院の環境などで撮影不能の場合も多い．

　CT は MRI に劣るものの有用な骨折診断ツールであり，48時間以内の早期手術が望まれる現代では第一選択の検査として推奨されるかもしれない．

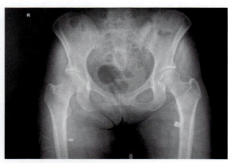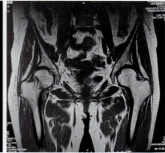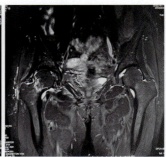

図3● 大腿骨頚部骨折の occult fracture
X線写真（左）では骨折は明らかではない．
画像はすべて同一症例．MRI（中央）で確定診断できる．

◆ メジャー入り？ 股関節内旋位？

　整形外科手術には術前計画が必須である．インプラントのテンプレートをX線写真に合わせながら，実際に使用するインプラントサイズを決定する．

　初期研修医や非整形外科医が初診にあたりX線写真をオーダーすると，ただ骨折があるのがわかるだけで，テンプレーティングには使用できないX線写真が撮影されることがある．

　大腿骨近位部骨折に関しては，「メジャー入り・股関節内旋位」で撮影しなければならない．メジャーがあることで，インプラントのテンプレートと縮尺を合わせることができ，内旋位で撮影することで大腿骨骨軸の正面に近い像を描出できるため，より正確なインプラントサイズを決定できる．

　この条件で撮影されていなければ，再度X線写真を撮影する手間が生じ，患者・医療者側双方の負担が増えてしまう．初回の撮影時に「メジャー入り，健側は可能な限り内旋位」とコメントしてオーダーしておくとよいだろう．

引用文献

1) Cannon J, et al：Imaging choices in occult hip fracture. J Emerg Med, 37：144-152, 2009
2) Brossmann J, et al：MR imaging of musculoskeletal trauma to the pelvis and the lower limb. Eur Radiol, 9：183-191, 1999

第7章 股関節・大腿骨

基本編 | 症例編

4 大腿骨転子部骨折

宮崎玄基

- ◆ 典型的な受傷機転 …… 高齢者の立った位置からの転倒，階段転落や交通事故など
- ◆ 症状と身体所見 …… 股関節周囲の疼痛，患肢の外旋・短縮，患部の腫脹・皮下血腫
- ◆ X線撮影のオーダー … 股関節2方向（正面像・軸位像）
- ◆ ポイント …………… オムツ交換などの介護中に発症するケースや，膝関節周囲の疼痛を訴える
  ケースもある

症例1

・81歳女性．屋内で転倒し受傷
・その後から右股関節痛が持続しており，救急要請

↳ 撮影オーダー ▶▶▶ 右股関節2方向（正面像・軸位像）（図1）

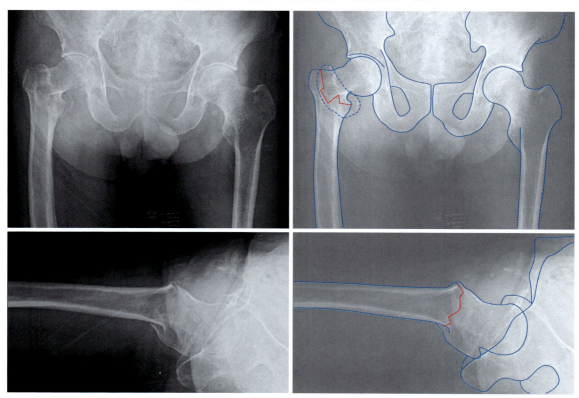

図1 ● 単純X線像：右股関節2方向
正面像（上），軸位像（下）．

237

画像所見

A	適切性とアライメント	閉鎖孔は左右対称に描出されている．健側の小転子は若干大きく描出されており，やや内旋が足りないことがわかる．
B	骨	大腿骨転子部に骨折線がある．近位骨片は屈曲転位している．
C	軟骨	両側股関節の関節裂隙が狭小化している．
D	変形と骨濃度	小転子および大転子近傍の骨皮質の輪郭が途絶している．骨濃度の変化はない．
S	軟部組織	股関節周囲の軟部陰影の左右差ははっきりしない．

画像所見の描写と診断

右大腿骨転子部に骨折線がある．図1をよく見ると，後方は大転子から小転子が一塊となった大きな骨片として転位していることがわかる（◌）．**右大腿骨転子部骨折（AO31A1.3）**と診断できる（分類については後述参照）．

症例2

・施設入所中の86歳女性
・職員が自室内で仰臥位で体動不能である本人を発見し，救急要請．右股関節周囲を痛がる

撮影オーダー ▶▶▶ 右股関節2方向（正面像・軸位像）（図2）

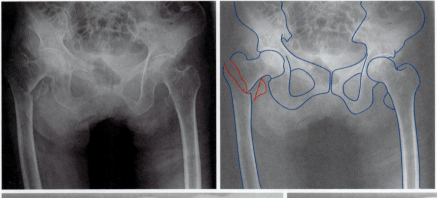
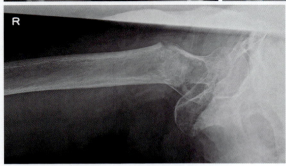
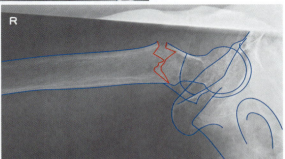

図2● 単純X線像：右股関節2方向
正面像（上），軸位像（下）．

画像所見

A	適切性とアライメント	閉鎖孔は左右対称に描出されている．健側は適切な内旋位で撮像されている．
B	骨	大腿骨転子部に骨折線がある．小転子は内側に転位している．
C	軟骨	股関節の軟骨下骨に問題はない．
D	変形と骨濃度	小転子および大転子近傍の骨皮質の輪郭が途絶している．骨濃度の変化はない．
S	軟部組織	患側の大腿部の軟部陰影は腫大している．

画像所見の描写と診断

右大腿骨転子部に骨折線がある．外側壁厚が明らかに薄く，**右大腿骨転子部骨折（AO31A2.2）**と診断できる．不安定型に分類される（分類については後述参照）．

症例3

・81歳女性．自宅前で転倒し受傷
・左股関節痛のため，救急搬送

撮影オーダー ▶▶▶ 左股関節2方向（正面像・軸位像）（図3）

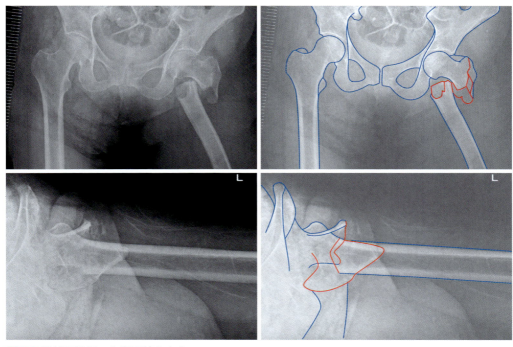

図3● 単純X線像：左股関節2方向
正面像（上），軸位像（下）．

第7章 股関節・大腿骨

239

↳ 画像所見

A	適切性とアライメント	左大腿骨骨幹部で画像が途切れており，適切なX線写真とは言えない．
B	骨	主骨折線が遠位外側皮質から近位内側へ走行している．遠位骨片は内側転位している．
C	軟骨	股関節の軟骨下骨に問題はない．
D	変形と骨濃度	骨濃度の変化はない．
S	軟部組織	左大腿部の外側軟部陰影は途切れており，評価できない．

↳ 画像所見の描写と診断

主骨折線が遠位外側皮質から小転子上方に走る，reverse oblique fracture（逆斜骨折）であり，いわゆる大腿骨転子間骨折である．**左大腿骨転子部骨折（AO31A3.3）** と診断できる．不安定型に分類される（分類については後述参照）．

解 説

1) 受傷機転

高齢者は，立った高さからの転倒などの低エネルギー外傷で受傷する[1]．
オムツ交換などの介護中に起こる，いわゆる「オムツ骨折」も約0.2％を占めている．
青壮年では，階段転落や交通事故などの高エネルギー外傷で受傷する．

2) 症状と身体所見

股関節周囲の疼痛や殿部痛を訴え，受傷後から座位や立位が不能となることが多い．
膝周囲の疼痛を訴える ケースもあり，膝関節の画像検査のみ施行され，大腿骨近位部骨折が見逃されるケースが少なくない．
身体所見としては，患肢の外旋・短縮，自力でのSLR（straight leg raising）が不能なことが多い．大腿骨転子部骨折は関節外骨折のため，大腿近位部の腫脹や皮下血腫を伴っていることがある．圧痛部位を確認することは非常に重要であり，恥骨や坐骨，仙骨部に圧痛がある場合は脆弱性骨盤輪骨折を疑い，骨盤の単純X線写真をオーダーする．

3) 大腿骨転子部骨折の分類

◆ AO/OTA分類[2]（図4，5）

単純X線写真による分類法のなかで最も広く使用されている[1]．
大腿骨転子部骨折は31Aと表記される．
外側壁厚（無名結節から3cm遠位の外側壁を基準点として，そこから135°の角度で骨頭に向けた直線を引き，骨折線までの距離を計測したもの）が20.5mmより大きいものを31A1（安定型），20.5mm以下のものを31A2（不安定型）と分類した．
大腿骨転子間骨折とは，大腿骨転子部骨折のなかで主骨折線が外側広筋稜の遠位から小転子上方に走る場合を呼び，31A3と分類され，不安定型として扱われている．

240　レジデントのための骨折の撮影オーダーと画像診断

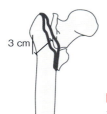

図4 ● 外側壁厚の定義
文献3より引用.

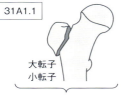
Isolated single trochanter fracture
31A1.1
大転子
小転子
＊Qualifications：
n　Greater trochanter
o　Lesser trochanter

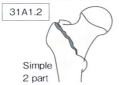
Two-part fracture
31A1.2
Simple
2 part

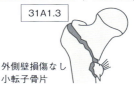
Lateral wall intact（＞20.5 mm）fracture
31A1.3
外側壁損傷なし
小転子骨片

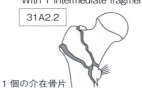
With 1 intermediate fragment
31A2.2
1個の介在骨片

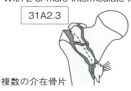
With 2 or more intermediate fragments
31A2.3
複数の介在骨片

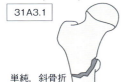
Simple oblique fracture
31A3.1
単純，斜骨折

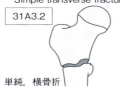
Simple transverse fracture
31A3.2
単純，横骨折

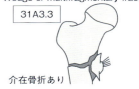
Wedge or multifragmentary fracture
31A3.3
介在骨折あり

図5 ● AO/OTA分類（31A1-A3）
文献2を参考に作成.

> **Memo　有用な骨折分類とは**
> 上記の骨折分類は骨折線の位置や骨片の部位により，骨折部の安定性を推測したものである．上記以外にも多くの分類法が存在する．
> 「有用な分類」とは，治療方針の決定や術後の予後予測に役立つものである．
> 本邦での大腿骨転子部骨折に対する手術療法は，ほとんどが整復内固定術である[1]．手術前の骨折型を分類する意義はあまりないのかもしれない．
> 不安定型骨折では，術後の過度のテレスコーピングが生じやすいため，整復位が重要となる．大腿骨転子部骨折では，術後整復位の分類が予後予測に有用ではあるが，ここでは割愛する．

4）大腿骨転子部骨折の occult fracture[4]

　　Occult fracture（不顕性骨折）とは，単純X線写真では診断できなかった骨折のことを指す．

　　受傷機転がはっきりしていて，骨折を疑うような身体所見があるのに単純X線写真で診断に至らない場合は，CTやMRIの検査を追加する．MRIは感度・特異度ともに100％近いが，実臨床ではすぐに撮影できないことが多い．受傷から24時間以内にMRIを撮影できるならMRIを第一選択，できない場合はまずCTを撮影し，骨折がなければMRIを追加するのがよいだろう．

　　なお，occult fractureではないが，単純X線写真で大転子単独骨折と診断した症例をMRIで評価すると，転子間にまで骨折線が及んでいることがある（図6）．頚部内側皮質への骨挫傷が及んでいる場合は手術治療も検討されるため，単純X線写真で大転子骨折のみの場合でもMRIを考慮することがある．

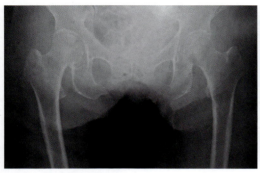 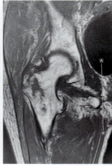 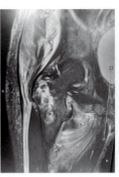

図6 ● 左股関節軸位像
単純X線写真（左）では，右大腿骨大転子骨折と診断された．
MRI（中央・右）では，転子間に及ぶ骨折線を認める．頚部内側皮質にまでは及んでいない．

引用文献

1) 「大腿骨頚部/転子部骨折診療ガイドライン2021 改訂第3版」（日本整形外科学会，日本骨折治療学会/監，日本整形外科学会診療ガイドライン委員会，他/編），南江堂，2021
2) Meinberg EG, et al：Fracture and Dislocation Classification Compendium-2018. J Orthop Trauma, 32 Suppl 1：S1-S170, 2018
3) 林 豪毅，福田文雄：大腿骨転子部骨折 術前分類法と術後分類法の意義—どの分類法が有用か．臨床整形外科，57：1429-1435, 2022
4) Cannon J, et al：Imaging choices in occult hip fracture. J Emerg Med, 37：144-152, 2009

第7章 股関節・大腿骨

基本編 | 症例編

5 大腿骨転子下骨折

荒川郷彦

- ◆ **典型的な受傷機転** …… 高齢者の転倒，高エネルギー外傷など
- ◆ **症状と身体所見** …… 股関節から大腿部の腫脹と疼痛
- ◆ **X線撮影のオーダー** … 股関節2方向（正面像・軸位像）・大腿骨2方向（正面像・側面像）
- ◆ **ポイント** ………………… 骨折だけでなく，非定型骨折がないかチェックする．骨折好発部位（大腿骨頚部・転子部）の陰性所見をチェックする

症例1
・40代男性
・バイク対自動車の交通事故で受傷した

撮影オーダー ▶▶▶ 右股関節2方向（正面像・軸位像）（図1），右大腿骨2方向（正面像・側面像）（図2）

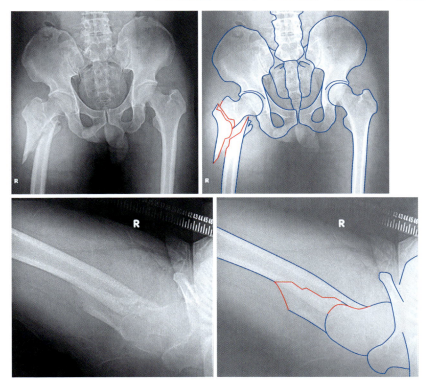

図1● 単純X線像：右股関節2方向
正面像（上），軸位像（下）．自験例．

243

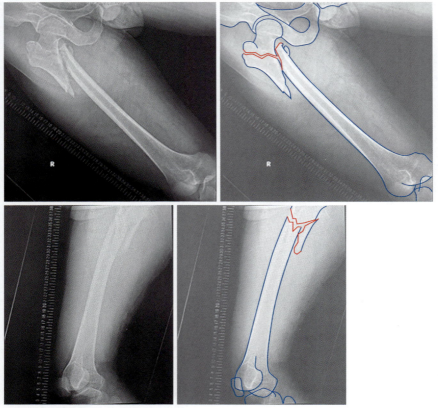

図2● 単純X線像：右大腿骨2方向
正面像（上），側面像（下）．自験例．

↪画像所見

A	適切性とアライメント	大腿骨側面像は，疼痛のため肢位をとれず適切に撮影できなかった．遠位骨片は付着筋の牽引により大きく転位している．
B	骨	大腿骨転子下に骨折線がある．骨折型は斜骨折である．
C	軟骨	股関節は問題なし．亜脱臼や脱臼を示唆する所見はない．
D	変形と骨濃度	大腿骨転子下に明らかな骨折線がある．骨濃度に異常はない．
S	軟部組織	軟部陰影の増強は判然としない．

↪画像所見の描写と診断

高エネルギー外傷による**大腿骨転子下骨折**と診断できる．

症例2

- 80代女性
- 明確な外傷エピソードなく左股関節痛を自覚し，発症3日目で歩行不能となり，救急搬送された

↳ 撮影オーダー ▶▶▶ 左股関節2方向（正面像・軸位像）（図3）

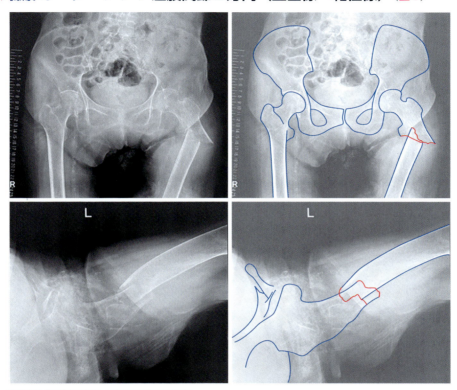

図3● 単純X線像：左股関節2方向
正面像（上），軸位像（下）．自験例．

↳ 画像所見

A	適切性とアライメント	適切に撮影されている．
B	骨	大腿骨転子下に明らかな骨折線がある．骨折部を中心に内反転位している．遠位骨片の短縮は軽度である．
C	軟骨	股関節は問題なし．亜脱臼や脱臼を示唆する所見はない．
D	変形と骨濃度	大腿骨転子下に明らかな骨折線がある．骨濃度に異常はない．
S	軟部組織	健側との比較で，左大腿部の軟部陰影が増強している．

↳ 画像所見の描写と診断

明らかな外傷機転はないが，大腿骨転子下に骨折線があり，**大腿骨転子下骨折**と診断がつけられる．骨リモデリングの過剰抑制による非定型大腿骨骨折の可能性が考えられる．

解説

1）受傷機転

大腿骨転子下骨折の受傷機転は，交通事故や高齢者の転倒によるものが多い．また，ビスホスホネート薬（骨粗鬆症治療薬）の長期内服を背景とする非定型骨折の場合は，明確な外傷エピソードなく発症した股関節・膝関節痛を契機に発覚することがある．

2）症状と身体所見

大腿骨転子下骨折では，局所の自発痛と運動痛が見られる．骨折部の著明な転位により，激しい疼痛を訴える．画像検査時には，適切な肢位をとれないことも多い．

3）X線のオーダー

▶「股関節2方向（正面像・軸位像）」，「大腿骨2方向（正面像・側面像）」

術前計画では，健側の股関節正面像・軸位像，大腿骨2方向の画像評価が必須である．骨折部の詳細な評価には，単純CT撮影が必要となる．

◆ なぜ大腿骨転子下骨折は大きく転位しやすいのか？

大腿骨転子下骨折では，近位骨片に付着する外転筋，外旋筋，腸腰筋の強力な牽引力によって，近位骨片が特徴的な内反，外旋，屈曲変形を起こす．遠位骨片は内転筋の牽引力により内反変形を起こす[1]．

◆ 非定型骨折・病的骨折を見逃さない！

骨粗鬆症治療で広く用いられているビスホスホネート薬の長期内服により，骨リモデリングが過剰に抑制され，軽微な外力により非定型大腿骨骨折（atypical femoral fracture：AFF）を発症する[2]．大腿骨転子下外側に特徴的な骨皮質肥厚が見られる（図4）．また，腫瘍の骨転移により大腿骨転子下病的骨折を発症することもある（図5）．非定型骨折や病的骨折は，前駆症状として股関節痛や膝関節痛を契機に発覚することがある．

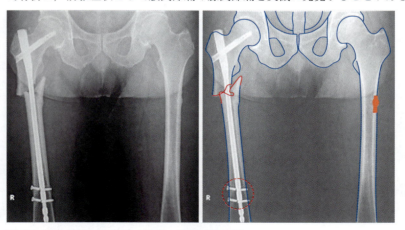

図4 ● 非定型骨折の単純X線像：股関節正面像
前立腺癌骨転移巣に対し，デノスマブ（ランマーク®）使用中．他院で大腿骨転子下骨折の骨接合術後に偽関節となり，当院を受診した症例．非骨折側に皮質骨の膨隆（■）が見られる．

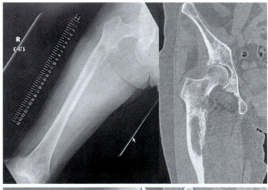
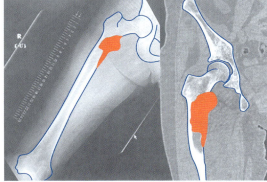

図5● 病的骨折の単純X線像：股関節正面像

小転子部に骨透亮像（■）があり，腫瘍の転移により病的骨折の切迫状態であると診断できる．本症例は乳癌治療中に右股関節痛を主訴に受診し，単純X線検査により切迫骨折状態と診断し，内固定術を行った．

引用文献

1) Yoon RS, et al：Reducing subtrochanteric femur fractures: tips and tricks, do's and don'ts. J Orthop Trauma, 29 Suppl 4：S28-S33, 2015
2) Baba T, et al：Atypical periprosthetic femoral fractures after arthroplasty for fracture are at high risk of complications. Sci Rep, 11：14378, 2021

第7章 股関節・大腿骨

基本編 | 症例編

6 大腿骨骨幹部骨折

荒川郷彦

- ◆ 典型的な受傷機転 …… 交通事故などの高エネルギー外傷，高齢者の転倒，病的骨折など
- ◆ 症状と身体所見 ……… 大腿部の腫脹と疼痛，変形
- ◆ X線撮影のオーダー … 大腿骨2方向（正面像・側面像）
- ◆ ポイント ……………… 交通外傷における大腿骨骨幹部骨折は，高エネルギー外傷のサインであり，必ず他部位の外傷の有無をチェックする．数%の頻度で，同側大腿骨頸部骨折を合併するので，股関節部もよく見る．また，大腿骨頸部骨折や膝靱帯損傷など，同一部位内での併発損傷にも留意する

症例1

- 25歳男性
- バイク対軽トラックの交通事故で受傷．数m飛ばされた
- 救急搬送時には，意識障害があった

↳ 撮影オーダー ▶▶▶ 右大腿骨2方向（正面像・側面像）＋α（図1）

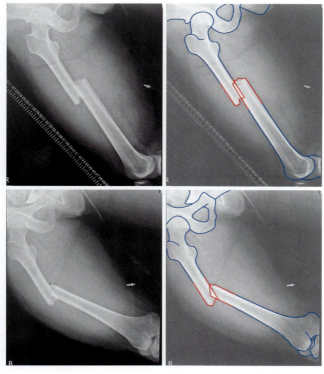

図1 ● 単純X線像：右大腿骨2方向
正面像（上），側面像（下）．自験例．

248　レジデントのための骨折の撮影オーダーと画像診断

画像所見

A	適切性とアライメント	大腿骨全長が含まれた写真で適切性は問題ない．骨幹部で転位しており，アライメント異常がある．
B	骨	大腿骨・骨幹部に骨折がある．骨折型は横骨折である．同側の大腿骨頚部骨折はない．
C	軟骨	股関節・膝関節に亜脱臼や脱臼を示唆する所見はない．
D	変形と骨濃度	大腿骨は付着筋の牽引により外旋・内反転位し，短縮している．骨濃度に異常はない．
S	軟部組織	軟部陰影は増強している．

画像所見の描写と診断

大腿骨骨幹部骨折の診断は容易である．本症例では意識障害があったが，身体所見より右大腿部に腫脹と変形が見られたことから，大腿骨骨幹部骨折を疑って大腿骨2方向撮影を行った．

高エネルギー外傷による大腿骨骨幹部骨折では，他部位の合併損傷に注意する必要がある．多発外傷患者では，いわゆるtertiary surveyで入院後に新たな外傷・骨折が見つかることも多いので注意する．この症例では，入院後に右足関節の腫脹があり，右足関節2方向撮影を行い，同側の**ピロン骨折**が明らかになった（図2）．

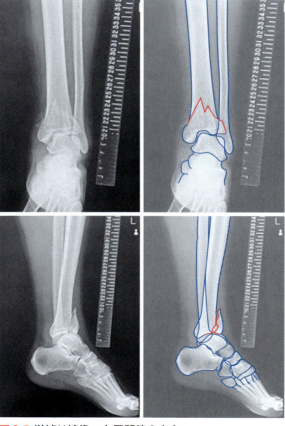

図2● 単純X線像：右足関節2方向
正面像（上），側面像（下）．自験例．

症例2

- 79歳女性
- 3カ月前に外傷機転なく右大腿部痛を自覚し，近医で大腿骨骨幹部非定型骨折と診断された．当院受診時に車椅子移乗の際に骨折し，動けなくなった

↳ **撮影オーダー ▶▶▶ 大腿骨2方向（正面像・側面像）**（図3，4）

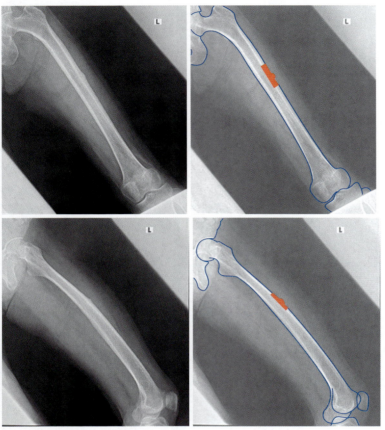

図3 ● 前医での単純X線像（3カ月前）：大腿骨2方向
正面像（上），側面像（下）．

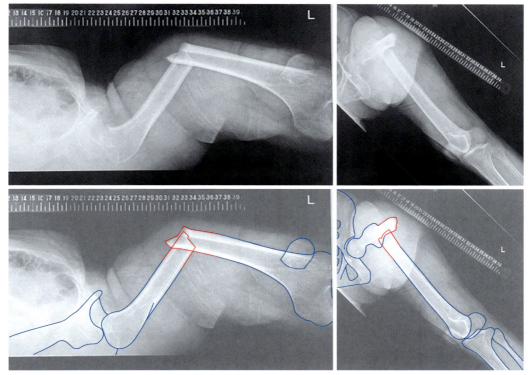

図4 当院での単純X線像：大腿骨2方向
正面像（左），側面像（右）．自験例．

画像所見

A	適切性とアライメント	大腿骨2方向をオーダーしたが，大腿骨骨片の著明な転位により近位骨片，遠位骨片ともに適切な方向からの撮影はできなかった．前医での単純X線像では，大腿骨の軽度外弯がある．
B	骨	大腿骨骨幹部に骨折線がある．前医の単純X線像でも骨折部位に一致した骨皮質の肥厚（■）が見られ，非定型骨折の切迫骨折状態であったと推察できる．
C	軟骨	股関節や膝関節には，亜脱臼や脱臼を示唆する所見はない．
D	変形と骨濃度	大腿骨骨幹部に明らかな骨折線があり，転位している．骨濃度に異常はないが，完全骨折を生じる前の単純X線像で，大腿骨骨幹部に骨皮質の肥厚がある．
S	軟部組織	完全骨折を生じる前の単純X線像では，軟部陰影の増強は判然としないが，完全骨折後には軟部陰影がある．

画像所見の描写と診断

大腿骨骨幹部に明らかな骨折線があり，**大腿骨骨幹部骨折**と診断できる．車椅子移乗という軽微な外力により骨折した症例であること，前医での単純X線像で大腿骨の軽度外弯と骨幹部骨皮質の肥厚があることから，本症例は大腿骨骨幹部骨折の非定型骨折の切迫骨折が完全骨折に至った例であると診断できる．

解 説

1）受傷機転

大腿骨骨幹部骨折の受傷機転は，交通事故などの高エネルギー外傷が多い．高齢者の大腿骨外弯変形を背景とした非定型骨折も近年増加傾向である[1]．非定型骨折の場合，明確な外傷機転なく発症することもある．

2）症状と身体所見

大腿骨骨幹部骨折では，局所の自発痛と変形が見られる．骨折部の著明な転位により，激しい疼痛を訴える．また，大腿骨骨幹部骨折では，最大1,500 mLの出血をするとの報告もあり[2]，血行動態の変化に注意を要する．

3）X線のオーダー

> ▶ 大腿骨2方向（正面像・側面像）
>
> 合併損傷を評価するために，股関節と膝関節を含めた大腿骨全長を撮影する．疼痛や変形のために，適切な肢位で撮影できないことも多い．その際は方向・部位を変えた単純X線写真を撮影して，大腿骨の全体を評価できるようにする．

◆ 同一部位内での骨折（図5，6）

大腿骨骨幹部骨折の約0.8〜8.6％に同側大腿骨近位部骨折が発生する報告[3]もあり，大腿骨頚部骨折，遠位端骨折の見逃しに注意する．

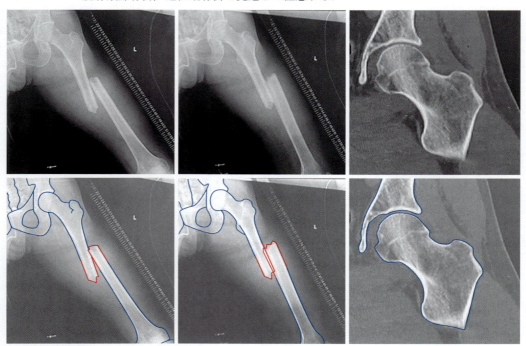

図5 ● 当院搬入時の単純X線像とCT像

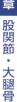
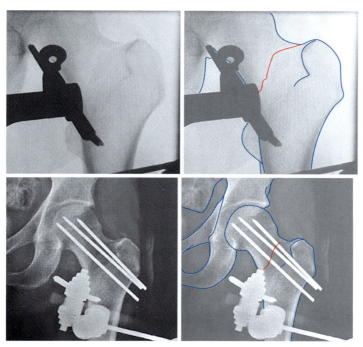

図6● 術中の透視像・術後単純X線像
自験例．40代男性．墜落外傷で受傷．当院搬入時の単純X線および単純CT像では骨折を指摘できなかったが，術中の透視像で大腿骨頸部骨折を発見し，追加手術を行った．

引用文献

1） Denisiuk M & Afsari A：Femoral Shaft Fractures. In: StatPearls（Updated 2023年1月2日）
https://www.ncbi.nlm.nih.gov/books/NBK556057/（2025年2月閲覧）
2）「AO法骨折治療 第3版」（Buckley RE, 他/原著, 田中 正/日本語版総編集），医学書院，2020
3） Alho A：Concurrent ipsilateral fractures of the hip and shaft of the femur. A systematic review of 722 cases. Ann Chir Gynaecol, 86：326-336, 1997

第7章 股関節・大腿骨

基本編 | 症例編

7 大腿骨ステム周囲骨折
人工股関節・人工骨頭ステム周囲骨折，人工膝関節周囲骨折

日髙 洋

- ◆ **典型的な受傷機転** …… 転倒し，殿部から膝関節までのどこかをぶつける
- ◆ **症状と身体所見** …… 大腿部・膝関節の疼痛，腫脹と変形
- ◆ **X線撮影のオーダー** … 股関節2方向，大腿骨2方向，膝関節2方向，下腿2方向
- ◆ **ポイント** …………… ステム挿入部だけでなく，その近位・遠位もチェックする

症例 1
・足を滑らせて転倒し，左殿部を打撲した

↳ 撮影オーダー ▶▶▶ 股関節2方向（正面像・軸位像）（図1），
大腿骨2方向（正面像・側面像）（図2）

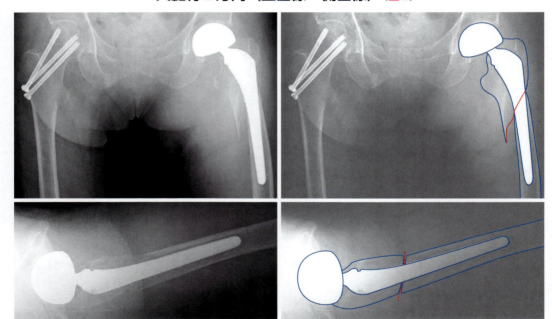

図1 ● 単純X線像：股関節2方向
正面像（上），軸位像（下）．

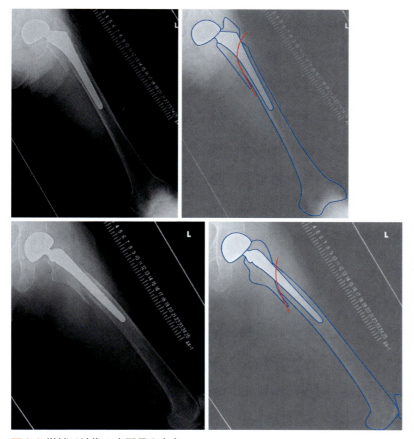

図2 単純X線像：大腿骨2方向
正面像（上），側面像（下）．

画像所見

A	適切性とアライメント	股関節の脱臼はない．大腿骨の軸がズレている．
B	骨	大腿骨には人工骨頭のステムが挿入されている．ステム部で骨折がある．
C	軟骨	関節の評価ではないので軟骨はない．
D	変形と骨濃度	大腿骨の輪郭に途絶がある．骨内にも透亮像があり，明らかな骨折である．
S	軟部組織	軟部組織陰影の増強はよくわからない．

画像所見の描写と診断

大腿骨のステム挿入部に骨折線があるため，**大腿骨ステム周囲骨折**と診断できる．

> **Memo 大腿骨ステム周囲骨折の分類法**
>
> 大腿骨のステム周囲骨折の場合，分類法として，Vancouver分類（図3），Baba分類（図4）がよく用いられる．Vancouver分類は大腿骨ステムに対する骨折の位置，インプラントの安定性，骨欠損をもとに分類されている．また，Baba分類はステムの種類やデザインによって，大腿骨との固着の様式が異なることに着目した分類法である．

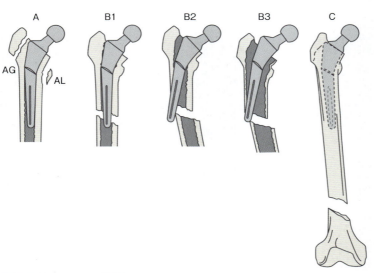

図3● Vancouver分類
文献1より引用.

図4● Baba分類
A：unstable, B：stable.
文献2より引用.

症例2

・転倒して左殿部をぶつけ，その後から左大腿部の疼痛が続いている

画像検査 ❶

⤷ 撮影オーダー ▶▶▶ 股関節2方向（正面像・軸位像）（図5），
大腿骨2方向（正面像・側面像）（図6）

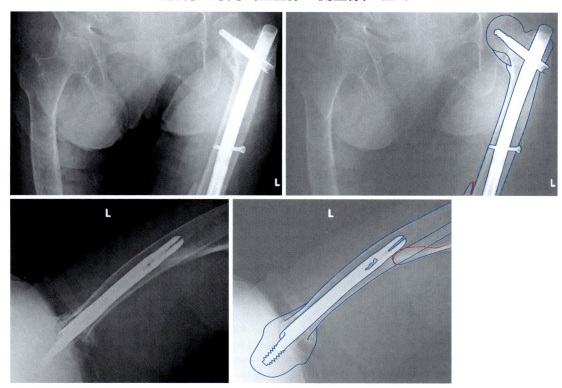

図5 単純X線像：股関節2方向
正面像（上），軸位像（下）．

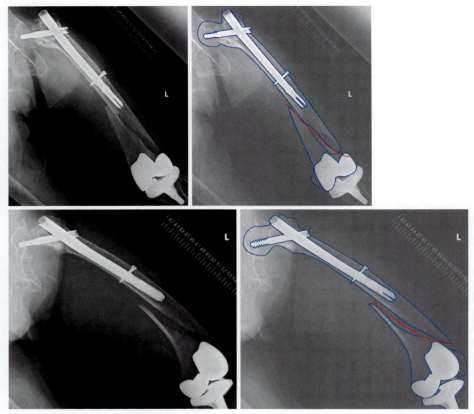

図6 単純X線像：大腿骨2方向
正面像（上），側面像（下）．

画像所見

A	適切性とアライメント	股関節条件では骨折部は一部のみしか評価できないが，大腿骨条件ではしっかりと評価ができた．
B	骨	大腿骨遠位，人工膝関節（total knee arthroplasty：TKA）の大腿骨コンポーネント近位に骨折がある．
C	軟骨	股関節の脱臼はない．
D	変形と骨濃度	大腿骨の輪郭に途絶・段差がある．骨内にも透亮像があり，明らかな骨折である．
S	軟部組織	軟部組織陰影の増強はよくわからない．

画像所見の描写と診断

　　　　大腿骨遠位骨幹部に斜骨折の骨折線がある．大腿骨遠位にはTKAの大腿骨コンポーネントがあり，骨折線がコンポーネント周囲に伸びているように見える．そのため，膝関節条件でのX線を追加する．

画像検査 ❷（追加検査）

撮影オーダー ▶▶▶ 膝関節2方向（正面像・側面像）（図7）

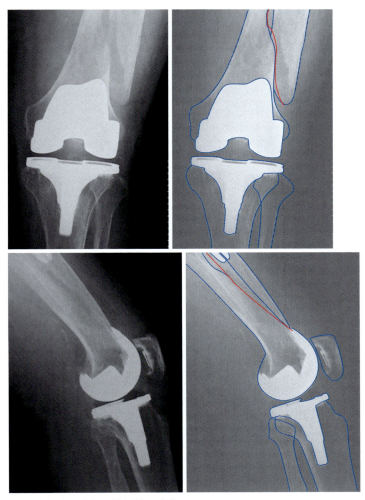

図7 単純X線像：膝関節2方向
正面像（上），側面像（下）．

画像所見

A	適切性とアライメント	大腿骨遠位の骨折線の評価ができた．
B	骨	TKAの大腿骨コンポーネントのすぐ近位に骨折がある．
C	軟骨	膝関節の脱臼はない（そもそもTKAにより軟骨は切除されている）．
D	変形と骨濃度	大腿骨の輪郭に途絶・段差がある．骨内にも透亮像があり，明らかな骨折である．
S	軟部組織	軟部組織陰影の増強はよくわからない．

画像所見の描写と診断

膝関節条件で大腿骨遠位骨幹部から伸びる骨折線は，TKAの大腿骨コンポーネントまで続いている．TKAインプラント周囲の**大腿骨骨幹部骨折**と診断できる．

> **Memo** TKA周囲骨折の分類法
>
> TKA術後のインプラント周囲骨折の場合，Lewis & Rorabeck分類が用いられ，骨折の転位とインプラントの安定性に基づいている（図8）．Su分類は大腿骨コンポーネント周囲の骨折に対して用いられ，大腿骨コンポーネントと骨折線の位置関係に基づいている（図9）．

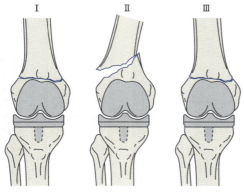

図8● Lewis & Rorabeck分類
文献1より引用．

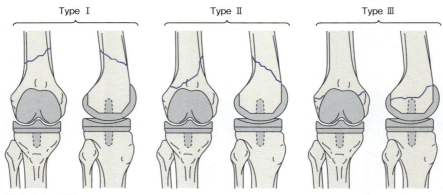

図9● Su分類
TypeⅢは骨折線に関係なく，インプラントが緩んでいる．
文献1より引用．

解説

1）受傷機転

大腿骨ステム周囲骨折の受傷機転は，転倒による直達外力が多い．

2）症状と身体所見

大腿骨ステム周囲骨折では，局所の自発痛と運動痛がある．大腿骨近位では腫脹ははっきりしないことが多いが，遠位では腫脹がはっきりする．ほとんどの場合は疼痛のため，関節の自動運動ができない．

3) X線のオーダー

▶ 大腿骨近位部の疼痛が強い場合

股関節周囲にフォーカスしたX線写真をオーダーする.「股関節2方向」(+「大腿骨2方向」)とオーダーすればよい.

▶ 大腿骨遠位部の疼痛が強い場合

膝関節周囲にフォーカスしたX線写真をオーダーする.「膝関節2方向」(+「大腿骨2方向」)とオーダーする.

Memo 軸位像とラウエンシュタイン像の違い

股関節2方向は正面像と軸位像,もしくはラウエンシュタイン像を撮影するのかで迷うことがある.どちらも大腿骨頚部を評価するために撮影するが,撮影方法が大きく異なる.撮影場所の広さや機械の制限がある場合もあるが,その他大きな違いとしては,軸位像は撮影の際に健側を動かす,ラウエンシュタイン像は患側を動かすといった違いがある.そのため,骨折の場合は軸位像を撮影する方が患者に優しいだろう.

◆ X線の撮影オーダーはいつもの骨折と一緒？

当直や救急の現場では,基本的には骨折を疑う場合,病歴を聴取し,身体診察をしたうえで,骨折を疑う部位のX線2方向を撮影する.この原則は,インプラントが入っていようが,入ってなかろうが同じである.インプラントが入っているかどうかを本人から聴取できなかった場合は,過去の画像が参考になることもあるが,X線を撮ってみてはじめてインプラントが入っていることがわかることもある.過去の画像がある場合は,その画像と比較することで,骨折しているかどうか,インプラントに緩みが生じているかどうかを判断する材料にもなる.

◆ 人工股関節のインプラント周囲骨折では「大腿骨2方向」の撮影は必要？

大腿骨にステムが挿入されている患者が転倒し,ステムが挿入されている下肢の疼痛を訴える場合,ステム挿入部での骨折もしくはステム先端以遠での骨折が予想される.ステム先端で骨折が起こった場合,「股関節2方向」では骨折部が撮影範囲に入らない可能性がある.またステム部での骨折でも,骨折線がステム先端まで伸びている可能性もあり,骨折型を正確に評価するためにも「大腿骨2方向」の撮影も行う方がよい.TKAの場合には膝関節2方向に加えて,大腿骨2方向,下腿2方向の撮影を行うとよい.

◆ インプラント周囲骨折でのCT撮影は必要？

インプラント周囲骨折,特にインプラントと重なる部分の骨折はX線検査だけでは診断ができないことも多い.そのため,インプラント周囲骨折を少しでも疑った場合はCTを撮る方がよい.MPR像(multi planar reconstruction)で画像を確認することで,X線ではわからない骨折線を見つけることができる.正確に骨折線を把握することで,今後の治療法の決定に大いに役立つ.

引用文献

1) 依光正則:分類から読み解くインプラント周囲骨折の病態.関節外科,43:358-366,2024
2) 馬場智規:人工股関節周囲骨折.「年代別四肢骨折治療のアプローチ」(高平尚伸,他/編),南江堂,2022

第8章 膝関節・下腿骨

基本編 | 症例編

1 膝関節の撮影肢位と正常解剖

森 剛

1 膝関節正面撮影

撮影方法と肢位　寝台上にて仰臥位で撮影．脛骨の長軸に対してプラトー面は後方へ約10°の角度を有している（脛骨後方傾斜角）（ⓐ）．膝関節を伸展させて撮影するとプラトー面が接線状に投影されず，depression型プラトー骨折などでは過小評価されてしまう．そのため，約10°膝関節を屈曲させ膝蓋骨正面位にして，X線は垂直に入射する（ⓑ）．

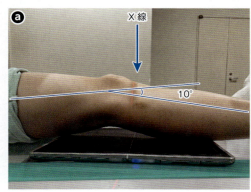
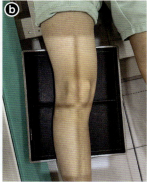

画像の見え方　膝蓋骨が大腿骨内側顆と外側顆の中央に位置し，膝蓋骨尖は膝関節よりわずか上方に位置する．また，脛骨の顆間隆起部は大腿骨顆部の中央に位置する．腓骨頭は骨幹端下部に位置し，わずかに脛骨外側顆と重なっている．

疑骨折として膝蓋分離症と膝蓋骨骨折の鑑別が必要であり，また思春期くらいの患者の場合，脛骨粗面辺りに見られる骨癒合が完了する前の陰影を骨折と間違えないようにする必要がある．

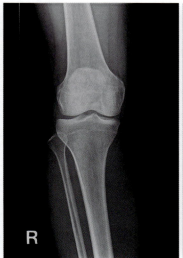
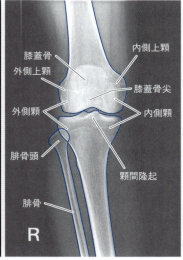

2 膝関節側面撮影

撮影方法と肢位

寝台上にて側臥位で撮影．非検側の下肢は股関節を屈曲させ前方へ出し，膝下に発泡スチロール等の台を置き，殿部を寝台に対し垂直となるようにする（ⓐ）．膝関節部の筋や腱などが最も緊張しない中間位をとり，下腿に対し大腿骨が130°となるよう，検側膝関節を屈曲させる（ⓑ）．脛骨軸は受光面に対して約10°となるよう，足関節部に発泡スチロール等を置いて遠位側を持ち上げることによって，内側顆と外側顆が重なる（ⓒ）．

また，膝蓋上嚢に貯留した液面を描出するには，患者を仰臥位にしてクロステーブルにて撮影を行うが，仰臥位にして数分間経たなければ描出は難しい．

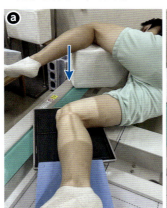
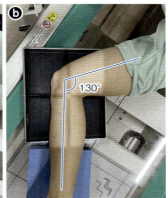
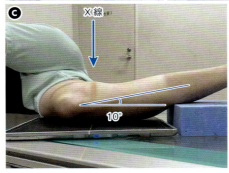

画像の見え方

大腿骨の内側顆と外側顆が重なって投影される．内外側顆内の中央付近にBlumensaat lineが描出され，それに続いて大腿骨前方骨皮質が描出される．脛骨と腓骨頭がわずかに重なり，脛骨と腓骨は1横指分程度の間隔がある．膝関節面は脛骨プラトー面が垂直になっていても，顆間隆起が顆間窩内にわずかに入り込んでいる．膝蓋大腿関節が明瞭に観察される．膝蓋骨は膝の屈曲角によって位置が異なる．

通常であれば膝蓋上嚢は5 mm程度の厚さであるが，膝関節内で何らかの異常をきたし血腫などが貯留すると嚢状に厚みを増すため，明らかな骨傷が見当たらなくても関節内で異常をきたしていることを示唆している．そのため，受傷時の撮影においては軟部も明瞭に観察できるようラチチュードを少し広めに設定し，ダイナミック圧縮レンジ処理およびマルチ周波集処理を行い，高濃度領域および低濃度領域を抑えるようにする．

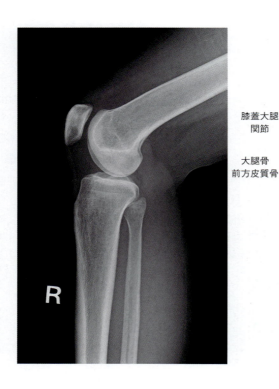
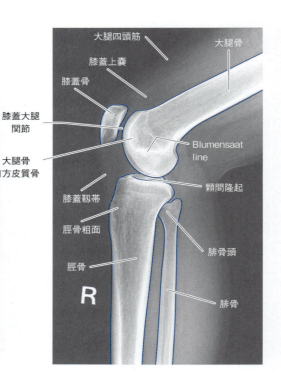

3 膝関節 skyline view 撮影

撮影方法と肢位　仰臥位で撮影．膝が45～60°程度となるよう屈曲させる（ⓐ）．カセッテはカセッテホルダーにセットするか，もしくは患者に持ってもらう（ⓑ）．X線は脛骨軸に対して外側からおよそ5°の角度で膝蓋骨前面に入射角を合わせ，膝蓋骨下端に入射する（ⓒ）．膝蓋骨脱臼を診断するには膝の屈曲角を30°，60°，90°と変化させ，機能撮影を行うことがある．

受光面は幾何学的半影（ボケ）を考慮し，できるだけ膝蓋骨へ近づける．

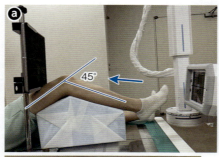
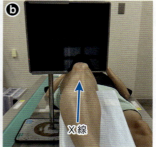
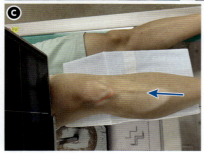

264　レジデントのための骨折の撮影オーダーと画像診断

画像の見え方

膝蓋骨が大腿骨顆部から浮いている状態で，軸位像として描出される（膝関節 skyline X 線像）．膝蓋骨関節面は上部と下部の骨皮質が重なって投影されることによって，膝蓋大腿関節が広く明瞭に観察できる．膝蓋骨は，外側の方が厚みが薄く長く投影される．

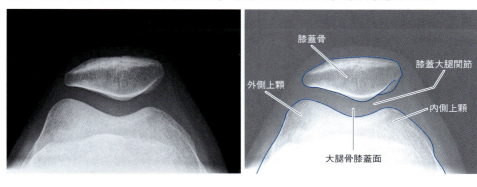

参考文献

1) 「ポケット解剖アトラス 第2版」（益田 栄/著），文光堂，1978
2) 「チェックポイント X線撮影と画像評価」（辺見 弘，倉本憲明/監，谷崎 洋，大棒秀一/編著），医療科学社，2007
3) 「新・図説 単純X線撮影法」（小川敬壽/編），金原出版，2012
4) 「診療画像検査法 X線撮影法」（中村 實/監，松波英一，他/指導），医療科学社，1998
5) 「クラーク X線撮影技術学」（Whitley AS, 他/著，島本佳寿広，他/監訳），西村書店，2009
6) 「診療放射線技術学大系 専門技術学系9 放射線検査学（X線）」（日本放射線技術学会/編，山下一也，他/著），通商産業研究社，1983

第8章 膝関節・下腿骨

基本編 | 症例編

2 下腿の撮影肢位と正常解剖

森 剛

1 下腿正面撮影

撮影方法と肢位

寝台上にて仰臥位で撮影．下肢を伸展させ，足の基準線を10〜15°内旋させる（ⓐ）．患者の受傷によっては患肢を内旋させることが困難であり，自然位（外旋）しかとれないことがある．その場合，患肢下腿を発泡スチロール等で10 cm程度持ち上げ，非患側へ軽度斜位にし内旋位にする．X線は下腿中央部へ垂直に入射する（ⓑ，ⓒ）．

事故などで下腿前面の皮膚面に小さな傷がある場合，開放骨折で骨折した脛骨が皮膚を突き破って体外へ出て，再度体内へ戻ったことが想定される．撮影時などに傷に触れてしまうと，患部から感染して骨髄炎をきたし治癒しにくくなることがある．撮影時に触れないよう，十分注意が必要である．

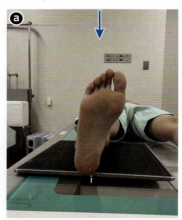

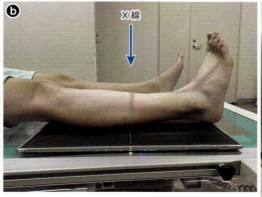

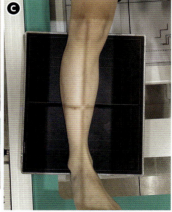

画像の見え方

脛骨と腓骨は分離するが，脛腓関節と腓骨切痕部が脛骨と重なって投影される．腓骨頭は脛骨骨端核基部よりやや上方に位置し，膝関節を構成していない．

特に男性でふくらはぎが発達している患者の場合，脹脛の部分の画像濃度が低い，または足関節部の画像濃度が高い場合があるので注意が必要である．

脛骨遠位部の骨折がある場合，腓骨の高位も骨折している場合があるので，1カ所の骨折の確認で満足せず近位から遠位まで骨皮質の連続性を確認しなければならない．

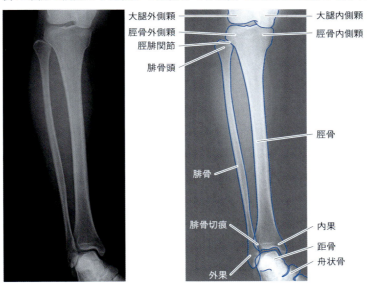

2　下腿側面撮影

撮影方法と肢位

寝台上にて仰臥位で撮影．非検側の膝は屈曲し，骨盤を検側へ斜位にする．膝関節を屈曲させ，踵を5cm程度挙上して外旋させる（ⓐ）．X線は下腿部中央に向け，垂直に入射する（ⓑ，ⓒ）．受傷により骨盤を斜位にして患肢を外旋するのが困難な場合は，X線を下腿後部から前方へ向けて斜入射して，脛骨と腓骨を分離する．

脛骨と腓骨は骨間膜の影響により，離れた箇所でそれぞれが骨折していることがある．大腿骨内側顆〜足関節腓骨遠位端（外果）まで含むよう，受光面にセット（場合によっては受光面の対角線上を利用）する必要がある．

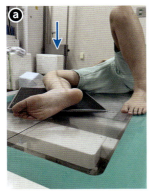
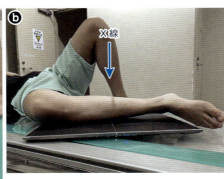
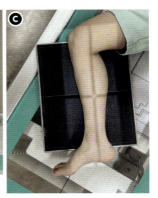

画像の見え方

脛骨と腓骨は分離されているが，腓骨頭はわずかに脛骨と重なり，腓骨遠位部は脛骨や距骨，踵骨らと重なって投影される．膝関節部は明瞭に観察できるが，顆間隆起が大腿顆部と重なっている．足関節部は骨の重なりがあり，明瞭に観察できない．

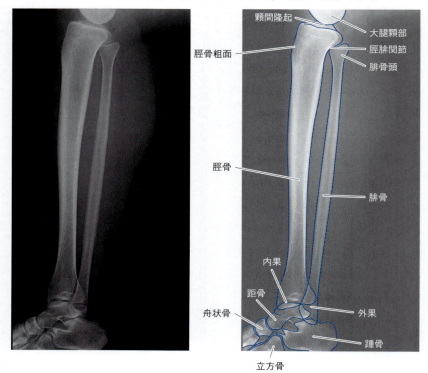

参考文献

1) 「ポケット解剖アトラス 第2版」（益田 栄/著），文光堂，1978
2) 「チェックポイント X線撮影と画像評価」（辺見 弘，倉本憲明/監，谷崎 洋，大棒秀一/編著），医療科学社，2007
3) 「新・図説 単純X線撮影法」（小川敬壽/編），金原出版，2012
4) 「診療画像検査法 X線撮影法」（中村 實/監，松波英一，他/指導），医療科学社，1998
5) 「クラーク X線撮影技術学」（Whitley AS，他/著，島本佳寿広，他/監訳），西村書店，2009
6) 「診療放射線技術学大系 専門技術学系 9 放射線検査学（X線）」（日本放射線技術学会/編，山下一也，他/著），通商産業研究社，1983

第8章 膝関節・下腿骨

3 FBI sign

谷田部幸平

1) FBI signとは

　FBI signとは，lipohemarthrosisを形成する要素であるfat-blood interfaceの頭文字であり，血清と脂肪の密度の違いによりできる液面形成のことを表す．Lipohemarthrosisは関節内骨折の際に，骨髄から血液と脂肪が関節内に漏出することで生じる．プラトー骨折（第8章-7「脛骨プラトー骨折」参照）や大腿骨遠位部骨折といった膝周囲の関節内骨折で多い[1]．股関節や肩，肘，手などでも見られる[2,3]．

2) 膝関節におけるFBI sign

　本項では，膝関節におけるFBI signに関して述べる．
　関節内骨折を起こすと，単純X線側面像で脂肪と血液による液面形成が確認できる（図1）．
　単純X線では，骨傷の有無だけでなく軟部陰影の評価も行うことが重要である．膝周囲の関節内骨折のうち35〜41％（特に脛骨プラトー骨折では64％）にFBI signは生じ[2]，FBI signがあれば骨折の可能性を疑う．FBI signがなくとも症状や身体所見から骨折を疑う場合には，CTやMRIなどの追加検査を行う．

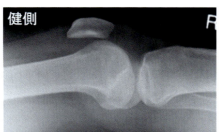
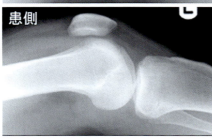
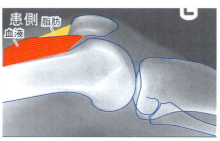

図1● 単純X線像：膝関節（側面像）
患側の膝蓋上嚢でFBI signを確認できる．

鑑別診断が必要な所見としては，Hoffa's fat pad（infrapatellar fat pad）と言われる膝蓋下脂肪体の損傷による出血がある．関節血症があり関節包が広がることで膝の痛みを訴えるが，その際には関節穿刺を行うことで疼痛は軽減する．穿刺液に脂肪滴が含まれていれば，Hoffa's fat padの損傷ではなく骨折によるFBI signの可能性を考える．

Point
穿刺液を膿盆に少量垂らして確認する．きらきら光るものが脂肪滴である．

3）膝周囲の疼痛がある場合の診断

膝周囲の疼痛があれば，膝関節単純X線2方向（正面像・側面像）を撮影し，骨折がないか確認する．

骨折があれば診断をつけて治療方針を決めるが，単純X線で骨折がない場合にFBI signは診断の一助となる．FBI signの有無に関わらず，治療方針選択にはCTやMRIなどの追加検査を行うことになるかもしれないが，若年で被曝を避けたい場合や閉所恐怖症で追加検査ができない場合，検査の待機期間中の外固定選択，患者への説明などの際にFBI signは有用と考える．図2に実際の臨床での流れをフローチャートとして記載した．

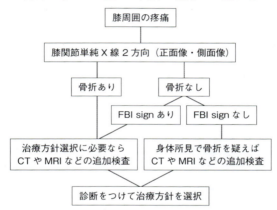

図2● 膝周囲の疼痛がある場合の診断までの過程

引用文献

1) Colletti P, et al：MR findings in patients with acute tibial plateau fractures. Comput Med Imaging Graph, 20：389-394, 1996
2) Lee JH, et al：Lipohemarthrosis of the knee: a review of recent experiences. Radiology, 173：189-191, 1989
3) Costa DN, et al：Sonographic and CT findings in lipohemarthrosis. AJR Am J Roentgenol, 188：W389, 2007

第8章 膝関節・下腿骨

4 Segond骨折

谷田部幸平

1) Segond骨折とは

Segond骨折は，フランスのPaul Ferdinand Segond医師（1851-1912）が報告したことでその名がついた[1〜3]．Segond骨折は脛骨プラトー前外側関節面での関節包による裂離骨折と考えられていたが，2013年に前外側靭帯（anterolateral ligament：ALL）の存在が示され，2017年頃からSegond骨折はALLの裂離骨折であると広く認識されるようになっている．

2) ALLの解剖

しかしながら，ALLやSegond骨折に関しては以下のように多数の報告がある[4〜6]．
- 外側側副靭帯（lateral collateral ligament：LCL）の大腿骨付着部付近から腓骨骨頭とGerdy結節の中央に存在している（図1）．
- 大腿骨側の付着部はLCLと同一，または，LCLの前方や後方から発生する．
- LCLのうちの前斜走線維のことを指す．
- 膝関節外側の関節包靭帯の中央部分に存在し，外側半月に付着している．
- Segond骨折で見られる骨片は，ALLではなく腸脛靭帯の後方線維や外側関節包に付着している．

すなわち，ALLの解剖に一定の見解はない．Segond骨折は裂離骨片であるものの，①ALL，②腸脛靭帯からなる外側関節包，③LCLの前斜走線維など，何による裂離骨片であるかは議論の余地がある．

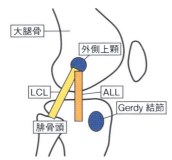

図1 ● 右膝関節におけるALLの解剖
LCLの大腿骨付着部付近から腓骨頭とGerdy結節の中央に存在している．

3) Segond骨折の臨床所見

Segond骨折は膝関節単純X線の正面像で確認でき，単純X線での所見はlateral capsular signとも言われる（図2）．脛骨近位骨端部の外側〜前外側，関節面より下，Gerdy結節の後方に見られる小骨片（平均12×7×3 mm）である[3]（図3）．

Segond骨折は，前十字靭帯（anterior cruciate ligament：ACL）受傷時に脛骨が亜脱臼

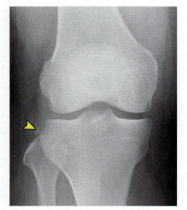

図2● 単純X線像：右膝関節（正面像）

Segond骨折がある（▷）．

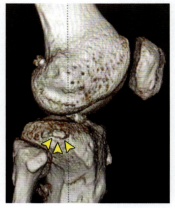

図3● ACL再建術後1カ月，骨孔の位置確認のために撮影したCT画像（3DCT）

Segond骨折の骨片が脛骨近位骨端部の外側〜前外側，関節面より下，Gerdy結節の後方に確認できる（▷）．

した際に生じる．ACL断裂にSegond骨折を伴う症例は7.4％と多くはないものの，Segond骨折があれば75％以上でACL断裂，66〜75％で半月板損傷（後角損傷が多い）があるため，ACL断裂や半月損傷の診断に有用である[7]．

鑑別が必要な所見として，腓骨頭の裂離骨折やGerdy結節の裂離骨折がある．腓骨頭裂離骨折はLCL，Gerdy結節裂離骨折は腸脛靱帯によるものであるが，Segond骨折と鑑別するには単純X線では難しいため，CTやMRIが有効とされる．

> **Point**
>
> 膝関節単純X線正面像で脛骨外側に骨片があれば，Segond骨折を疑う．Segond骨折がある場合にはACL断裂や半月損傷を伴う場合が多いため，追加検査としてMRIを行う．

引用文献

1) Gottsegen CJ, et al：Avulsion fractures of the knee: imaging findings and clinical significance. Radiographics, 28：1755-1770, 2008
2) Somford MP, et al：Biographical background and origin of common eponymous terms in orthopedic surgery: anatomy and fractures in knee surgery. Eur J Orthop Surg Traumatol, 28：79-84, 2018
3) Goldman AB, et al：The Segond fracture of the proximal tibia: a small avulsion that reflects major ligamentous damage. AJR Am J Roentgenol, 151：1163-1167, 1988
4) Shaikh H, et al：The Segond Fracture Is an Avulsion of the Anterolateral Complex. Am J Sports Med, 45：2247-2252, 2017
5) Roberts CC, et al：Advanced MR imaging of the cruciate ligaments. Radiol Clin North Am, 45：1003-1016, vi-vii, 2007
6) Slagstad I, et al：Incidence and Prognostic Significance of the Segond Fracture in Patients Undergoing Anterior Cruciate Ligament Reconstruction. Am J Sports Med, 48：1063-1068, 2020
7) Campos JC, et al：Pathogenesis of the Segond fracture: anatomic and MR imaging evidence of an iliotibial tract or anterior oblique band avulsion. Radiology, 219：381-386, 2001

第8章 膝関節・下腿骨

5 Lateral femoral notch sign

谷田部幸平

1) Lateral femoral notch signとは

　Lateral femoral notchは大腿骨の外顆にある陥凹であり，膝関節側面像で見られる（図1）.
　脛骨荷重面と膝蓋骨関節面の間にあり，その陥凹はcondylopatellar sulcusとも言われる．陥凹が深い場合をlateral femoral notch sign（LFN sign）と言う（図1中央）．LFN signは骨軟骨損傷があることを示し[1]，前十字靱帯（anterior cruciate ligament：ACL）損傷と関連がある[2]．
　ACL損傷は膝の伸展・回旋・外反ストレスで受傷するが，その際に脛骨外側プラトーの後方関節面と大腿骨外顆がぶつかり，LFN signができる．ぶつかることはkissing contusionとして知られており，MRIで骨挫傷・骨軟骨損傷の所見が確認できる（図2，3）．

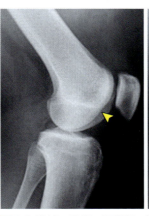
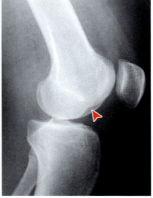
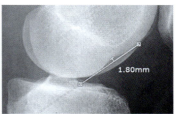

図1● 単純X線像：膝関節（側面像）
Lateral femoral notchが見られる（矢頭）．
患側（▶）は健側（▷）よりも陥凹が深く，計測すると1.8 mmであったためLFN signありとした．

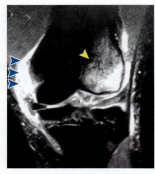
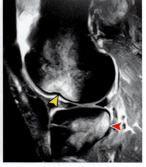

図2 ● 単純X線でLFN signのある症例1
MRI STIR 左膝関節（左：冠状断像，右：矢状断像）．
大腿骨外顆（▷）と脛骨外側プラトーの後方関節面（▶）が高信号である．Kissing contusionによる骨挫傷・骨軟骨損傷と考えられる．左図ではMCL損傷（▶）も確認できる．ACL断裂があり，再建を行った．

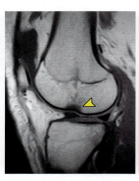
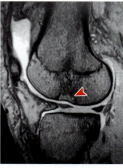

図3 ● 単純X線でLFN signのある症例2
MRI 右膝関節，矢状断像（左：T1強調，右：T2強調）．図2とは別症例．
LFNの部分はT1低信号（▷），T2高信号（▶）である．骨挫傷・骨軟骨損傷があることがわかる．ACL断裂があり，再建を行った．

LFNの深さは，膝関節単純X線の側面像でLFNを計測して確認する．
LFNの計測法（**図4**）は，
①Sulcusをまたぐように関節面に接線を引く．
②Sulcusの最も深くえぐれている部分から，その線に垂線（—）を引く．
③その長さを計測すればよい．

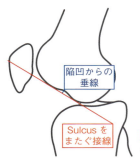

図4 ● LFNの計測法
青色の線の長さを計測する．

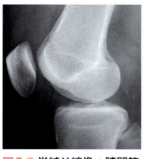
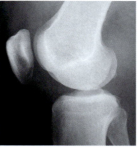

図5 ● 単純X線像：膝関節（側面像）
2例は別症例．どちらもLFNが深いことがわかる．
左の症例では1.8 mm，右の症例では2.8 mmであったため，
lateral femoral notch signありとした．
どちらの症例もACL断裂があり，再建を行った．

　ACL断裂がない場合は平均0.45 mm（0〜1.2 mm），ACL断裂がある場合は平均0.89 mm（0〜5 mm）である．ACL断裂がある患者の12％で1.5 mm以上となるため，LFNが1.5 mm以上ある場合をLFN signありとしてACL損傷を疑うとよい[2]（図5）．
※2 mm以上としている文献もある[3]．

　スポーツ活動中の膝関節の外傷で関節血症を伴う症例の約60〜65％にACL損傷が存在すると言われている．ACL損傷の際に有用な身体所見とされる．N-testやLachman testなどの身体所見は受傷後早期にはとることが難しく，LFN signはSegond骨折（第8章-4「Segond骨折」参照）と同様に，ACL損傷の診断の一助となる．受傷機転や身体所見，単純X線でACLを疑う場合には，MRI撮影を考慮する．

Point

膝痛のために脱力ができない場合は，N-testやLachman testに習熟していないと，陽性所見を出すことは難しい．また，関節血症の有無には膝蓋跳動が役立つが，実臨床では膝関節の腫脹はあるが膝蓋跳動がない場合がある．その際には，エコーをあてると関節血症の有無がよくわかる．穿刺の際に用いる18G針は疼痛を伴うので，膝蓋跳動がないものの関節腫脹がある場合には，筆者は念のためエコーをあてて確認している（図6）．

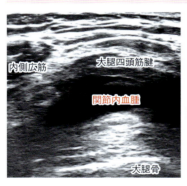

図6 ● 膝に腫脹が見られるが，膝蓋跳動がなかった症例のエコー画像
膝関節上縁やや近位で下肢長軸に直交させるようにエコーをあてると，関節内の血腫（または関節液）は低エコー域として描出された．

引用文献

1) Pao DG：The lateral femoral notch sign. Radiology, 219：800-801, 2001
2) Cobby MJ, et al：The deep lateral femoral notch: an indirect sign of a torn anterior cruciate ligament. Radiology, 184：855-858, 1992
3) Warren RF：The lateral notch sign of anterior cruciate ligament insufficiency. Am J knee Surg, 1：119-124, 1990

第8章 膝関節・下腿骨　基本編｜症例編

6 大腿骨顆部・顆上骨折

谷田部幸平

- ◆ **典型的な受傷機転** …… 内反や外反，ひねりの力が加わった状態で軸圧がかかる，若年者では自動車やバイク事故による高エネルギー外傷，高齢者では転倒して膝をぶつける，など
- ◆ **症状と身体所見** …… 大腿遠位・膝関節の腫脹と疼痛
- ◆ **X線撮影のオーダー** … 膝関節2方向（正面像・側面像）
- ◆ **ポイント** …………… 高エネルギー外傷では，同側の脛骨や足関節，足部の受傷をしていることも多く，腫脹や疼痛などがあればX線撮影を追加して見逃さないようにする

症例1

- ・65歳女性
- ・雨天での墓参り中に滑った路面に足をとられて，体重が膝にかかるように転倒
- ・大腿骨遠位部の腫脹と痛みが強く，動かせない

↳ **撮影オーダー ▶▶▶ 膝関節2方向（正面像・側面像）**（図1, 2）

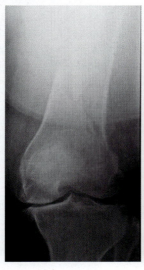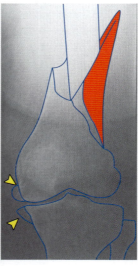

図1 ● 単純X線像：左膝関節（正面像）
関節症性変化による骨棘（▷）と第3骨片（■）．

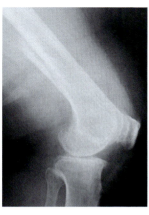
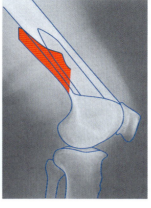

図2 ● 単純X線像：左膝関節（側面像）
正面像で見られる第3骨片（■）は確認できるが，骨折部の詳細はよくわからない．

画像所見

A	適切性とアライメント	正面像で内反変形，側面像で伸展変形があり，アライメント異常が見られる．
B	骨	大腿骨顆上部に骨折線がある．外側に第3骨片がある．
C	軟骨	関節面に及ぶ骨折線はない．
D	変形と骨濃度	皮質骨の輪郭に途絶・段差がある．骨濃度に異常はない．
S	軟部組織	軟部陰影の増強はよくわからない．

画像所見の描写と診断

大腿骨顆部よりも近位側に骨折線があり，第3骨片を伴っている．**大腿骨顆上骨折**と診断がつけられる．

CTで確認すると，外側にある第3骨片と主骨片同士の関係がよくわかる（図3）．

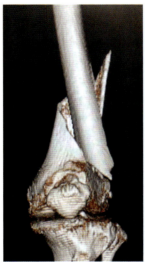
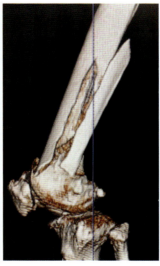
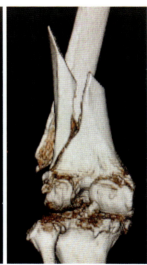

図3 ● 3DCT像：左膝関節
正面（左），外側面（中央），後面（右）．
左大腿骨顆上骨折であり，外側にある第3骨片と主骨片同士の関係がよくわかる．

症例2
- 施設入所中の80歳女性．ADLは車椅子レベルであり，歩行はしていない
- 施設職員が左膝周囲の腫脹に気がつき受診．膝を動かすと顔をしかめる
- 明らかな受傷機転はない

↳撮影オーダー ▶▶▶ 膝関節2方向＋股関節2方向（正面像・側面像）（図4, 5）

（他院で左大腿骨転子部骨折の手術歴あり．股関節2方向も撮影したが，骨傷はなかった）

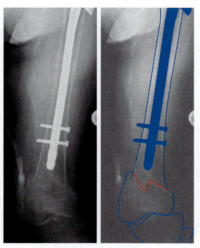 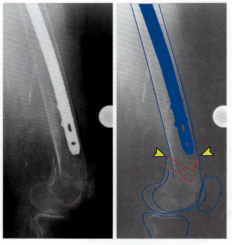

図4● 単純X線像：左膝関節（正面像）
顆上部に骨折線（─）があり，骨折部で外反変形している．転子部骨折に対して髄内釘が挿入されている（■）．

図5● 単純X線像：左膝関節（側面像）
顆上部に骨折線（▷）があり，骨折部で屈曲変形している．

↳画像所見

A	適切性とアライメント	正面像で外反変形，側面像で屈曲変形があり，アライメント異常がある．
B	骨	大腿骨顆上部に骨折線がある．
C	軟骨	関節面に及ぶ骨折線はない．
D	変形と骨濃度	皮質骨の輪郭に途絶・段差がある．皮質骨が菲薄化している．
S	軟部組織	軟部陰影の増強はよくわからない．

↳画像所見の描写と診断

受傷機転はないが，**大腿骨顆上骨折**がある．皮質は菲薄化し骨脆弱性がある．微細な外力（オムツ交換や体位交換など）で受傷した介護骨折と呼ばれる骨折である．

解説

1）受傷機転

　二峰性であり，高齢者では転倒や低所からの転落など低エネルギー外傷，青壮年者では交通外傷や高所からの墜落など高エネルギー外傷を受傷機転とする．内反や外反，回旋力を伴った状態で軸圧がかかることで受傷する[1]．

2）症状と身体所見

　歩行困難であり，救急車または車椅子での受診となる．大腿部の腫脹・疼痛が著明であり，股関節・膝関節ともに動かせないことが多いが，圧痛部位を確かめてから画像検査を行う．高エネルギー外傷では，同側の脛骨や足関節，足部の受傷をしていることも多く，腫脹や疼痛などがあればX線撮影を追加して見逃さないようにする．

3）X線のオーダー

> ▶ **大腿骨遠位部に疼痛があれば，膝関節2方向でオーダーする**
>
> ▶ **身体所見で受傷部位がはっきりしない場合には，大腿骨2方向でオーダーする**
>
> 　典型的な転位は，内反・短縮・伸展であり，顆部骨片は回旋を伴うこともある．大腿骨内側顆の近位側に内転筋結節があり，大内転筋が停止し内反変形する．大腿骨内・外側顆の後上部に腓腹筋内・外側頭が起始し伸展変形する．大腿四頭筋，ハムストリングによって短縮変形する．
> 　正面像で内反・短縮変形（**図6左**）を，側面像で伸展・短縮変形（**図6右**）を確認できる（転位が軽度な場合や，骨折部外側の粉砕がある場合は外反することもある．高エネルギー外傷では，顆部骨片が骨折部で陥入，屈曲する場合もある）．

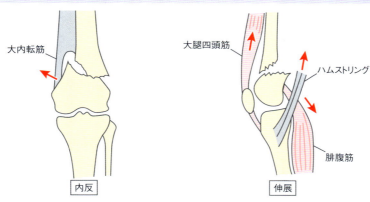

図6 ● 典型的な転位様式
正面像（左），側面像（右）．
典型的には正面像で内反・短縮変形，側面像で伸展・短縮変形が確認できる．
文献2を参考に作成．

◆Hoffa 骨折について

冠状面の骨折を Hoffa 骨折という（図7）．大腿骨骨折のうち 0.65 ％に見られ，高齢者の大腿骨顆部骨折では 44 ％に Hoffa 骨片があると言われている[3,4]．Hoffa 骨折は関節内骨折であり，一般的に手術を必要とするが単純 X 線で見逃しやすい．CT で確認できるとよい．

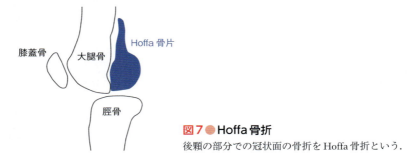

図7● Hoffa 骨折
後顆の部分での冠状面の骨折を Hoffa 骨折という．

◆介護骨折について

外傷機転のない軽微な外力で受傷する骨折を介護骨折という．オムツ交換やそれに伴う体位交換で骨折することがあり，オムツ骨折とも言われていた．介護骨折は全骨折のうち 1 ％で見られ，そのうち大腿骨骨折が最多の 51 ％（近位部 27 ％，骨幹部 24 ％），下腿骨折が 25 ％（脛骨 and/or 腓骨），上腕骨骨折が 20 ％となっている[5]．ADL が車椅子レベルや寝たきりであり，拘縮がある例で受傷しやすい．症例2の患者も移乗時に立位をとることはあるが，股関節・膝関節の拘縮がある例だった．超高齢社会となり今後も増加すると思われ，外傷機転がなくとも疼痛や腫脹などがある場合には画像検査を行う．

引用文献

1) 「Rockwood and Green's Fractures in Adults 9th Edition」（Tornetta P III, et al, eds），pp2432-2471, Wolters Kluwer Health, 2019
2) 寺島忠司：髄内釘固定 さまざまな奥義を使いこなせるか？整形外科 SURGICAL TECHNIQUE，8：21，2018
3) Patel PB & Tejwani NC：The Hoffa fracture: Coronal fracture of the femoral condyle a review of literature. J Orthop, 15：726-731, 2018
4) Hill BW & Cannada LK：Hoffa Fragments in the Geriatric Distal Femur Fracture: Myth or Reality? Geriatr Orthop Surg Rehabil, 8：252-255, 2017
5) Martin-Hunyadi C, et al：Spontaneous insufficiency fractures of long bones: a prospective epidemiological survey in nursing home subjects. Arch Gerontol Geriatr, 31：207-214, 2000

第8章 膝関節・下腿骨

7 脛骨プラトー骨折

谷田部幸平

- ◆ **典型的な受傷機転** …… 内反や外反の状態で軸圧がかかる，若年者では交通事故や高所墜落による高エネルギー外傷，高齢者では転倒受傷，など
- ◆ **症状と身体所見** …… 膝関節の腫脹と疼痛，可動域制限
- ◆ **X線撮影のオーダー** … 膝関節2方向（正面像・側面像）
- ◆ **ポイント** …………… 高齢者の軽微な受傷機転による関節面の陥凹は，転位が小さく見逃しやすい．荷重時痛や圧痛などの局所所見が強い場合には，本骨折の可能性を考慮しながら画像を見る

症例1
- 74歳男性．脚立からの転落受傷
- 右膝痛があり，体重をかけられない

↳ 撮影オーダー ▶▶▶ 右膝関節2方向（正面像・側面像）（図1, 2）

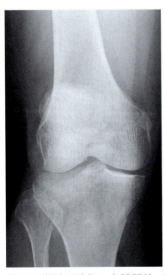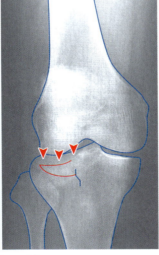

図1● 単純X線像：右膝関節（正面像）
脛骨外側関節面が陥凹している（▶）．

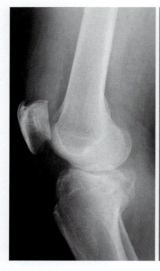
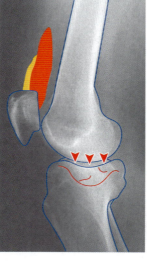

図2 ● 単純X線像：右膝関節（側面像）
脛骨関節面が陥凹している（▶）．FBI sign陽性
（■：血液，■：脂肪）．

画像所見

A	適切性とアライメント	適切な撮影である．大腿骨-脛骨にアライメント異常はない．
B	骨	脛骨外側プラトーが陥凹し，骨幹部に向かう骨折線がある．
C	軟骨	関節面が不整である．
D	変形と骨濃度	脛骨外側プラトーが陥凹している．輪郭が途絶している部分もある．
S	軟部組織	FBI sign陽性である．

画像所見の描写と診断

脛骨外側プラトー骨折と診断できる．CTで確認すると外側プラトーが陥凹しており，SchatzkerⅢであった（**図3**）．

Schatzker分類に関しては後述する．

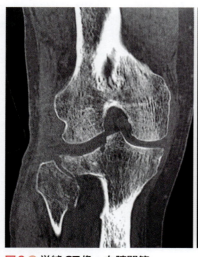
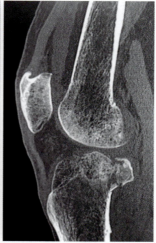

図3 ● 単純CT像：右膝関節
冠状断像（左），矢状断像（右）．
外側関節面の陥凹がある．SchatzkerⅢと分類できる．

症例2

- 75歳女性．縁石につまずいて転倒
- 左膝痛はあるが，なんとか歩ける

撮影オーダー ▶▶▶ 左膝関節2方向（正面像・側面像）（図4, 5）

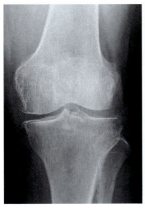
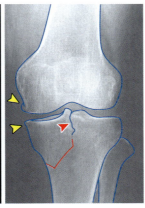

図4● 単純X線像：左膝関節（正面像）
関節症性変化として骨棘がある（▷）．顆間部から骨幹部に向かって骨折線がある（▶），内側に向かう骨折線があるように見える（―）．

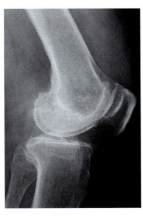

図5● 単純X線像：左膝関節（側面像）
骨折線は指摘できない．

画像所見

A	適切性とアライメント	適切な撮影である．大腿骨－脛骨にアライメント異常はない．
B	骨	顆間隆起の中央から骨幹部内側に向かう骨折線がある．転位はない．変形性膝関節症による骨棘がある．
C	軟骨	関節面の転位はない．
D	変形と骨濃度	関節面に骨折線はあるが，転位はない．
S	軟部組織	軟部陰影の増強はよくわからない．

画像所見の描写と診断

脛骨内側プラトー骨折と診断できる．CTで確認すると内側プラトーに剪断型の骨折があり，Schatzker IVであった（図6）．

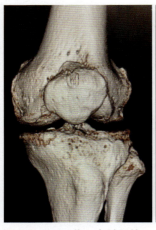 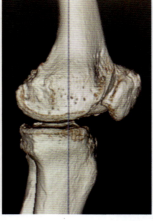 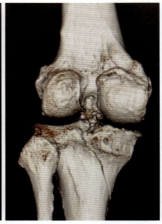

図6● 3DCT像：左膝関節
正面（左），内側（中央），後面（右）．
正面には骨折線はないが，内側・後方に骨折線が確認できる．
内側プラトーの剪断型骨折であり，Schatzker IVと分類できる．

解 説

1）受傷機転

脛骨プラトー骨折は，すべての長管骨骨折の1〜2％を占める[1,2]．二峰性であり，高齢者では転倒や低所からの転落（low-energy falls）など低エネルギー外傷，若年者では交通事故や高所からの墜落など高エネルギー外傷を受傷機転とする[3]．プラトー骨折の30％が交通事故，22％がlow-energy fallsでの受傷である[4]．内反や外反を伴った状態で脛骨への軸圧がかかることで受傷する．

2）症状と身体所見

歩行困難であり，救急車または車椅子での受診となる．視診で膝関節や脛骨近位部の腫脹や打撲痕，水疱などの有無を確認する．腫脹・疼痛が強く，膝関節を動かせないことが多いが，症例2のように転位がない場合は独歩で受診し可動域制限がないこともある．

3）X線のオーダー

▶膝関節2方向（正面像・側面像）

交通事故や高所墜落などでは粉砕を伴う複雑な骨折型や両側プラトーを受傷し，神経血管損傷やコンパートメント症候群，開放骨折を生じやすくなる．
疼痛部位や身体所見から膝関節の画像検査をオーダーすることは容易だが，高齢者で骨脆弱性があり陥凹のみ（Schatzker III）の場合や不全骨折の場合，若年者でも転位がごくわずかの場合などには単純X線で見逃しやすい．荷重時痛や圧痛などの局所所見が強い場合には本骨折を疑い，X線画像検査だけでなくCTやMRIなどの追加検査を行う．

> **Memo** Schatzker 分類
>
> 分類に関してはSchatzker分類が用いられている（**図7**）．膝関節は5～7°の生理的外反があり外側の受傷が多く，外側型が60％，内側型が15％，両側型が25％である[6]．典型的には，若年者は骨質がよいため剪断型の骨折となる（Schatzker I）が，高齢者では骨脆弱性があるため，軸圧がかかった部分が陥凹する（Schatzker IIまたはIII）．

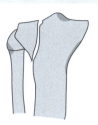 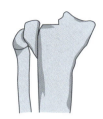 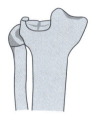

I：Lateral split　　II：Split with depression　　III：Lateral depression

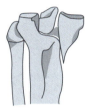 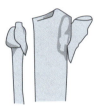 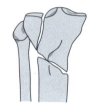

IV：Medial tibial plateau　　V：Bicondylar　　VI：Split extends to metadiaphysis

図7 ● Schatzker分類
文献5を参考に作成．

引用文献

1) Court-Brown CM & Caesar B：Epidemiology of adult fractures: A review. Injury, 37：691-697, 2006
2) Moore TM, et al：Tibial plateau fractures: definition, demographics, treatment rationale, and long-term results of closed traction management or operative reduction. J Orthop Trauma, 1：97-119, 1987
3) 「Rockwood and Green's Fractures in Adults 9th Edition」（Tornetta P III, et al, eds），pp2623-2686, Wolters Kluwer Health, 2019
4) Kugelman D, et al：Complications and unplanned outcomes following operative treatment of tibial plateau fractures. Injury, 48：2221-2229, 2017
5) Schatzker J, et al：The tibial plateau fracture. The Toronto experience 1968--1975. Clin Orthop Relat Res, 138：94-104, 1979
6) 「骨折・脱臼 改訂4版」（冨士川恭輔，鳥巣岳彦/編），pp1074-1109, 南江堂, 2018

第8章 膝関節・下腿骨

基本編 | 症例編

8 膝蓋骨骨折と分裂膝蓋骨

遠藤成晃

- ◆ **典型的な受傷機転** …… 膝をついて転倒してしまった，階段から転落してしまった，運動後に痛む など
- ◆ **症状と身体所見** …… 膝蓋骨周辺の腫脹，膝蓋跳動，膝蓋部の圧痛など
- ◆ **X線撮影のオーダー** … 膝関節2方向（正面像・側面像）もしくは3方向（軸位像を追加）
- ◆ **ポイント** …………… 転位がなければ軸位像でチェックする

症例1
・バイク運転中に滑って転倒し，受傷

↳ **撮影オーダー ▶▶▶ 膝関節2方向（正面像・側面像）**（図1）

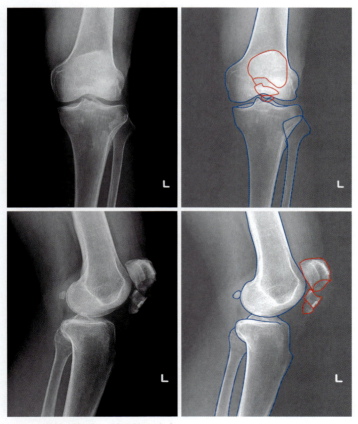

図1● 単純X線像：膝関節2方向
正面像（上），側面像（下）．

286　レジデントのための骨折の撮影オーダーと画像診断

画像所見

A	適切性とアライメント	正面像で膝蓋骨は中央に描出（patella forward）され，側面像では大腿骨顆部がほぼ一直線に描出，Blumensaat lineも問題ない．骨折の診断には十分であり，患者の疼痛で撮影が難しかったので軸位像は追加しなかった．
B	骨	膝蓋骨横骨折があり，大きく上極と下極に分かれている． 正面，側面像で下極に多数骨折線が存在し，多骨片になっていることがわかる．
C	軟骨	軸位像がないため正確な脱臼/亜脱臼評価ができないが，少なくとも正面像では膝蓋骨は正中にあり，明らかな脱臼所見はない．
D	変形と骨濃度	骨折した膝蓋骨が2分割され，大腿四頭筋に牽引された上極は近位側へ，膝蓋腱に牽引された下極は遠位側へ転位している．
S	軟部組織	軟部組織の腫脹ははっきりしない．

画像所見の描写と診断

明らかな骨折線がある．膝蓋骨は2分割されており，下極骨片は多骨片になっていることから，**膝蓋骨横骨折（多骨片骨折）**と診断できる．

症例2

・歩行時に転倒し，地面に膝からついてしまった

撮影オーダー ▶▶▶ 膝関節3方向（正面像・側面像・スカイライン/軸位像）(図2)

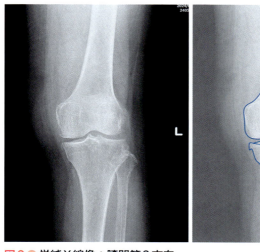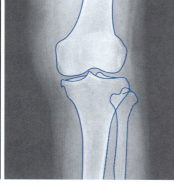

図2 単純X線像：膝関節3方向
正面像（次頁に続く）．

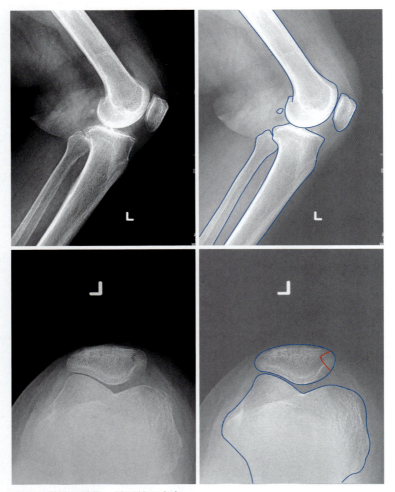

図2 単純X線像：膝関節3方向
側面像（上），スカイライン／軸位像（下）（前頁の続き）．

↳ 画像所見

A	適切性とアライメント	正面像で膝蓋骨は正中にあり，側面像で各種lineの整合性も問題なし．
B	骨	スカイライン／軸位像で，転位のほぼない骨折線がわかる．
C	軟骨	正面像では膝関節関節裂隙の狭小化はなく，軸位像でPF関節の関節裂隙が若干ある．脱臼や亜脱臼の所見はなし．
D	変形と骨濃度	転位はほとんどなく，骨濃度の変化はない．
S	軟部組織	軟部組織陰影の異常ははっきりしない．

↳ 画像所見の描写と診断

軸位像で骨折線があり，同部位に圧痛もあったことから**膝蓋骨縦骨折**と診断した．

症例3

- ここ数カ月間，左膝が痛い
- 毎週末サッカーをしている．練習後に膝が痛む

撮影オーダー ▶▶▶ 膝関節3方向（正面像・側面像・スカイライン/軸位像）（図3）

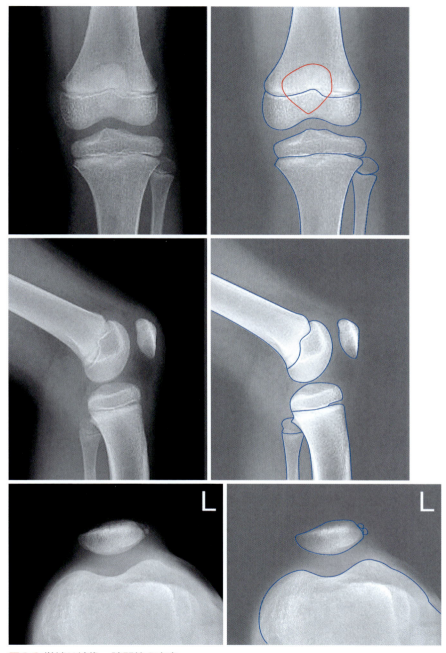

図3● 単純X線像：膝関節3方向
正面像（上），側面像（中央），スカイライン/軸位像（下）．

↳ 画像所見

A 適切性とアライメント	正面像，側面像，スカイライン/軸位像でアライメント異常はなく，適切な画像である．	
B 骨	正面像と側面像では骨折線はない．スカイライン/軸位像では膝蓋骨外側に骨折線に似た線が見える．	
C 軟骨	骨端線はまだ閉じていない．関節裂隙は保たれており，亜脱臼や脱臼はない．	
D 変形と骨濃度	主骨片（大きい骨片）の外側縁が白くなっている（骨硬化）．	
S 軟部組織	軟部陰影腫脹はない．	

↳ 画像所見の描写と診断

辺縁に骨硬化が見られる．経過は慢性的であり，過去にも同様の症状を繰り返しているうえ，骨に物理的衝撃が加わったわけではないことから，骨折ではなさそうである．小児期で起こりうる**有痛性分裂膝蓋骨**であることがわかる．

解　説

1）受傷機転

膝蓋骨骨折は全骨折の約1％程度を占める骨折である[1]．転倒した際に膝をついてしまって受傷する，といった低エネルギーなものから，交通外傷による高エネルギーなものまでさまざまである．

分裂膝蓋骨は約2～6％程度の罹患率で，そのうち有痛性のものは2％程度である[2]．小学校高学年から中学生で発症することが多い．膝蓋骨への直接的な打撲や，運動による分裂部分への頻回ストレスが痛みを誘発するというものである．

2）症状と身体所見

膝関節の腫脹や膝蓋跳動，膝蓋骨前面に挫創があるなど，膝蓋骨骨折は身体所見から比較的容易に推測できる．膝屈伸運動での疼痛は両疾患に出現するため，特異的ではない．

3）X線のオーダー

> ▶ **基本的には「膝関節3方向（正面像・側面像・スカイライン/軸位像）」**
>
> 患者の疼痛が激しい場合，軸位の体勢をとれないことがある．その際は正面像・側面像の2方向で診断がつけばそれでよいし，診断がつかない場合はCT検査を追加した方が，患者に余計な疼痛刺激を与えずにすむ．

◆ 3方向は本当に必要なのか？

　基本的にX線をオーダーするときには2方向は必ず撮影しろと習う方が多いと思われる．膝蓋骨の上極には大腿四頭筋が，下極には膝蓋腱が付着しており，上下に分かれる横骨折の場合はそれぞれに筋腱に引っ張られて二分されるため，側面像での確認が容易（症例1）である．しかし，縦骨折（症例2）のように軸位像ではじめて骨折線がわかる場合もあるため，やはり3方向の撮影が必要である．

◆ 骨折がない場合は，その他の評価も必要

　膝蓋骨周囲の評価項目としては，他にも patella alta（高位）/baja（低位）になっていないかどうかを判断する必要がある．これらはそれぞれ膝蓋腱断裂/大腿四頭筋断裂の所見であり，骨折はないが膝関節周囲が痛いと訴える患者の場合には注意しておきたい所見である．

引用文献

1) Boström A：Fracture of the patella. A study of 422 patellar fractures. Acta Orthop Scand Suppl, 143：1-80, 1972
2) Abdelmohsen SM & Hussien MT：Painful knee. Int J Surg Case Rep, 114：109165, 2024

第8章 膝関節・下腿骨

基本編 | 症例編

9 脛骨・腓骨骨幹部骨折

遠藤成晃

- ◆ 典型的な受傷機転 …… 自転車走行中の転倒，交通事故で自動車からの衝突，スポーツをしていた際の転倒など
- ◆ 症状と身体所見 …… 下腿の変形と腫脹
- ◆ X線撮影のオーダー … 下腿2方向（＋足関節2方向or膝関節2方向）
- ◆ ポイント ………… 骨折部位だけではなく，周囲の関節周辺も隠れた骨折線があるか見ること

症例1
・スケートをしていた際に転倒して，足を捻ってしまった

↳撮影オーダー ▶▶▶ 下腿2方向（正面像・側面像）（図1）

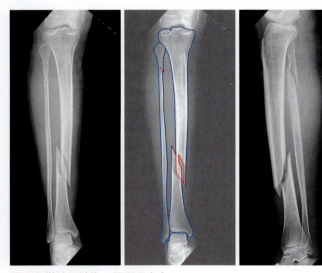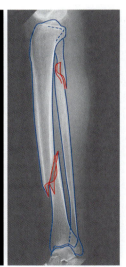

図1 ● 単純X線像：下腿2方向
正面像（左），側面像（右）．

↳画像所見

A 適切性とアライメント	膝関節，足関節のアライメントは問題なし．再評価（撮影）は必要ないと判断した．脛骨の骨軸にズレがある．
B 骨	腓骨近位部と，脛骨骨幹部にらせん状の骨折線がある．
C 軟骨	関節面の逸脱はなく，足/膝関節脱臼や亜脱臼はない．

D 変形と骨濃度	腓骨骨折部は軽度の転位あり．
	脛骨骨折部はやや伸展方向＋内側へ転位している．
S 軟部組織	軟部組織腫脹は軽度あり，近位骨片の遠位端は皮膚を押し上げている．

↳画像所見の描写と診断

腓骨は近位部，脛骨は骨幹部にらせん状の骨折線があり，脱臼等はなし．**脛骨骨幹部骨折，腓骨近位端骨折**と診断した．

症例2

・陸上競技で1,500 m走った後から，歩くと足が痛くなる

↳撮影オーダー ▶▶▶ 下腿2方向（正面像・側面像）（図2）

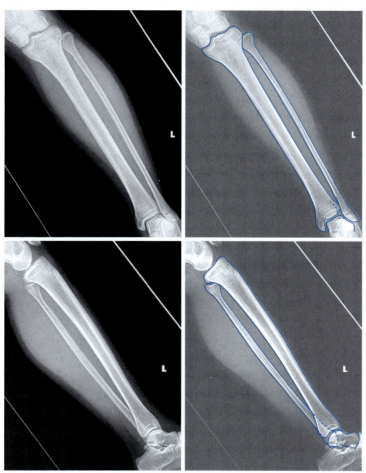

図2 ● 単純X線像：下腿2方向
正面像（上），側面像（下）．

↳画像所見

| A 適切性とアライメント | 適切な正面像と側面像である．アライメントの異常なし． |
| B 骨 | 明らかな骨折線は見られない． |

C 軟骨	膝関節，足関節の脱臼は見られない．
D 変形と骨濃度	骨端線はほとんど閉じている．明らかな変形や，皮質の肥厚などはない．
S 軟部組織	軟部腫脹等はなし．

画像所見の描写と診断

X線で明らかに指摘できる骨傷はない．陸上競技選手で度重なる練習での疼痛であり，外傷機転はないということから疲労骨折を疑った．後日MRIを実施したところ，脛骨遠位骨幹部に信号変化があることがわかり，**脛骨疲労骨折**と確定診断した（図3）．

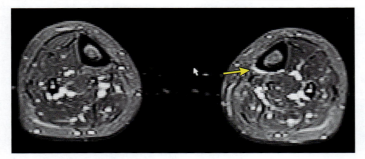

図3● MRI像：両下腿
左脛骨後方の骨膜部分（⇒）にSTIRで高信号．

症例3

・体育の授業で大縄を飛んでいたら縄が足に引っかかってしまい，膝から転倒した

撮影オーダー ▶▶▶ 下腿2方向＋膝関節2方向（正面像・側面像）（図4, 5）

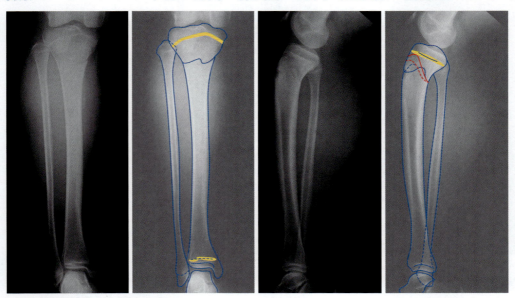

図4● 単純X線像：下腿2方向
正面像（左），側面像（右）．

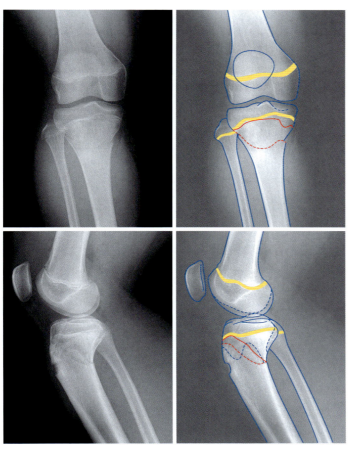

図5 単純X線像：膝関節2方向

正面像（上），側面像（下）．

画像所見

A	適切性とアライメント	膝関節脱臼や足関節脱臼はなし．側面像で，脛骨の骨軸が近位側で曲がっている．近位部の骨折線は骨端線損傷の有無を見るために詳細な評価が必要なため，膝関節2方向を追加した．
B	骨	脛骨近位部に骨折線があり，わずかに転位している．
C	軟骨	大腿骨，脛骨ともに骨端線（—）が残っている．脛骨の骨折線は骨端線と連続している．Salter-Harris type Ⅱである．
D	変形と骨濃度	変形はほぼない．濃度は異常なし．
S	軟部組織	脛骨結節の骨折部前面は，軟部陰影がやや膨隆している．

画像所見の描写と診断

　　　　脛骨近位部に骨折線がある．また，脛骨粗面に沿って脛骨近位骨端線にも骨折線が及んでいる．足関節もしくは膝関節の骨端線損傷が判明した場合はそれぞれ足関節2方向，膝関節2方向のX線評価を追加する必要がある．今回は**脛骨近位骨端線損傷（Salter-Harris type Ⅱ）**と診断できた．

解　説

1）受傷機転

　　低エネルギー（転倒，スポーツなど），高エネルギー（交通事故など）のどちらでも起こりうる．低エネルギーでは比較的高齢者に，高エネルギーは若年者で多いと言われている[1]．

2）症状と身体所見

　　下腿の変形腫脹が見られる場合がほとんどである．脛骨プラトー骨折や，足関節骨折を合併している場合もあるため，膝関節や足関節の疼痛有無評価も忘れてはならない．

3）X線のオーダー

▶疼痛腫脹部位が脛骨腓骨骨幹部のみの場合

　　下腿2方向（正面像・側面像）でオーダーする．

▶膝関節や足関節にも疼痛がある場合

　　疼痛部位の2方向（膝関節/足関節2方向）を追加した方がよい．骨幹部の痛みが強すぎて膝や足関節の疼痛を訴えていなかった場合でも，下腿2方向を撮像後，怪しい骨折線があった場合は適宜撮影を追加した方がよいだろう．

◆足関節骨折や脛骨プラトー骨折の合併

　　脛骨骨幹部骨折において，骨折線が遠位にまで延長し足関節にまで及んでいる場合も少なくない．また，脛骨プラトー骨折に骨幹部骨折を合併するパターンも存在する．比較的多く見られるが，報告があるなかで多いものだと92.3％に合併すると言われている[2]．

◆骨端線損傷と成長障害

　　小児の骨折を話す際に避けて通れないのがSalter-Harris分類である．骨端線損傷がどのように起こっているかを分類したもので，一般的にTypeⅢ，Ⅳで成長障害が出やすいと言われている[3, 4]．TypeⅠとⅤを見分けるのは非常に難しいが，軸圧のかかった状況だったかどうかを詳細に聞くことが重要になってくる[5]．いずれにせよ，骨端線損傷も成長障害を起こす可能性はゼロではないことから，保護者への説明は今後の可能性についてしっかり丁寧にする必要があり，わずかな転位でも重篤な成長障害を起こす可能性があるため，見つけた場合には適切な施設へ紹介することが望ましい．

引用文献

1）Court-Brown CM & McBirnie J：The epidemiology of tibial fractures. J Bone Joint Surg Br, 77：417-421, 1995

2）Sobol GL, et al：The Incidence of Posterior Malleolar Involvement in Distal Spiral Tibia Fractures: Is it Higher than We Think? J Orthop Trauma, 32：543-547, 2018

3）Leary JT, et al：Physeal fractures of the distal tibia: predictive factors of premature physeal closure and growth arrest. J Pediatr Orthop, 29：356-361, 2009

4）Cancino B, et al：Ankle fractures in children. EFORT Open Rev, 6：593-606, 2021

5）「Rang's Children's Fractures, 4th Edition」（Wenger DR, et al），Wolters Kluwer, 2017

第9章 足関節・足部

1 足関節の撮影肢位と正常解剖

森 剛

1 足関節正面撮影

撮影方法と肢位

寝台上にて仰臥位で撮影．膝を伸展させ，足底を受光面に対し垂直になるよう背屈させ（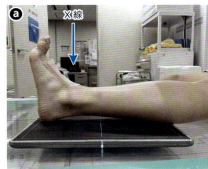），検側の足の基準線（※1）を10°内旋させる．ただし，外傷時は距腿関節が広く観察できるように，足の基準線を15〜20°内旋させる（Mortise view：※2）（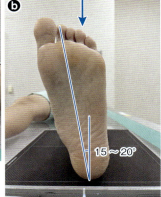，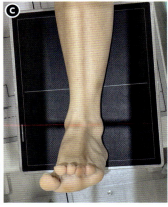）．また，距骨内果面は足の基準線と平行であるため，距骨内果面およびその関節面を観察したいときは足の基準線がX線入射軸と垂直になるようポジショニングをした方がよい．足関節正面撮影時では足底が底屈位になったり，内旋時に足背のみが内反にならないよう注意が必要である．また，脛骨遠位部の受傷は強固な骨間膜を介達して腓骨近位部の骨折をきたすことがある．場合によっては半切サイズで撮影，もしくは下腿の撮影を追加することもある．

※1：第2趾と踵中央を結んだ線　※2：ほぞ穴凹という意味

画像の見え方

通常の足関節正面像では腓骨遠位部が腓骨切痕および距骨外果面とわずかに重なり，距骨関節外果関節面は狭く投影されるが，距骨関節内果関節面は広く観察される．Mortise viewで正しく撮影された場合，距腿関節の下関節面，内果関節面，外果関節面が広く観察できる．

撮影時に足背が不十分な背屈位となっていると踵骨が外果遠位端と重なり，内旋不足では距腿関節外果関節面は観察できない．

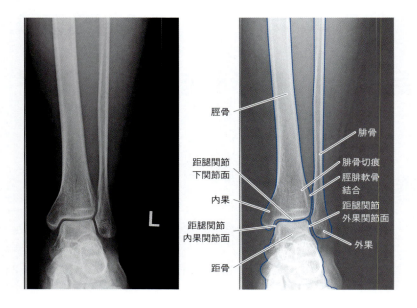

2　足関節側面撮影

撮影方法と肢位　寝台上にて側臥位，脛腓方向で撮影（ⓐ）．非検側の腰を軽度持ち上げ，膝を立たせる．検側の股関節および膝関節を屈曲させ，膝下に厚さ7〜8cmの発泡スチロール等を置いて安定させる．足の基準線を約10°となるようにする（ⓑ）．X線は，X線束の広がりを利用して，足関節部より3cm程度足底方向に垂直に入射する（ⓒ）．また，足関節正面撮影と同様，場合によっては半切サイズで撮影，もしくは下腿の撮影を追加することもある．

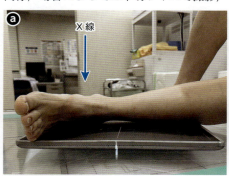
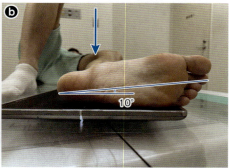
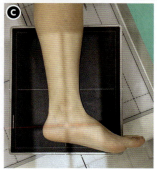

画像の見え方

足関節側面が正しく撮影された場合，距腿関節下関節面の距骨滑車内外側面のアーチが重なって投影される．腓骨遠位外果は，脛骨中央よりやや後面に位置する．足関節部を捻った場合，大半が内返しであり第5中足骨基部の裂離骨折（ゲタ骨折）をきたしているときがあるため，第5中足骨の中央部までは十分に含まれていなければならない．

明らかな骨傷が見当たらなくても，足関節内部で異変が起こるとアキレス腱前部にあるKager's fat padに乱れが生じることがあるため，軟部の観察も重要である（ⓒ：正常，ⓓ：Kager's fat padの乱れ）．

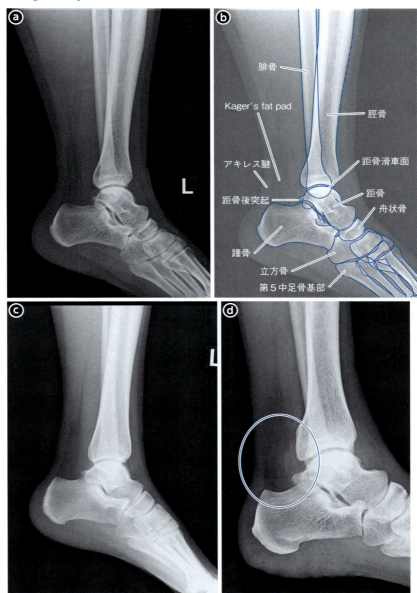

3 足関節 ATFL view

撮影方法と肢位

寝台上にて仰臥位または座位で撮影．検側の膝を屈曲させ，下腿が足底に対し 45°となるよう足底はカセッテに付ける（ⓐ）．また，下腿を外側へ 20°傾け（ⓑ），X線を外果へ垂直に入射する．ATFL（前距腓靱帯）による腓骨遠位端の裂離骨折は学童期前半の小児に多いため，小児が足関節部を強内反によって受傷した場合，本撮影法により骨傷を表現することができることがある．

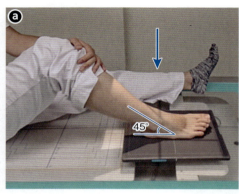
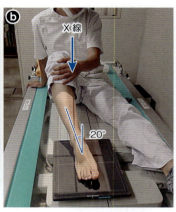

画像の見え方

ATFL view による腓骨遠位端の裂離骨折は足関節正面像，側面像では表現することが難しい．前述のように下腿を外側へ 20°倒すことによって腓骨遠位端が距骨と重ならずに観察でき，足底と下腿を 45°になるよう膝を屈曲させることによって，裂離した小さな骨片が表現できる．なお，骨片は外果下端に現れる（▷）．

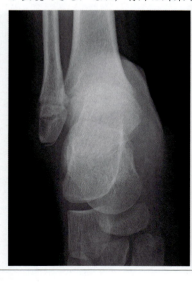
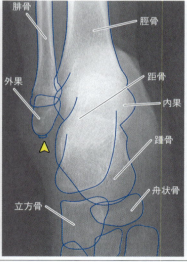

参考文献
1) 「ポケット解剖アトラス 第2版」（益田 栄/著），文光堂，1978
2) 「チェックポイント X線撮影と画像評価」（辺見 弘，倉本憲明/監，谷崎 洋，大棒秀一/編著），医療科学社，2007
3) 「新・図説 単純X線撮影法」（小川敬壽/編），金原出版，2012
4) 「診療画像検査法 X線撮影法」（中村 實/監，松波英一，他/指導），医療科学社，1998
5) 「クラーク X線撮影技術学」（Whitley AS，他/著，島本佳寿広，他/監訳），西村書店，2009
6) 「診療放射線技術学大系 専門技術学系 9 放射線検査学（X線）」（日本放射線技術学会/編，山下一也，他/著），通商産業研究社，1983

第9章 足関節・足部

基本編 | 症例編

2 足の撮影肢位と正常解剖

森 剛

1 足正面撮影

撮影方法と肢位

寝台上にて座位または仰臥位で撮影．膝を屈曲させ，足底は受光面に密着させる（ⓐ）．足の基準線を受光面長軸に水平にし，X線は足根骨の重なりを軽減するため尾頭方向10°にて入射する（ⓑ, ⓒ）．

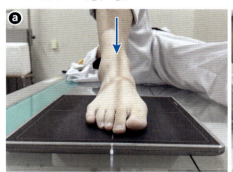
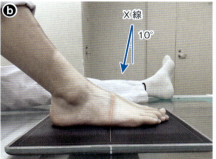
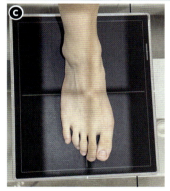

画像の見え方

中足骨・足根骨が明瞭に観察できる．第2-4中足骨基部はそれぞれが重なって観察しづらい．

足背部が傾いているとLisfranc靱帯（■）損傷による中足楔状骨間離開が正しく評価できないため，傾きのない正しい正面像が必要である．また，舟状骨内側に過剰骨の外脛骨が観察される場合があるが，骨折と鑑別が必要である．

画像は趾骨から舟状骨・立方骨まで広く観察できるよう，画像処理を行う必要がある．

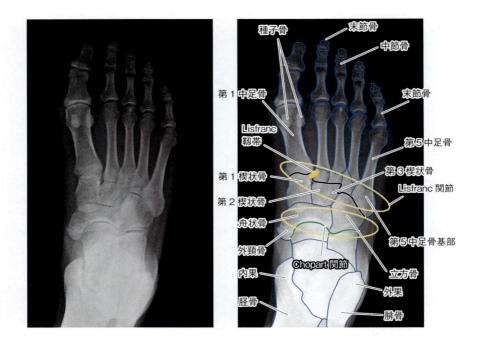

2 足斜位撮影

撮影方法と肢位　寝台上にて座位または仰臥位で撮影．膝を屈曲させ内方へ倒し，足底外側を軽度（約30°）持ち上げるように足背を斜位にする（ⓐ, ⓑ）．X線は垂直に入射する（ⓒ）．

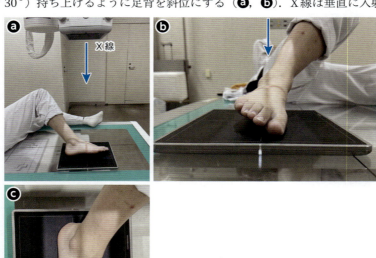

| 画像の見え方 | 中足骨・足根骨が明瞭に観察できる．また，立方骨や第3-5中足骨が他骨と分離し，特にゲタ骨折（第5中足骨基部骨折）の起こりやすい第5中足骨基部が広く観察できる．Lisfranc関節の外側1/2およびChopart関節も観察しやすくなる． |

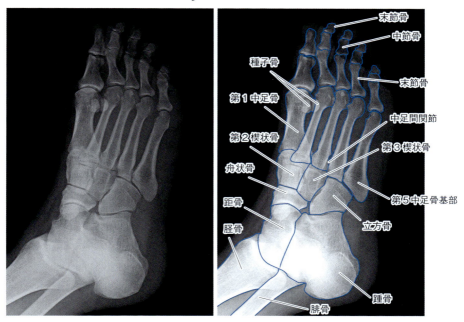

参考文献

1) 「ポケット解剖アトラス 第2版」（益田 栄/著），文光堂，1978
2) 「チェックポイント X線撮影と画像評価」（辺見 弘，倉本憲明/監，谷崎 洋，大棒秀一/編著），医療科学社，2007
3) 「新・図説 単純X線撮影法」（小川敬壽/編），金原出版，2012
4) 「診療画像検査法 X線撮影法」（中村 實/監，松波英一，他/指導），医療科学社，1998
5) 「クラーク X線撮影技術学」（Whitley AS，他/著，島本佳寿広，他/監訳），西村書店，2009
6) 「診療放射線技術学大系 専門技術学系 9 放射線検査学（X線）」（日本放射線技術学会/編，山下一也，他/著），通商産業研究社，1983

第9章 足関節・足部

3 Kager's fat pad sign

髙橋周矢

1 Kager's fat padとは

1) 解剖学的特徴とその機能

Kager's fat padは踵骨，アキレス腱，長母趾屈筋から構成されるKager's triangle内に存在する脂肪組織のことである（図1）．足関節が底背屈するとアキレス腱，踵骨，滑液包の位置関係が変化するが，その際の隙間を埋めるようにfat pad自体も動くことで，足関節の底背屈をスムーズにしている[2]．

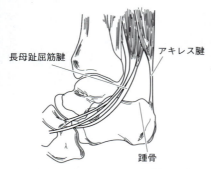

図1● Kager's fat padの解剖学的構造
文献1より引用．

2) 画像の見え方

通常，単純X線の足関節側面像や踵骨側面像において，Kager's fat padは濃度の低い三角形の領域として描出される（図2）．しかし，アキレス腱断裂や足関節果部骨折，踵骨骨折などの損傷があると，血腫や浮腫を生じてKager's fat padが不明瞭になる．これがKager's fat pad sign陽性であり，これがある場合には周囲組織の損傷を疑う[1, 3]．図3はKager's fat pad sign陽性の単純X線像であるが，これは踵骨骨折の症例である．

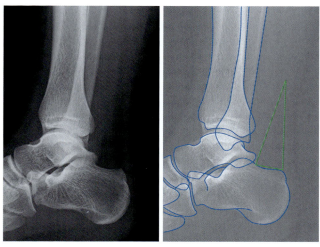

図2● 正常例の単純X線像:足関節(側面像)
正常例における Kager's fat pad(△).

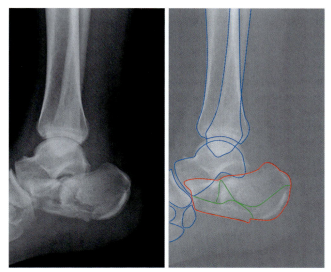

図3● 踵骨骨折症例の単純X線像:足関節(側面像)
踵骨骨折症例における Kager's fat pad(△).

3) Kager's fat pad sign が陽性になる場合

　Kager's fat pad 周囲に血腫や浮腫が生じる場合に陽性となる.Kager's fat pad に隣接しているアキレス腱,長母趾屈筋,踵骨に炎症や外傷・骨折がある場合を考えるが,足関節の炎症や外傷・骨折がある場合にも陽性となり得る.さまざまな炎症や外傷により陽性となるため,この所見をもってどのような疾患や外傷があるかを確定診断することには向かない.なお,具体的な感度や特異度は明らかになっていない.

引用文献

1) Ly JQ & Bui-Mansfield LT:Anatomy of and abnormalities associated with Kager's fat Pad. AJR Am J Roentgenol, 182:147-154, 2004
2) Canoso JJ, et al:Physiology of the retrocalcaneal bursa. Ann Rheum Dis, 47:910-912, 1988
3) Kokulu K & Akça HŞ:The Kager's Fat Pad Sign. J Emerg Med, 53:760-761, 2017

第9章 足関節・足部

4 Tear drop sign

髙橋周矢

1 Tear drop signとは

1) 足関節包の解剖学的な特徴

足関節において，関節包は脛骨・腓骨・距骨に結合しており，距腿関節を包むような形態をしている．内側は三角靭帯，外側は外側側副靭帯に強く結合しているが，前後はゆるい構造をしている[1, 2]．実際の足関節の矢状断面を見ると，前後の関節包はゆるく折りたたまれており，その前後には脂肪組織がある（図1）．ここで関節内に液体が貯留すると関節包は前後に広がり，脂肪組織を圧排する（図2）．

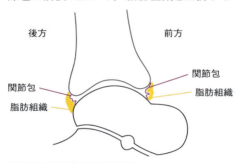

図1 足関節の矢状断面

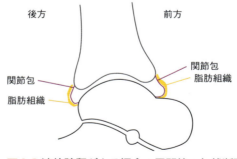

図2 液体貯留がある場合の足関節の矢状断面

2) 画像の見え方

単純X線側面像では，正常例においては関節包近傍の脂肪組織が低濃度に見える（図3）．骨折などにより関節内に液体貯留があると，前後で関節包が膨張して見える（図4）．これが涙滴のように見えるため，tear drop sign陽性と呼ぶ．

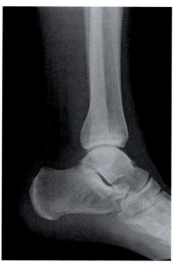

図3 ● 正常例の単純X線像：足関節（側面像）

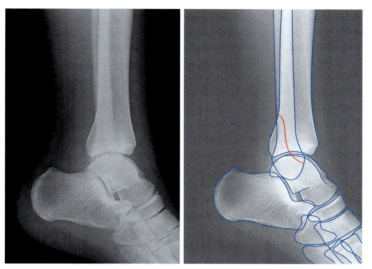

図4 ● 足関節外果骨折症例の単純X線像：足関節（側面像）

3）Tear drop signが陽性になる場合

　関節包内に液体貯留があると陽性となる．関節包内の骨折があると血液が貯留し陽性となるため，occult fracture（X線では診断できない不顕性骨折）の診断に役立つ．正常例とoccult fractureとを比較すると，前後の関節包膨張距離の合計は平均値で8.3 mmと15.5 mmであり，カットオフ値を13 mmに設定すると，occult fractureの陽性適中率は82％であった[3]．図4の症例で計測してみると，結果は18 mmであった（図5）．外傷や骨折以外に，化膿性足関節炎や痛風，関節リウマチなどの滑膜炎でも液体貯留が起こればtear drop sign陽性となるので，診断の際に注意は必要である．

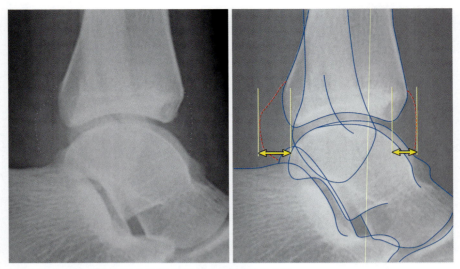

図5 図4の症例における前後の関節包膨張距離の合計

引用文献

1) Towbin R, et al：Teardrop sign：plain film recognition of ankle effusion. AJR Am J Roentgenol, 134：985-990, 1980
2) Dodge JP：The ankle teardrop sign. Radiology, 231：789-790, 2004
3) Clark TW, et al：Detection of radiographically occult ankle fractures following acute trauma：positive predictive value of an ankle effusion. AJR Am J Roentgenol, 164：1185-1189, 1995

第9章 足関節・足部　基本編 症例編

5 軟部の腫脹（果部）と果部骨折

髙橋周矢

◆ **典型的な受傷機転** …… 足を捻って転倒する，スポーツにおける接触プレーで足を強く捻る，など
◆ **症状と身体所見** …… 足関節果部の腫脹と疼痛，歩行困難
◆ **X線撮影のオーダー** …… 足関節2方向（または4方向）
◆ **ポイント** …… 足関節2方向を基本とし，身体所見により追加撮影を検討する

症例1
・トランポリンの練習中に着地に失敗して足を捻って受傷．足関節痛があり歩行困難
・足関節外果，内果に圧痛がある

↳ **撮影オーダー ▶▶▶ 足関節2方向（正面像・側面像）**（図1）

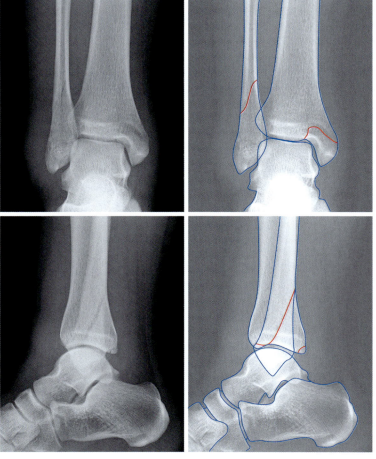

図1● 単純X線像：足関節2方向
正面像（上），側面像（下）．

画像所見

A 適切性とアライメント	正面像はやや外旋しているが，側面像はほぼ正しい方向で撮影されている．アライメントの異常はない．	
B 骨	正面像ではわかりにくいが足関節外果，内果に骨折線がある．後果の骨折線はわからない．側面像では外果と後果の明確な骨折線が見えるが，内果はわからない．	
C 軟骨	関節裂隙は保たれている．	
D 変形と骨濃度	正面像で，腓骨の外側縁にわずかな途絶・段差がある．骨内にも透亮像があり骨折線である．内果にもわずかな途絶・段差がある． 側面像では腓骨の骨内透亮像が見えており，骨折線である．後果関節面に途絶がある．骨折部での変形はごくわずかである．	
S 軟部組織	正面像で外果・内果周囲の軟部陰影の拡大と増強がある．側面像ではKager's fat pad の前方境界線が不明瞭化しており陽性[1]，tear drop sign は前方ではわかりにくいが，後方で明らかに陽性である[2]．	

画像所見の描写と診断

　軟部組織は正面像で外果・内果周囲の軟部陰影の拡大と増強があり，側面像ではKager's fat pad sign 陽性，tear drop sign も陽性である[1, 2]．正面像で外果と内果に骨折線があり，側面像で外果と後果に骨折線がある．軟部の腫脹は骨折の部位と一致している．外果・内果・後果の骨折であり，**足関節三果骨折（Cotton 骨折）**と診断がつけられる[3]．

解　説

1）受傷機転

　足関節果部骨折は，足関節を捻るという受傷機転がキーワードである．捻った状態で転倒したり，階段から転落した際に足を捻って着地したり，コンタクトスポーツの際に強く捻るなど，捻った状態で強い外力を受けることで発生する．捻る方向，力のかかる方向によって骨折線のパターンが変わる．

2）症状と身体所見

　転位のない外果骨折単独の場合，足関節痛があっても疼痛が軽度で歩行が可能な場合もある．圧痛部位がどこにあるかを診察することが重要で，足関節果部骨折の場合は骨折線のある外果・内果に圧痛がある．似たような受傷機転で似たような症状を訴える患者であっても，外果より前距腓靱帯に圧痛が強い場合は骨折よりも足関節捻挫を疑う．逆に，三角靱帯よりも内果に圧痛が強い場合には内果骨折を疑う．骨折がある場合，骨折部の骨を押せば痛いはずである．本症例においても足関節外果・内果に圧痛が強いことから，骨折を強く疑ったうえで画像診断を行った．

レジデントのための骨折の撮影オーダーと画像診断

3）X線のオーダー

▶ 足関節痛を訴えるが，骨折が疑わしくない場合

　基本的には，足関節2方向の撮影で診断を行う．しかし，感度を上げて骨折をなるべく除外したい場合には，両斜位を加えた足関節4方向でX線をオーダーする．具体的には，歩行可能な場合や，果部の圧痛が軽度であるなど，骨折を積極的に疑いにくい場合に足関節4方向でオーダーする．4方向の撮影でどこにも骨折線が見当たらなければ，高い可能性で骨折を除外でき，X線でわかるような骨折線を見逃したという可能性が下がる．逆に，足関節の腫脹変形が明らかで足関節脱臼骨折を疑う場合に4方向を撮影する必要はない．2方向の撮影で十分に診断ができる．脱臼骨折があり，とても痛い状態で必要以上に検査を行うことは，患者にとって不要な負担となってしまう．

▶ 足関節以外の撮影を追加する場合

　足関節果部骨折に中足部の損傷（舟状骨骨折やLisfranc関節脱臼など）や，踵骨骨折を合併することもある．圧痛部位が足関節果部以外に中足部や踵骨にある場合には，足関節2方向だけでなく足部2方向や踵骨のX線もオーダーする．足関節果部骨折の一部では腓骨骨幹部の骨折を伴うことがあるので，下腿に圧痛がある場合には下腿2方向も追加撮影する．足関節果部のことだけに目を向けていると他の損傷を見逃してしまうことがあるので，まずは身体診察を行って圧痛部位を確認し，どの部位に骨折があるかを疑ったうえで検査をする，という手順をきちんと踏むことが重要である．

引用文献

1) Ly JQ & Bui-Mansfield LT：Anatomy of and abnormalities associated with Kager's fat Pad. AJR Am J Roentgenol, 182：147-154, 2004

2) Dodge JP：The ankle teardrop sign. Radiology, 231：789-790, 2004

3) 「標準整形外科学 第15版」（井樋栄二，津村 弘/監，田中 栄/編），p840，医学書院，2023

第9章 足関節・足部

基本編 | 症例編

6 足関節果部骨折

髙橋周矢

- ◆ **典型的な受傷機転** …… 足を捻って転倒する，スポーツにおける接触プレーで足を強く捻る，など
- ◆ **症状と身体所見** ……… 足関節果部の腫脹と疼痛，歩行困難
- ◆ **X線撮影のオーダー** … 足関節2方向（または4方向）
- ◆ **ポイント** ……………… 足関節2方向を基本とし，身体所見により追加撮影を検討する

症例1
・飲酒後に転倒し，強く足を捻って受傷
・足関節の変形疼痛があり，歩行困難

画像検査①

↳ **撮影オーダー ▶▶▶ 足関節2方向（正面像・側面像）**（図1）

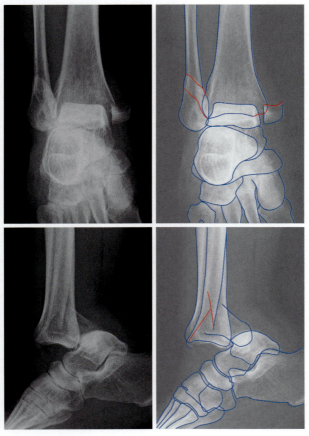

図1 ● 単純X線像：足関節2方向
正面像（上），側面像（下）．

画像所見

A 適切性とアライメント	正面像・側面像ともに，ほぼ正しい方向で撮影されている．アライメントは，脛骨に対して距骨以遠の足部が後方に位置しており，後方脱臼と考える．
B 骨	足関節外果，内果ともに骨折と転位がある．後果の骨折線はわからない．
C 軟骨	脱臼により，関節裂隙の評価は難しい．
D 変形と骨濃度	正面像で，腓骨の外側縁，内側縁に途絶があり，骨が重なったように見える．内果は途絶と大きな段差がある．脛骨の関節面には距骨が重なっている．側面像では腓骨の前縁，後縁に途絶があり．後果の骨折線はわからない．
S 軟部組織	正面像で外果遠位，内果周囲の軟部陰影の拡大と増強がある．側面像ではKager's fat padの前方境界線が不明瞭化しており陽性[1]，tear drop signは脱臼により評価困難であるが，足関節前方に軟部陰影の増強がある．

画像所見の描写と診断

正面像で外果遠位，内果周囲の軟部陰影の拡大と増強がある．脛骨に対して距骨以遠の足部が後方に位置しており，後方脱臼と考える．正面像で，腓骨の外側縁，内側縁に途絶があり，骨が重なったように見え，内果は途絶と大きな段差がある．側面像でも腓骨の骨折および転位があり，**足関節脱臼骨折（骨折部位は内果・外果）**と考えるが，脱臼した状態では正確に骨折部位の診断をつけることは難しいので，脱臼を整復して再度単純X線撮影を行う．

画像検査❷（追加検査）

撮影オーダー ▶▶▶ 足関節2方向（正面像・側面像）（脱臼整復後）（図2）

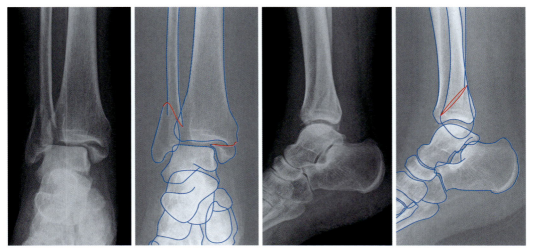

図2 脱臼整復後の単純X線像：足関節2方向
正面像（左），側面像（右）．

画像所見

A 適切性とアライメント	正面像・側面像ともに，ほぼ正しい方向で撮影されている．アライメントは，正面像で脛骨に対して距骨以遠が外側に転位している．側面像ではアライメントの異常はなく，後方脱臼は整復されている．

第9章 足関節・足部

B 骨	足関節外果，内果ともに骨折と転位がある．後果の骨折線はわからない．
C 軟骨	正面像では評価が難しいが，側面像では関節裂隙は保たれている．
D 変形と骨濃度	正面像で，腓骨の外側縁，内側縁に途絶があり，一部で骨が重なったように見える．内果は途絶と大きな段差がある．側面像では腓骨の前縁，後縁に途絶があり．後果の骨折線はわからない．
S 軟部組織	正面像で外果遠位，内果周囲の軟部陰影の拡大と増強がある．側面像ではKager's fat padの前方境界線が不明瞭化しており陽性[1]，tear drop signも陽性である[2]．

↳ 画像所見の描写と診断

正面像で外果遠位，内果周囲の軟部陰影の拡大と増強がある．正面像で，腓骨の外側縁，内側縁に途絶があり，一部で骨が重なったように見え，内果は途絶と大きな段差がある．側面像でも腓骨の骨折および転位があり，**足関節脱臼骨折（骨折部位は内果・外果）**と考える．

症例2

・ラグビーの試合中，転倒後に相手が右足首に乗っかり受傷

画像検査①

↳ 撮影オーダー ▶ ▶ ▶ 足関節2方向（正面像・側面像）（図3）

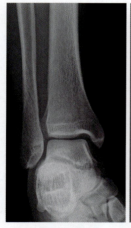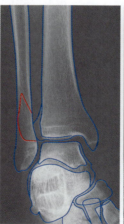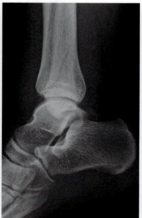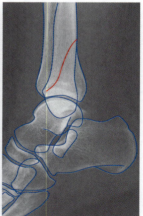

図3● 単純X線像：足関節2方向
正面像（左），側面像（右）．

↳ 画像所見

A 適切性とアライメント	正面像はmortise viewのように見え，やや内旋しているが，側面像はほぼ正しい方向で撮影されている．アライメントの異常はない．
B 骨	正面像で足関節外果に骨折線がある．内果や後果に骨折線はない．側面像では外果に骨折線が見える．

C 軟骨	関節裂隙は保たれている．
D 変形と骨濃度	正面像で，腓骨の骨内に骨内透亮像が見えており骨折線である．側面像でも腓骨の骨内透亮像が見えており骨折線である．骨折部での変形はごくわずかである．
S 軟部組織	正面像で軟部陰影の異常はわからない．側面像ではKager's fat padの異常は明らかでない．Tear drop signは前方ではわかりにくいが，後方で明らかに陽性である．

画像所見の描写と診断

軟部組織の異常はわかりにくいが，tear drop sign陽性である．外果のみに骨折線があり，**足関節外果骨折**である．

足関節の不安定性を評価するために，単純X線 gravity stress viewをオーダーする．

画像検査❷（追加検査）

撮影オーダー ▶▶▶ 単純X線 gravity stress view（図4, 5, 6, 7）

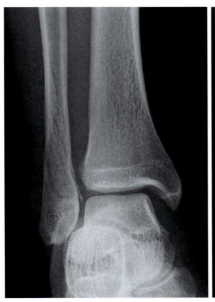
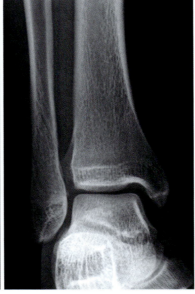

図4 ●（左）単純X線 gravity stress view（患側）および（右）再掲した通常の正面像（患側）

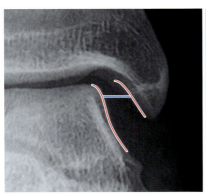
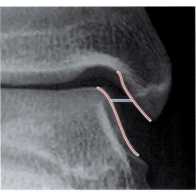

図5 ●図4の内側関節裂隙の拡大図
内側関節裂隙の距離（―）．

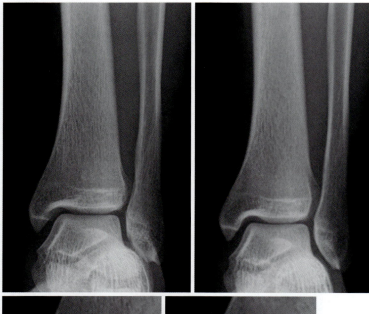

図6 ●（左）単純X線 gravity stress view（健側）および（右）通常の正面像（健側）

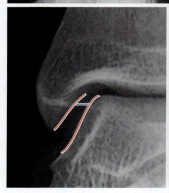
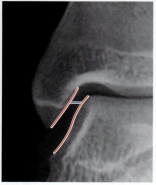

図7 ● 図6の内側関節裂隙の拡大図

画像所見の描写と診断

図4，5を見ると，患側ではgravity stress viewにおいて，通常の正面像と比較して内側関節裂隙が開大していることが明らかである．このことは，図6，7の健側と比較をするとより明らかでわかりやすい．

解　説

1）受傷機転

第9章-5「軟部の腫脹（果部）と果部骨折」と同様，足関節を捻るという受傷機転がキーワードである．強く力がかかった場合には，症例1のように骨折だけでなく脱臼を伴うこともある．

2）症状と身体所見

足関節果部骨折では足関節の自発痛，運動痛，腫脹がある．多くの場合には歩行困難を訴えるが，転位が少ない場合には歩行が可能なケースもある．

3）X線のオーダー

▶基本的には足関節2方向の撮影で診断を行う

　症例1のように脱臼がある場合には正確な骨折診断が難しいうえに，脱臼したまま放置しておくと軟部組織や関節軟骨の状態が悪化してしまうため，可及的早期に整復して再度足関節2方向でX線撮影を行い，再評価する．

　足関節（距腿関節）は正面から見ると，脛骨と腓骨で構成されたほぞ穴に距骨がはまり込んでいるような構造をしている．それぞれの骨同士は靱帯による結合があり，安定化している．ここに足関節外果単独骨折が起きた場合，靱帯損傷がなければ距骨は不安定にならないが，靱帯も損傷していると距骨が不安定となってしまう．特に遠位脛腓靱帯損傷があると，保存療法で外果が骨癒合した際に不安定性が残存してしまうため，治療方針が変わる[1]．したがって，遠位脛腓靱帯損傷の有無を診断することが必要である．距骨が外側に転位するようにストレス撮影を行い，どの程度距骨が外側に転位するかで評価する[2]．

◆Gravity stress viewについて

　ストレス撮影の方法は複数あるが，gravity stress viewは図8のような方法で撮影し，内側関節裂隙が4mm以上開大した際に陽性と判断する．この方法では足の自重を利用したストレスをかけるため，医療者が手動でストレスをかける方法と比較して患者の疼痛が少ない[3, 4]．

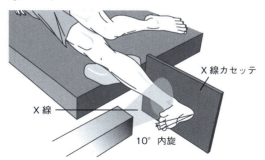

図8　Gravity stress viewの撮影方法
文献3より引用．

引用文献

1) Egol KA, et al：Ankle stress test for predicting the need for surgical fixation of isolated fibular fractures. J Bone Joint Surg Am, 86：2393-2398, 2004
2) 「Rockwood and Green's Fractures in Adults 9th Edition」（Tornetta P, et al, eds），pp2838-2840, Wolters Kluwer Health, 2019
3) Schock HJ, et al：The use of gravity or manual-stress radiographs in the assessment of supination-external rotation fractures of the ankle. J Bone Joint Surg Br, 89：1055-1059, 2007
4) Gill JB, et al：Comparison of manual and gravity stress radiographs for the evaluation of supination-external rotation fibular fractures. J Bone Joint Surg Am, 89：994-999, 2007

第9章 足関節・足部

7 距骨骨折

基本編 / 症例編

遠藤成晃

- ◆ **典型的な受傷機転** …… 運動中に足を捻った，高所からの墜落，など
- ◆ **症状と身体所見** ……… 足関節の明らかな腫脹
- ◆ **X線撮影のオーダー** … 足関節2方向（mortise view・側面像），足部斜位（Canale法）
- ◆ **ポイント** ……………… よくわからないときは，軟部組織陰影をチェックする

症例1
・ボルダリング中に足を滑らせて2 mの高さから墜落した

↳ **撮影オーダー ▶▶▶ 足関節2方向（正面像・側面像）**（図1）

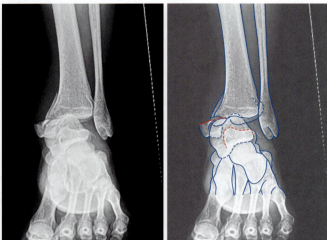
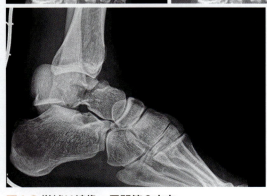
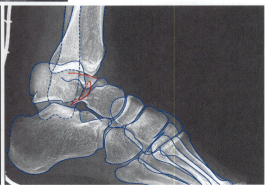

図1 ● 単純X線像：足関節2方向
正面像（上），側面像（下）．

↳画像所見

A	適切性とアライメント	正面像も側面像も，脛骨遠位と距骨のアライメント異常がある．
B	骨	側面像で距骨頸部に骨折線がある．
C	軟骨	正面像でも側面像でも距腿関節間距離は一定ではなく，正面像では距骨が内方脱臼していることがわかる．
D	変形と骨濃度	距骨の輪郭は明らかに頸部で途絶えている．近位骨片は回旋しているようにも見える．骨濃度の異常はなし．
S	軟部組織	内果周囲の軟部組織陰影の拡大がある．

↳画像所見の描写と診断

内果周辺の組織陰影増強があり，距骨は内方脱臼しており，**距骨脱臼骨折**と診断できる．

症例 2

・運動中に足を捻ってしまった

↳撮影オーダー ▶▶▶ 足関節4方向（正面像・mortise view・斜位像・側面像）
（図2）

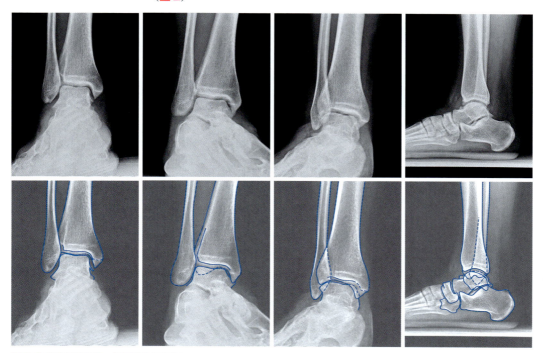

図2 ● 単純X線像：足関節4方向
左から正面像，mortise view，斜位像，側面像．

↳画像所見

A	適切性とアライメント	アライメントは問題なし．外斜位は少し角度が弱いが，評価には問題ないため再撮影はしなかった．

B 骨	明らかな骨折線はなし．側面像で骨棘を同定できる．
C 軟骨	関節面の適合性は問題なく，脱臼はなし．
D 変形と骨濃度	明らかな変形や骨濃度の異常はなし．
S 軟部組織	側面像でKager's fat padへ軟部組織陰影の侵食があり，距腿関節前方に軟部組織陰影の上昇がある．

↳画像所見の描写と診断

4方向撮影しても明らかな骨折はないように思えたが，疼痛が強かったことや前述の軟部組織所見があったためCT検査を追加したところ，骨折があることが判明し（図3），**距骨骨折**と診断した．

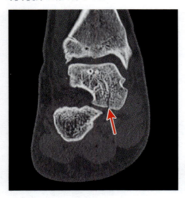

図3● CT像
距骨軸方向に走る骨折線を同定できる（→）．

解 説

1）受傷機転

低エネルギー外傷から高エネルギー外傷までさまざまな状況で骨折しうるが，主に高エネルギー外傷（交通外傷や墜落など）が多い．足関節捻挫と診断されたが，実は距骨骨折（裂離骨折含む）だったということはよくある話である（図4）．足首を捻ったと患者から言われたときには，足関節骨折だけでなく距骨にも目を光らせたい．

近年ではスノーボード中の受傷による距骨外側突起骨折も増加しており，snowboarder's fractureとも呼ばれている[1]．また，距骨後外側突起骨折はShepherd骨折，後内側突起骨折はCedell骨折と呼ばれ，足関節の強制背屈によって生じる[2]．

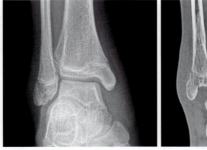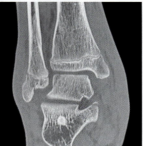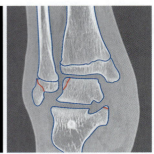

図4● 足関節捻挫と診断されたが，腓骨骨折＋距骨骨折＋踵骨裂離骨折だった症例
（左）単純X線像：足関節（正面像），（右）CT像：足関節（冠状断）．

2）症状と身体所見

足関節周囲は広範囲に腫脹している．動作時痛や，内外反ストレステストで疼痛が現れる．骨折が軽度な場合は歩行できる場合もあるため，要注意である．

3）X線のオーダー

> ▶ 足関節正面像（またはmortise view）＋側面像でオーダー
>
> 距骨はX線では踵骨や足根骨などが被ってしまい，見える範囲が少ない．
> 正面像，側面像の2つ以外にも撮影方法としてCanale法[3]がある（図5）．ただし一般的には見慣れない条件であり，救急現場では画像を見ても骨折を見抜く精度は上がらないと思われる．実際に治療へ移行する際もCTで他部位の骨折除外，距骨の骨折形態の精査が必須となってくるので，正面像と側面像でわからなければCT検査で確認した方が正確だろう．

◆ Canale法（足部斜位像）はどこを評価できるのか？

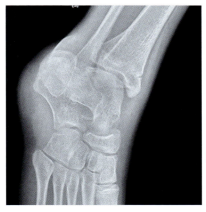

図5 ● Canale法（足部斜位像）
＜撮影条件＞
足部を床面に対して15°内旋（うち返し）
＋床面に対して75°傾斜（足背に対して垂直）．

距骨頚部の外側と内側皮質がよく描出される画像である．
踵骨との重なりが他部位と比べて少ない．

引用文献

1) Kirkpatrick DP, et al：The snowboarder's foot and ankle. Am J Sports Med, 26：271-277, 1998
2) Ahmad J & Raikin SM：Current concepts review: talar fractures. Foot Ankle Int, 27：475-482, 2006
3) Canale ST & Kelly FB Jr：Fractures of the neck of the talus. Long-term evaluation of seventy-one cases. J Bone Joint Surg Am, 60：143-156, 1978

第9章 足関節・足部

基本編 | 症例編

8 踵骨骨折

遠藤成晃

- ◆ 典型的な受傷機転 …… 高所からの墜落，交通事故での轢過事故，など
- ◆ 症状と身体所見 ……… 足関節から踵にかけての著しい腫脹と皮下血腫
- ◆ X線撮影のオーダー … 踵骨2方向（側面像・軸位像）
- ◆ ポイント ………………… 骨折線の入り方を三次元的に評価する

症例1
・足を踏み外して高さ3mから墜落し受傷

↳撮影オーダー ▶▶▶ 踵骨2方向（側面像・軸位像）（図1）

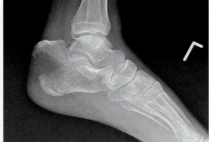
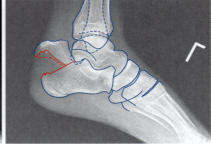
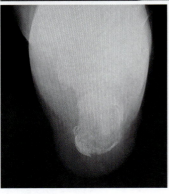
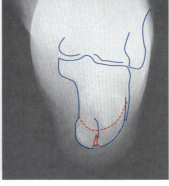

図1 ● 単純X線像：踵骨2方向
側面像（上），軸位像（下）．

↳画像所見

| A 適切性とアライメント | 側面像で骨折型の診断ができたため，アントンセン像の撮影は不要と判断した．踵骨内側の載距突起と第5中足骨が描出不良ではあるが評価可能であり，再オーダーは不要と判断． |

B 骨	踵骨に明確な骨折線がある． 舌状型/嘴状型の骨折（tongue/beak type）である．
C 軟骨	距踵関節をはじめ各関節に転位はなく，脱臼所見はなし．
D 変形と骨濃度	近位骨片と遠位骨片が明らかに離開しており，骨折と診断するのは容易である．
S 軟部組織	アキレス腱に牽引されている近位骨片後方の軟部組織陰影はほぼなく，今にも突き破りそう（開放骨折になりかけの状態）である．Kager's fat pad ははっきりしない．

画像所見の描写と診断

側面像で明らかに骨片が2つに分かれており，**踵骨骨折**であると診断できる．

症例2

・高所での作業中に墜落した

撮影オーダー ▶▶▶ 踵骨3方向（側面像・軸位像・アントンセンⅠ法像）（図2）

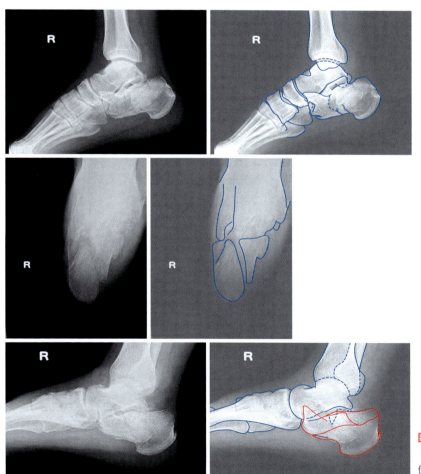

図2● 単純X線像：踵骨3方向
側面像（上），軸位像（中央），アントンセンⅠ法像（下）．

第9章 足関節・足部

↳画像所見

A 適切性とアライメント	側面像，軸位像，アントンセン像は正しく撮影され，評価はできるものであった．
B 骨	踵骨に骨折線が多数存在する．踵骨の外形が変形している． 陥没型（depression type）の骨折である．
C 軟骨	アントンセン像で中・後距踵関節面の一部の陥没や載距突起の骨折がわかる． 距踵関節面の距離は一定ではないことがわかる．距踵関節の脱臼はなし．
D 変形と骨濃度	Bohler角とGissane角の低下がある． 骨濃度の異常はない．
S 軟部組織	軟部組織の腫脹ははっきりしない．

↳画像所見の描写と診断

距踵関節のアライメントは問題なく，脱臼はない．**踵骨骨折の陥没型（depression type）**であると診断できる．

> **Memo　アントンセン像**[1]
>
> 主には後距踵関節を見るための撮影方法で，Ⅰ法とⅡ法がある．
> Ⅰ法は腹臥位（もしくは側臥位）で，カセッテ方向につま先を向けながら，足部を40°外旋し，内果下端に向けて頭尾方向に20°の角度で入射する．
> Ⅱ法は仰臥位（もしくは座位）で足底をカセッテに対して直角として45°外旋させ，中心線を外果下端の高さで約2cm内側の点に向けて，尾頭方向にカセッテ面に向けて20°の角度で入射する．

解　説

1）受傷機転

踵骨骨折は骨折全体の1～2％，足根骨骨折の60％程度を占めている．受傷機転は，高所から落下した際に踵をついてしまうことによるものが多い．恋人の求婚から逃れるために高所から飛び降り受傷するという恋人骨折（lover's fracture）の別名がある[2]．

2）症状と身体所見

踵を中心とした腫脹，熱感，疼痛，皮下血腫がある．足関節骨折の場合も似たような位置に同症状が出現するが，踵骨骨折の場合は内外果の腫脹よりもやや遠位側に腫脹が強い場合が多い．特に足底にも腫脹がある場合は，踵骨骨折の可能性が高いと言ってよいだろう．不全骨折（いわゆるヒビ）である場合，疼痛はあるものの腫脹は弱い場合が多い．また，踵骨関節内骨折の29.3％に腓骨筋腱脱臼が合併しているとの報告もある[3]．

3）X線のオーダー

> **▶足関節骨折なのか踵骨骨折なのかがわからない場合**
>
> 足関節2方向（正面像・側面像）と踵骨2方向（軸位像・アントンセンⅠ法像）をオーダーする．足関節側面像は踵骨側面像とほとんど同じなので，同一のものとして評価してよい．

▶ 前〜後足部全体に腫脹がある場合

腫脹が前足部に及ぶことも珍しくなく，中足骨骨折が除外できない場合もある．この場合は足関節2方向（正面像・側面像）と足部2方向（正面像・斜位像）でオーダーしておき，もし踵骨骨折が判明した場合は追加で踵骨2方向（軸位像・アントンセン像）をオーダーするのがよいだろう．

◆ 踵骨X線は本当に3方向必要か？

踵骨側面像は足関節側面とほぼ同じ条件であるため，"診断をつける"という目的だけであれば，足関節側面像が踵骨側面像の役割をカバーしてくれると思ってよい．側面像では骨折型がdepression type（陥没型）かtongue type（舌状型）かの評価ができる．軸位像では矢状面の骨折や，外側膨隆の有無を評価できる．アントンセン（I法）像では後距踵関節と中距踵関節を評価できる．

Depression typeでは，どの関節面が陥没しているかの評価が必要であるためアントンセン像も必要になるが，tongue typeでは問題は関節面にはないこともある．高エネルギーになるほどdepression typeとtongue typeは混在する場合も珍しくないため，来院当初のX線では原則3方向撮像することを推奨する．

◆ 撮像範囲が絞れないときは？

足関節周囲は受傷後全体に腫脹が及びやすいため，どこが骨折しているかの判断をしにくい．そのためオーダーが「足関節4方向＋踵骨3方向＋足部2方向」などと乱立しやすい．実際すべて骨折している可能性はあり，すべて必要なときもあるが，筆者はX線撮影室に直接赴いてオンタイムで骨折を評価し，適切なX線撮像だけに絞っていくということをできる限りするように心がけている．診療時間の短縮になり，患者にとっても，放射線技師にとっても負担の少ないものになるからである．

◆ 高齢者脆弱性骨折は踵骨にも!?

最近では高齢化脆弱性骨折の増加が問題になっている．歩行時に誘因なく痛み，踵の痛みを自覚し受診，アキレス腱付着部炎や，足底腱膜炎などと診断され，後日実施したMRIで踵骨骨折が判明する症例も増えてきている[4]．

引用文献

1）「診療画像検査法 X線撮影法」（金森勇雄，他／著，中村 實／監），pp326-329，医療科学社，1998

2）Galluzzo M, et al：Calcaneal fractures: radiological and CT evaluation and classification systems. Acta Biomed, 89：138-150, 2018

3）Mahmoud K, et al：Prevalence of Peroneal Tendon Instability in Calcaneus Fractures: A Systematic Review and Meta-Analysis. J Foot Ankle Surg, 57：572-578, 2018

4）佐々木大雄，他：高齢者脆弱性踵骨骨折の2例．整形外科と災害外科，69：268-270, 2020

第9章 足関節・足部

基本編 | 症例編

9 中足骨骨折

日髙 洋

- ◆ **典型的な受傷機転** …… 足部にものを落としたり，足部の内反捻挫やスポーツ中のoveruseにより起こる
- ◆ **症状と身体所見** ……… 足部の腫脹と疼痛，皮下出血
- ◆ **X線撮影のオーダー** … 足部2方向（＋足関節2方向）
- ◆ **ポイント** ……………… 患者の主訴と身体所見を合わせてX線撮影の部位を決定する

症例1
・右足が足元の機材に引っかかり，転倒した

↳撮影オーダー ▶▶▶ 足部2方向（正面像・斜位像）（図1）

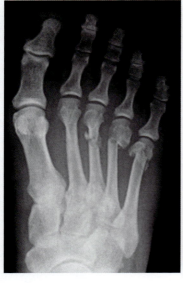
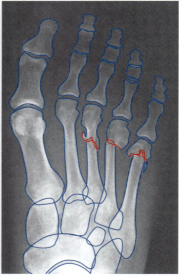

図1● 単純X線像：足部2方向
正面像（次頁に続く）．

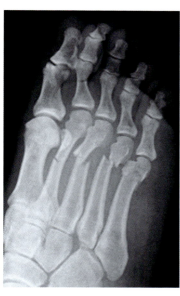
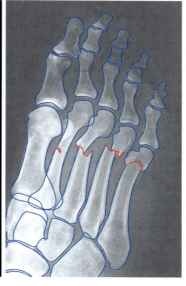

図1 単純X線像：足部2方向
斜位像（前頁の続き）．

↳画像所見

A 適切性とアライメント	正面像での第4中足骨，斜位像での第3，4中足骨では骨折に伴う骨折部の転位がある．脱臼は伴わない．
B 骨	正面像では第3-5中足骨の骨折が明らかである．斜位像では第2中足骨にも骨折があることがわかる．
C 軟骨	MP関節，Lisfranc関節に脱臼を示唆する所見はない．
D 変形と骨濃度	第3-5中足骨に輪郭の途絶・段差がある．第2中足骨は輪郭の途絶があるが大きな段差はない．いずれも骨折である．
S 軟部組織	軟部組織陰影の増強はよくわからない．

↳画像所見の描写と診断

第2-5中足骨に骨折線があるため，**第2-5中足骨骨折**と診断がつけられる．

症例2

・サッカープレー中に左足部痛を自覚

↳撮影オーダー ▶▶▶ 足部2方向（正面像・斜位像）（図2）

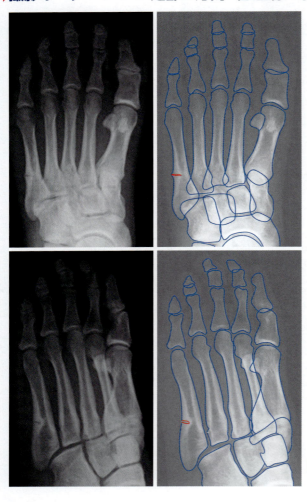

図2● 単純X線像：足部2方向
正面像（上），斜位像（下）．

↳画像所見

A	適切性とアライメント	撮影範囲内にはアライメントの異常はない．
B	骨	第5中足骨で外側皮質骨の連続性が部分的に途絶している．同部位では外側皮質骨の肥厚が見られる．
C	軟骨	MP関節，Lisfranc関節に脱臼を示唆する所見はない．
D	変形と骨濃度	第5中足骨に輪郭の途絶がある．骨内にも透亮像があり，骨折である．
S	軟部組織	軟部組織陰影の増強はよくわからない．

↳画像所見の描写と診断

第5中足骨に完全骨折ではないが，骨折線があり，**第5中足骨骨折**と診断がつけられる．骨折部の皮質骨は肥厚しており，疲労骨折が示唆される．

> **Memo** 疲労骨折
> 疲労骨折は，骨への力学的負荷とそれに対する修復の不均衡によって起こる．そのため，皮質骨の肥厚が見られる．

症例3

・段差で左足が引っかかり，足関節を内反した

↳ **撮影オーダー** ▶▶▶ **足部2方向（正面像・斜位像）**（図3）

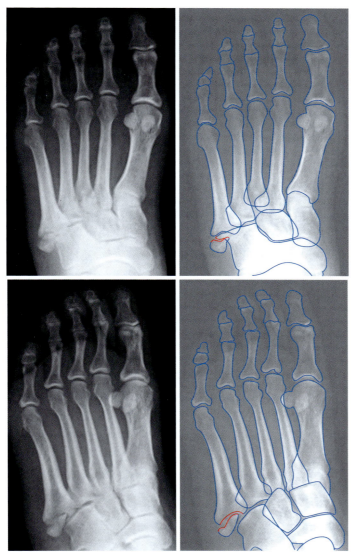

図3● 単純X線像：足部2方向
正面像（上），斜位像（下）．

↳画像所見

A	適切性とアライメント	撮影範囲内には大きなアライメント異常はないように見える.
B	骨	第5中足骨基部に骨折線がある. 転位もある.
C	軟骨	MP関節, Lisfranc関節に脱臼を示唆する所見はない.
D	変形と骨濃度	第5中足骨は輪郭に途絶・段差がある. 骨内にも透亮像があり, 明らかな骨折である.
S	軟部組織	軟部組織陰影の増強はよくわからない.

↳画像所見の描写と診断

第5中足骨に骨折線があるため, **第5中足骨骨折**と診断がつけられる. 特に基部先端の裂離骨折であり "下駄骨折" と呼ばれる.

> **Memo** 下駄骨折の受傷機転
>
> 下駄骨折は足関節を内返しした際に, 短腓骨筋腱により第5中足骨基部が引っ張られることによって起こる.

解　説

1) 受傷機転 [1, 2]

中足骨骨折の受傷機転は, 足背にものが落下して起こるような直達外力で受傷することがほとんどである. また, 第5中足骨骨折については, 足部の内返しが強制されることや使いすぎ (overuse) によって起こることもある.

2) 症状と身体所見

中足骨骨折では, 局所の自発痛と運動痛, そして腫脹があることがほとんどである. 患者の訴えはさまざまで, 「足が痛い」「足関節, 足の甲を捻って痛い」と局所的な疼痛の訴えよりも漠然とした訴えが多い. 視診で腫脹の部位を, 触診で疼痛部位を詳細に確認する.

3) X線のオーダー

▶中足部に疼痛・腫脹がある場合

中足部が撮影範囲に入るようなX線写真をオーダーする. この場合は「足部2方向（正面像・斜位像）」とオーダーする.

▶足関節から中足部にかけて腫脹がある場合

足関節と足部が撮影範囲に入るX線写真をオーダーする. この場合は「足部2方向」＋「足関節2方向」とオーダーする.

◆ 本当に「足部2方向」の撮影で大丈夫？

　中足部にしか疼痛・腫脹がない場合は「足部2方向」のオーダーで問題ないことが多い．「足部2方向」に関しては，正面像・斜位像を撮影する．理由に関しては，第9章-11「足趾の骨折・脱臼」の項を参照されたい．

　骨折の評価をする場合には2方向の撮影で十分なことが多く，当直や救急の現場ではなおさらである．

　ただし，正面像・斜位像では背側脱臼を見逃す可能性がある．そのため脱臼を考慮する場合には，側面像を含めた3方向での撮影をするとよい．

◆ 中足骨骨折疑いに「足関節2方向」は撮影する？

　中足骨骨折の場合，患者の訴えとして「足を捻った」ということがかなり多い．患者の言う「足」には，下腿から足趾まで含まれることがある．足関節周辺まで疼痛や腫脹があるときには足関節2方向X線撮影を追加する．多くはないが，足関節骨折を合併している場合もある．その逆もまた然りである．

引用文献

1） Samaila EM, et al：Central metatarsal fractures: a review and current concepts. Acta Biomed, 91：36-46, 2020

2） Hatch RL, et al：Diagnosis and management of metatarsal fractures. Am Fam Physician, 76：817-826, 2007

第9章 足関節・足部

基本編 | 症例編

10 Lisfranc関節損傷

日髙 洋

- ◆ **典型的な受傷機転** …… 足部にものを落とす，足部が底屈位の状態で中足部に大きな外力がかかる，など
- ◆ **症状と身体所見** …… 足部の腫脹と疼痛，皮下出血
- ◆ **X線撮影のオーダー** … 足部2方向＋荷重位正面
- ◆ **ポイント** …………… Lisfranc関節損傷を疑った場合は，荷重位撮影を考える．健側との比較も忘れずに

症例1
・仕事中に左足部を捻った

画像検査 ①

↳撮影オーダー ▶▶▶ **両側足部2方向**（図1）

患側　　　　　　　　　　　　　　　　健側

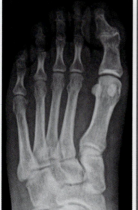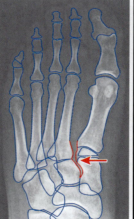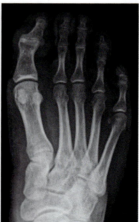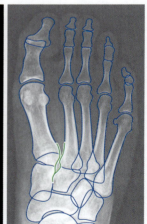

図1● 単純X線像：両側足部2方向
正面像（次頁に続く）．

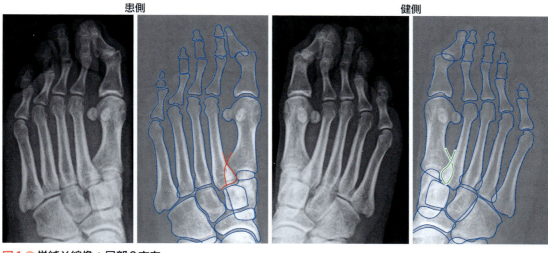

図1● 単純X線像:足部2方向
斜位像(前頁の続き).

↳画像所見

A	適切性とアライメント	足部の正面像で,第1中足骨,第2中足骨間が開大している.また内側楔状骨,第2中足骨間が開大している.
B	骨	正面像,斜位像では骨折線は見られない.
C	軟骨	Lisfranc関節以外の関節に脱臼は見られない.X線では軟骨の評価は難しい.
D	変形と骨濃度	骨の概形には変化がない.骨濃度に異常は見られない.
S	軟部組織	軟部組織陰影の増強はわからない.

↳画像所見の描写と診断

　　　　患側のX線では明らかな骨折はないが,第1中足骨,第2中足骨,内側楔状骨間でアライメントの異常が見られる.Lisfranc関節損傷による脱臼の可能性がある.
　　　　健側と比較をすると健患差があり(→),**Lisfranc関節損傷**と診断する.
　　　　さらに正確に診断するため,荷重位でのX線評価を追加する.

画像検査 ❷（追加検査）

↳撮影オーダー ▶▶▶ 両側足部正面（荷重位）（図2）

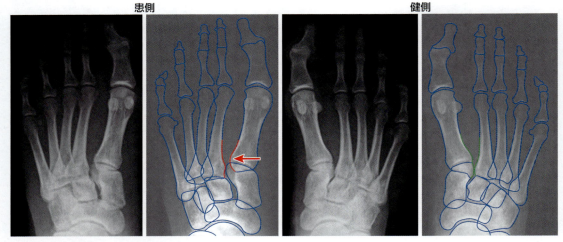

図2 単純X線像：両側足部正面（荷重位）

↳画像所見

A	適切性とアライメント	非荷重位と比較し，第1中足骨と第2中足骨の間，内側楔状骨と第2中足骨の間，内側楔状骨と中間楔状骨の間が，さらに開大する．Lisfranc関節脱臼である．
B	骨	明らかな骨折はない．
C	軟骨	Lisfranc関節以外の関節に脱臼はない．
D	変形と骨濃度	骨の概形には変化がない．骨濃度に異常はない．
S	軟部組織	軟部組織陰影の増強はわからない．

↳画像所見の描写と診断

荷重位撮影では，非荷重位と比べて第1中足骨と第2中足骨間，内側楔状骨と第2中足骨間，内側楔状骨と中間楔状骨間がさらに開大している（→）．**Lisfranc関節損傷**である．

> **Memo** Lisfranc関節損傷の診断基準
> 足部正面像で第1中足骨，第2中足骨間が2mm以上開大している際に，Lisfranc関節損傷と診断する．

解 説[1)]

1）受傷機転

Lisfranc関節損傷の受傷機転は，重量物が足に落下するような直達外力で受傷することや足部が底屈位の状態で中足骨部に大きな外力がかかって起こる．

2）症状と身体所見

Lisfranc関節損傷では，中足部の腫脹・疼痛があり，それに伴い，疼痛回避跛行が生じる．視診では足底・足背の皮下出血，触診では中足部の圧痛を確認する．

3）X線のオーダー

▶ 中足部に疼痛・腫脹がある場合

中足部が撮影範囲に入るようなX線写真をオーダーする．この場合は「両側足部2方向」をオーダーする．本人の疼痛次第ではあるが，「両側足部2方向（荷重位）」も追加でオーダーする．

▶ 受傷から時間が経過している場合

疼痛は軽度のことが多く，はじめから「両側足部2方向」と「両側足部2方向（荷重位）」をオーダーする．

◆ なぜ荷重位撮影をするのか？

通常の「足部2方向」とオーダーした場合には，足部（AP像）と斜位像が撮影されることが多い．これは，足部の骨折の有無の評価には有用である．しかし，Lisfranc関節損傷の評価は困難なことが多く，見逃されることも少なくない．それは，通常の「足部2方向」ではLisfranc関節損傷による足部の不安定性の描出が困難なことが多く，特に低エネルギーでの受傷によるsubtle injuryではより困難で，過小評価してしまうことが多いからである．そのため，「荷重＝中足部にストレスをかけた状態」での「足部2方向（荷重位）」を撮影することで機能的評価を行い，この問題を解決する．これにより，非荷重位での「足部2方向」では評価できなかった足部の不安定性に伴う関節脱臼の機能的評価が可能となる．

ただし，「足部2方向（荷重位）」は疼痛のため救急外来での撮影が困難なことがある．その場合には無理をせずに再診時に撮影することも検討する．

また，Lisfranc関節損傷では，合併損傷としての関節脱臼の評価が必要である．そのため，「足部2方向（荷重位）」で2方向の撮影を行う場合は正面像と側面像にしておく．関節脱臼に関しては，斜位像より側面像の方がわかりやすいためである．詳しくは第9章-11「足趾の骨折・脱臼」の項を参照するとよい．

◆ 両側撮影は有用か？

小児の骨折では患部の比較のため，患側・健側の両側撮影を通常行うが，Lisfranc関節損傷などの靱帯損傷の評価にも両側撮影はとても有用である．それは靱帯のゆるさに個人差があり，必ずしも定量的にLisfranc関節損傷の診断ができないからである．そのため，両側を比較し，健側との差の有無を確認し，診断する必要がある．最初のオーダーで患側の撮影しかしていない場合でも，Lisfranc関節損傷を疑った場合には健側の撮影を追加オーダーすることが重要である．

引用文献

1）Escudero MI, et al：Low-Energy Lisfranc Injuries in an Athletic Population: A Comprehensive Review of the Literature and the Role of Minimally Invasive Techniques in Their Management. Foot Ankle Clin, 23：679-692, 2018

第9章 足関節・足部

基本編 | 症例編

11 足趾の骨折・脱臼

渡部欣忍

- ◆ **典型的な受傷機転** …… 足趾を何かにぶつける，サッカーなどのプレー中に相手に蹴られる，など
- ◆ **症状と身体所見** ……… 足趾の腫脹と疼痛
- ◆ **X線撮影のオーダー** … 足趾2方向（＋足部2方向）
- ◆ **ポイント** …………… 骨折線だけでなく，関節脱臼・亜脱臼がないかチェックする

症例1

・机に右足趾を強打し，第5足趾に疼痛が続いている

撮影オーダー ▶▶▶ 第5足趾2方向（図1）

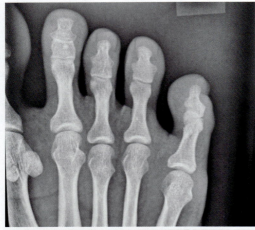
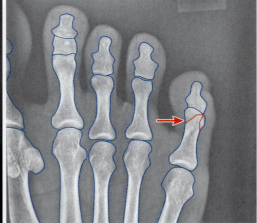
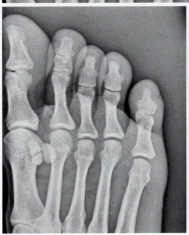
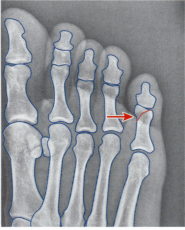

図1 ● 単純X線像：右第5足趾2方向
正面像（上），斜位像（下）．

画像所見

A 適切性とアライメント	趾骨の正面像・側面像の撮影をオーダーしたのだが，正面像と斜位像で撮影されている．適切ではないが，評価できたので，再撮影はオーダーしなかった．中足骨–基節骨–末節骨にアライメント異常はない．
B 骨	第5基節骨に骨折線がある．転位はほとんどないが，IP関節面に達する骨折線がある．
C 軟骨	MP関節は問題なし．IP関節は足趾が曲がっているので評価しづらいが，亜脱臼や脱臼を示唆する所見はない．
D 変形と骨濃度	基節骨の輪郭に途絶・段差がある．骨内にも透亮像があり，明らかな骨折線である．骨濃度に異常はない．
S 軟部組織	軟部陰影の増強はよくわからない．

画像所見の描写と診断

軟部組織の腫脹は軽度かほとんどなく，趾節間関節の脱臼・亜脱臼もない．第5基節骨に骨折線があるため，**第5基節骨骨折**と診断がつけられる．

症例 2

- サッカープレー中に相手と左足趾がぶつかり，疼痛が生じた
- 足部全体が腫脹している

画像検査 ❶

撮影オーダー ▶▶▶ 足（部）2方向（図2, 3）

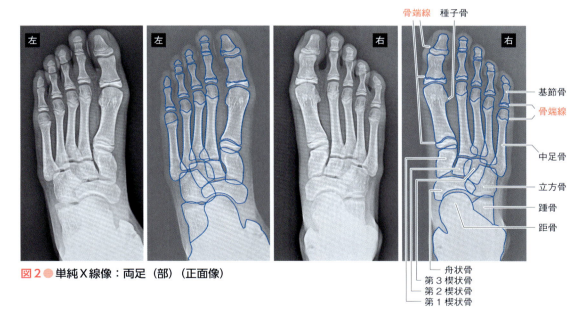

図2 単純X線像：両足（部）（正面像）

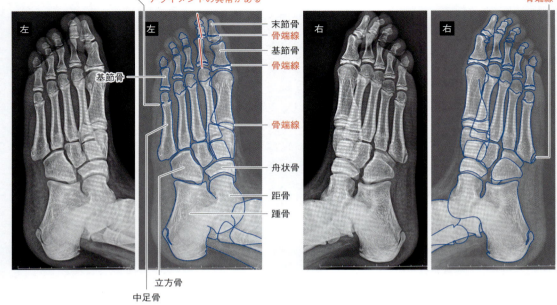

図3● 単純X線像:両足(部)(斜位像)

画像所見

A	適切性とアライメント	足根骨,中足骨,趾骨に大きなアライメント異常はないように見える.しかし,疼痛を訴えている第2足趾は,斜位像を見ると,IP関節部で基節骨と末節骨の軸方向が少しズレている.
B	骨	骨折はない.
C	軟骨	骨端軟骨の異常な拡大はない.骨端線に続くような骨折(骨端線損傷Salter-Harris II)はない.
D	変形と骨濃度	骨の概形には変化がない.骨濃度に異常はない.
S	軟部組織	軟部陰影に左右差はないようだ.

画像所見の描写と診断

骨折はない.第2足趾は,IP関節部でアライメント異常があるので,IP関節の脱臼あるいは亜脱臼の可能性がある.足趾を中心にしたX線像で評価する必要がある.

画像検査 ❷（追加検査）

撮影オーダー ▶▶▶ 第2足趾（側面像）（図4）

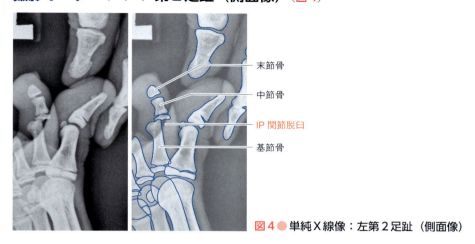

図4 ● 単純X線像：左第2足趾（側面像）

画像所見

A	適切性とアライメント	基節骨と中節骨の明らかなアライメント異常がある．IP関節脱臼である．
B	骨	骨折はない．
C	軟骨	骨端線損傷はない．
D	変形と骨濃度	骨の概形には変化がない．骨濃度に異常はない．
S	軟部組織	軟部陰影の増強は，よくわからない．

画像所見の描写と診断

基節骨や末節骨には骨折はないため，**第2足趾IP関節脱臼**と診断される．

解説

1）受傷機転

足趾の骨折や脱臼の受傷機転は，室内で机やテーブルの脚に足趾をぶつけるなどの直達外力で受傷することが多い．また，サッカーなどのプレー中に相手に蹴られるなどの外力を受けて受傷することもある．

2）症状と身体所見

足趾の骨折・脱臼では，局所の自発痛と運動痛に加えて一般に腫脹がある．典型的には，他の足趾に比べて，「○○趾が痛い」あるいは「○○趾が腫れている」と患者は訴える．また，視診により腫脹が明らかな場合が多い．視診で腫脹を，触診で疼痛部位や趾節関節などの動きを必ず確認する．

3）X線のオーダー

> ### ▶ 1つの足趾のみに疼痛・腫脹がある場合
>
> 　その趾だけにフォーカスしたX線写真をオーダーする．施設によりオーダー方法は多少異なるが，「第3足趾2方向」などとオーダーすればよい．

> ### ▶ 前足部全体が腫脹している場合
>
> 　同じような受傷機転で前足部全体が腫脹しているような場合もある．このようなときは，「足部2方向」や「足2方向」とX線写真をオーダーする．

◆ 2方向は正面像と「斜位像」？「側面像」？

　通常，「足（部）2方向」とオーダーした場合には，足部の正面像（AP像）と斜位像が撮影されることが多い．足部の側面像は，足部アーチや足根骨の裂離骨折等の評価には有用だが，中足骨骨折や足趾骨折にはあまり有用ではない．5本の足指が重なって評価しづらいからである．

　一方，X線での画像診断が難しい外傷は，骨折と脱臼でそれぞれ考え方が異なる．足趾のような小さな骨でも，骨折して転位していれば正面像と斜位像の2方向撮影で骨折の診断は容易である．しかし，素人が「ひび」と呼んでいる転位がない骨折では，**骨折線に平行に放射線ビームが入らないと，骨折線が明確には描出されない**．大きな骨なら骨折線の距離も長いので，一部の骨折線が描出されて骨折と判断できるが，足趾などの小さな骨では骨折線が描出されにくい場合も少なくない．斜位像では描出されない骨折線が，側面像では描出されることもあるし，その反対の場合もある．したがって，**骨折線の描出ということから考えれば，側面像と斜位像との間に優劣はあまりない．**

　一方，関節脱臼は斜位像より側面像の方が圧倒的にわかりやすい．足趾の関節脱臼を評価するためには，斜位像より側面像が圧倒的に有利なのである．

　そのため，**1回の撮影で骨折と脱臼を見抜くには，正面像と側面像の2方向が望ましい．**

◆ 撮影部位は「足（部）」？「足趾」？

　X線写真として「足（部）2方向」とオーダーすれば，足部だけでなく足趾まで写る．そのため，「足趾2方向」の写真を「足（部）2方向」で代替すればよいではないかと考える人がいるかもしれない．「足（部）2方向」の方が「足趾2方向」よりも情報量（＝描出される骨の範囲）は多いので，その方がよいではないかと思うかもしれない．情報量が多いというのは正しいのだが，足趾は末端に向かうと少し屈曲しているので，足趾の外傷は「足（部）2方向」で描出しづらい場合もある．

　そのため，足趾の骨折や脱臼を疑った場合には，「足趾2方向」を基本にして，他の部位の骨折や脱臼などが心配なら，「足（部）2方向」を追加するのがよいだろう．

索　引

欧　文

A・B

AO/OTA 分類 … 240
AO 分類 … 214
Baba 分類 … 255
Bankart lesion … 51

C・D

Canale 法 … 321
Chance 骨折 … 182
Cotton 骨折 … 310
Denis 分類 … 213

F・G

fat pad sign … 76, 81
FBI sign … 269
floating elbow … 111
Galeazzi 骨折 … 104
Gilula's lines … 133
Gravity stress view … 317

H・K

Hill-Sachs lesion … 51
Hoffa 骨折 … 280
Holstein-Lewis 骨折 … 71
Kager's fat pad sign … 304

L

Lateral femoral notch sign … 273
Light bulb sign … 56
Lisfranc 関節損傷 … 332
Loss of half-moon overlap sign
… 56

M・O・P

Monteggia 骨折 … 103, 108
occult fracture … 236, 242
PFP … 76
Pronator quadratus sign … 126, 129

R・S

Radiocapitellar line … 84
Rim sign … 56
Salter-Harris 分類 … 36, 39, 111, 296
Schatzker 分類 … 285
Segond 骨折 … 271
Spilled teacup sign … 134

T・V

Tear drop sign … 306
Terrible triad injury … 101
Terry-Thomas sign … 133
The Modified Roy-Camille 分類
… 213
Trough line sign … 56
Vancouver 分類 … 255

和　文

あ行

アントンセン像 … 324

か

介護骨折 … 280
外傷性気胸 … 187
荷重位撮影 … 335
下腿正面撮影 … 266
下腿側面撮影 … 267
果部骨折 … 309
寛骨臼後壁骨折 … 209
寛骨臼骨折 … 205, 207

き

基節骨骨折 … 159, 161
急性塑性変形 … 39
胸腰椎移行部正面撮影 … 162
胸腰椎移行部側面撮影 … 164
胸腰椎骨折 … 182
距骨骨折 … 318

け

脛骨・腓骨骨幹部骨折 … 292
脛骨プラトー骨折 … 281
頚椎開口位撮影 … 169
頚椎骨折 … 174
頚椎正面撮影 … 166
頚椎側面撮影 … 167
頚椎椎間関節脱臼骨折 … 174
下駄骨折 … 330
肩関節後方脱臼 … 52
肩関節軸位撮影 … 21
肩関節正面（Routine AP）撮影
… 19
肩関節正面（True AP）撮影 … 20
肩関節（スカプラ Y）view 撮影
… 24
肩関節前方脱臼 … 48
肩甲骨骨折 … 61
肩鎖関節脱臼 … 57

こ

高位頚椎損傷 … 177
股関節軸位撮影 … 226
股関節正面撮影 … 224
股関節脱臼 … 216
股関節ラウエンシュタイン撮影
… 228
骨性マレット … 157, 160
骨粗鬆症性椎体骨折 … 184
骨端線損傷 … 39, 107
骨盤 inlet view 撮影 … 194
骨盤 Judet view（斜位）撮影 … 198
骨盤 outlet view 撮影 … 196
骨盤正面撮影 … 192
骨盤輪骨折 … 200
骨盤輪損傷 … 201

さ

鎖骨遠位端正面撮影 … 30
鎖骨骨折 … 66

341

鎖骨正面撮影 …………………… 26
鎖骨正面斜入撮影 ……………… 28
三角骨骨折 …………………… 147

し

軸位像 ………………………… 11
軸射像 ………………………… 11
軸写像 ………………………… 11
指節関節脱臼 ………… 158, 160
膝蓋骨骨折 …………………… 286
膝関節 skyline view 撮影 …… 264
膝関節正面撮影 ……………… 262
膝関節側面撮影 ……………… 263
舟状骨骨折 …………………… 135
手根骨骨折 …………………… 147
手指骨骨折・脱臼 …………… 157
手指（示指～小指）正面撮影 … 120
手指側面撮影 ………………… 123
手指（母指）正面撮影 ……… 121
踵骨骨折 ……………………… 322
小児前腕骨折 ………………… 107
小児の肘関節周囲外傷 ……… 90
上腕骨遠位骨端離開 ………… 96
上腕骨外側顆骨折 …………… 94
上腕骨顆上骨折 ……………… 91
上腕骨近位端骨折 …………… 43
上腕骨骨幹部骨折 …………… 70
上腕骨正面撮影 ……………… 32
上腕骨側面撮影 ……………… 33
人工股関節周囲骨折 ………… 254

人工骨頭ステム周囲骨折 ……… 254
人工膝関節周囲骨折 …………… 254

せ

脆弱性骨盤輪骨折 ……………… 203
仙骨骨折 ………………………… 211
前腕骨骨幹部骨折 ……………… 102

そ

足関節 ATFL view ……………… 300
足関節果部骨折 ………………… 312
足関節正面撮影 ………………… 297
足関節側面撮影 ………………… 298
足関節脱臼骨折 ………………… 313
足斜位撮影 ……………………… 302
足正面撮影 ……………………… 301

た

第1CM関節脱臼骨折 …………… 155
第1中手骨骨端線損傷 …………… 155
大腿骨顆部・顆上骨折 ………… 276
大腿骨頚部骨折 ………………… 233
大腿骨骨幹部骨折 ……………… 248
大腿骨骨頭骨折 ………… 209, 219
大腿骨ステム周囲骨折 ………… 254
大腿骨転子下骨折 ……………… 243
大腿骨転子部骨折 ……………… 237
大腿正面撮影 …………………… 230
大腿側面撮影 …………………… 231

ち

肘関節周囲外傷 ………………… 97
肘関節正面撮影 ………………… 74
肘関節側面撮影 ………………… 76
中手骨基部骨折 ………………… 153
中手骨骨幹部骨折 ……………… 151
中手骨骨折 ……………… 151, 155
中足骨骨折 ……………………… 326

て・と

手関節正面撮影 ………………… 116
手関節側面撮影 ………………… 118
手斜位撮影 ……………………… 114
手正面撮影 ……………………… 113
橈骨遠位端骨折 ………………… 125
橈尺骨の骨折 …………………… 102

な行・は行

軟部の腫脹（果部）…………… 309
疲労骨折 ………………………… 329
分裂膝蓋骨 ……………………… 286
膨隆骨折 ………………………… 39

や行・ら行・わ行

有鉤骨骨折 ……………………… 142
肋骨骨折 ………………………… 187
肋骨斜位撮影 …………………… 172
肋骨正面撮影 …………………… 171
若木骨折 ………………… 39, 107

執筆者一覧

■ 編集・執筆

渡部　欣忍　帝京大学医学部附属病院 外傷センター

■ 執筆 (掲載順)

森　　剛　社会医療法人財団 大和会 武蔵村山病院 放射線室

中川　知郎　帝京大学医学部附属病院 外傷センター／東川口病院 整形外科

小林　亮太　帝京大学医学部附属病院 外傷センター／上尾中央総合病院 整形外科

大田　聡美　帝京大学医学部附属病院 外傷センター／虎の門病院 外傷センター

尾島　広野　帝京大学医学部附属病院 外傷センター／総合南東北病院 外傷センター

酒井　晶子　帝京大学医学部附属病院 外傷センター／三郷中央総合病院 整形外科

黒住　健人　帝京大学医学部附属病院 外傷センター／虎の門病院 外傷センター

佐々木　源　帝京大学医学部附属病院 外傷センター／上尾中央総合病院 整形外科

佐藤　寿充　帝京大学医学部附属病院 外傷センター

石井　桂輔　帝京大学医学部附属病院 外傷センター

中山　雄平　帝京大学医学部附属病院 外傷センター／虎の門病院 外傷センター

徳重　智仁　帝京大学医学部附属病院 外傷センター／東川口病院 整形外科

宮崎　玄基　帝京大学医学部附属病院 外傷センター／東川口病院 整形外科

荒川　郷彦　帝京大学医学部附属病院 外傷センター／帝京大学医学部 大学院

日髙　　洋　帝京大学医学部附属病院 外傷センター／上尾中央総合病院 整形外科

谷田部幸平　帝京大学医学部附属病院 外傷センター／嶋崎病院 整形外科

遠藤　成晃　帝京大学医学部附属病院 外傷センター／東川口病院 整形外科

髙橋　周矢　帝京大学医学部附属病院 外傷センター／東川口病院 整形外科

Profile

渡部欣忍（Watanabe Yoshinobu）

1961年，京都市生まれ．1987年に京都府立医科大学卒業．1993年に骨折のバイオメカニクスに関する研究で学位を取得．1994年に米国Louisville大学で臨床研修．2004年に帝京大学医学部講師，2007年に同准教授，2013年に教授，2018年から同附属病院外傷センター長．専門は，偽関節，遷延癒合，変形癒合，感染，関節拘縮などの骨折後合併症の治療．21世紀は，virtual reality, artificial intelligence, roboticsが発達し過ぎて，整形外科手術のうち人間に主導権があるのは骨折の観血的整復内固定術だけだと信じている．趣味は，美術鑑賞．好きな絵画は，『デルフトの眺望』『絵画芸術』（フェルメール），『黒扇』（藤島武二），『踊り子』（小磯良平）など．阪神タイガースと中島みゆきをこよなく愛する．

著書：「あなたのプレゼン誰も聞いてませんよ－シンプルに伝える魔法のテクニック－」，「続あなたのプレゼン誰も聞いてませんよ－とことんシンプルに作り込むスライドテクニック－」（南江堂），「白熱講義　骨折合併症－Non-union, Malunion, FRI, PTOA－骨折治療の物理学と生物学」（メジカルビュー社），「当直でよく診る骨折・脱臼・捻挫」（日本医事新報社），「スタンダード骨折手術治療　上肢」，「スタンダード骨折手術治療　下肢」（メジカルビュー社），「患者がみえる新しい『病気の教科書』かんテキ整形外科」（メディカ出版）など．

レジデントのための骨折の撮影オーダーと画像診断
救急・当直で困らない！正しい撮影条件をマスターして適切な診断ができる！

2025年4月25日　第1刷発行

編　集	渡部欣忍
発行人	一戸裕子
発行所	株式会社　羊　土　社
	〒101-0052
	東京都千代田区神田小川町2-5-1
	TEL　03（5282）1211
	FAX　03（5282）1212
	E-mail　eigyo@yodosha.co.jp
	URL　www.yodosha.co.jp/
印刷所	三報社印刷株式会社

ⓒ YODOSHA CO., LTD. 2025
Printed in Japan

ISBN978-4-7581-2434-8

本書に掲載する著作物の複製権，上映権，譲渡権，公衆送信権（送信可能化権を含む）は（株）羊土社が保有します．
本書を無断で複製する行為（コピー，スキャン，デジタルデータ化など）は，著作権法上での限られた例外（「私的使用のための複製」など）を除き禁じられています．研究活動，診療を含む業務上使用する目的で上記の行為を行うことは大学，病院，企業などにおける内部的な利用であっても，私的使用には該当せず，違法です．また私的使用のためであっても，代行業者等の第三者に依頼して上記の行為を行うことは違法となります．

JCOPY ＜（社）出版者著作権管理機構　委託出版物＞
本書の無断複写は著作権法上での例外を除き禁じられています．複写される場合は，そのつど事前に，（社）出版者著作権管理機構（TEL 03-5244-5088，FAX 03-5244-5089，e-mail：info@jcopy.or.jp）の許諾を得てください．

乱丁，落丁，印刷の不具合はお取り替えいたします．小社までご連絡ください．